D1668308

Stübler/Krug (Hrsg.)

Leesers Lehrbuch der Homöopathie:
Band 5: Tierstoffe

Leesers Lehrbuch der Homöopathie

Band V:

Tierstoffe

(von Dr. med. Dr. phil. Otto Leeser †)

Herausgegeben von Dr. med. Martin Stübler
und Dr. med. Erich Krug

3. Auflage

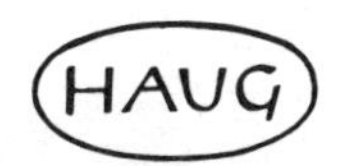

Karl F. Haug Verlag · Heidelberg

CIP-Kurztitelaufnahme der Deutschen Bibliothek

Leeser, Otto:
[Lehrbuch der Homöopathie]
Leesers Lehrbuch der Homöopathie / (von Otto Leeser).
Hrsg. von Martin Stübler u. Erich Krug. – Heidelberg : Haug
Spezieller Teil u.d.T.: Lehrbuch der Homöopathie

Bd. 5. Tierstoffe. – 3. Aufl. – 1987.
ISBN 3-7760-0748-6

2. Auflage 1980 Karl F. Haug Verlag, Heidelberg
3. Auflage 1987

Verlags-Nr. 8737
ISBN 3-7760-0748-6

Gesamtherstellung: Pfälzische Verlagsanstalt, 6740 Landau/Pfalz

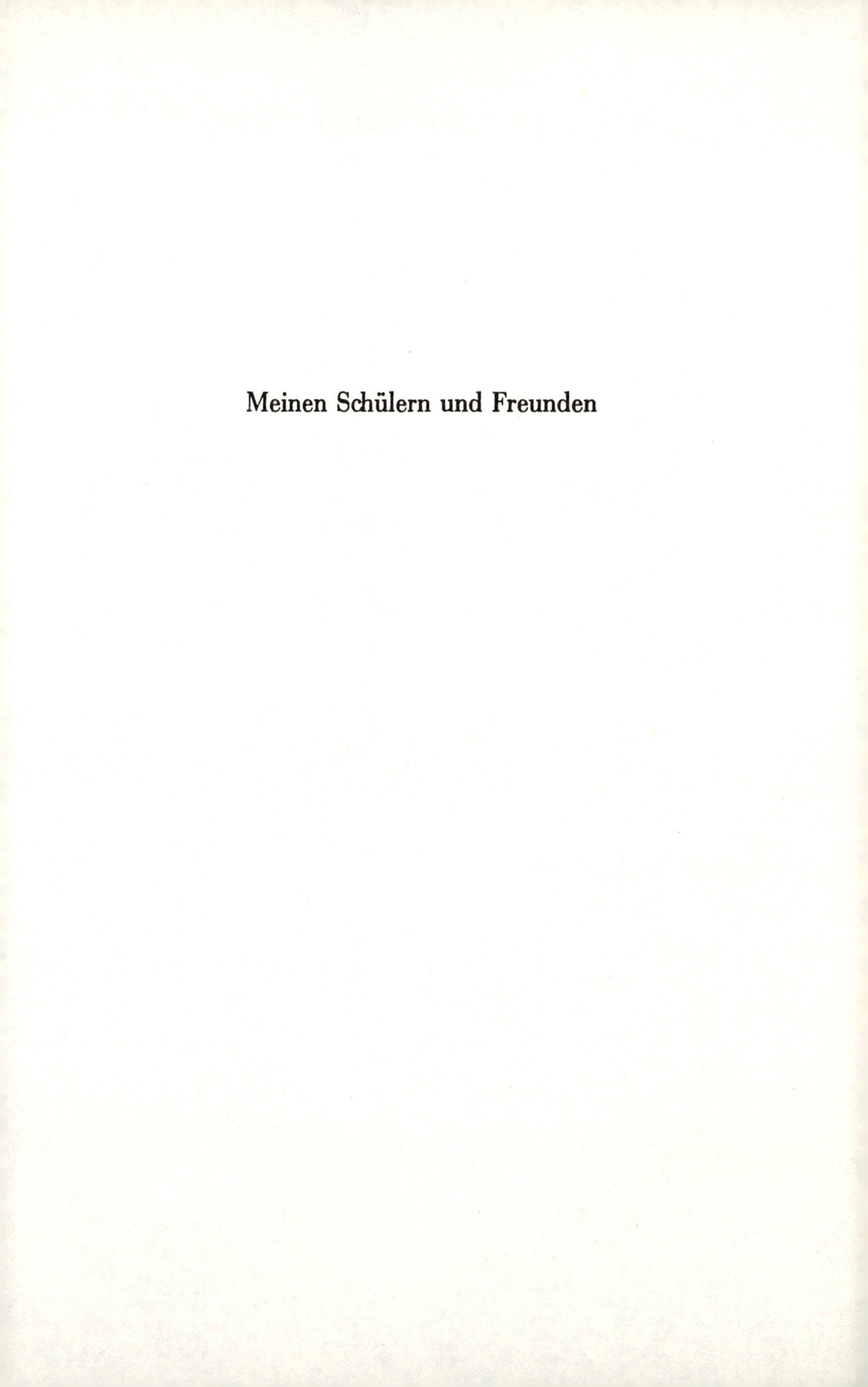

Meinen Schülern und Freunden

Inhalt

Vorwort

Dieses Buch ist aus Vorlesungen hervorgegangen, die ich in den regelmäßigen Vierteljahreskursen von 1950 bis zur Oktober-Umwalzung 1955 am Robert-Bosch-Krankenhaus gehalten habe.

Es erscheint mir angebracht, diesen Teil eines Lehrbuches gesondert erscheinen zu lassen, weil nicht vorauszusehen ist, ob es mir noch vergönnt ist, die Bearbeitung der Pflanzenstoffe zum Abschluß zu bringen und eine Neubearbeitung des lange vergriffenen Teiles A der Arzneimittellehre „Die mineralischen Arzneimittel“ vorzunehmen.

Ich widme dieses Buch meinen Schülern und Freunden in der Zuversicht, daß es sich bei der Ausbildung einer neuen Generation homöopathischer Ärzte als hilfreich erweisen wird.

High Wycombe, Bucks. (England), November 1960

Otto Leeser

Einleitung und Übersicht

Hunderttausende von Tierarten bevölkern mit uns Menschen die Erde. Nur von etwa 60 Arten wird in diesem Teil der homöopathischen Arzneimittellehre zu sprechen sein, und von der Hälfte nur beiläufig wegen ihrer geringen Bedeutung und seltenen Anwendung als Arzneimittel. Es finden sich unter ihnen andererseits auch so wichtige und viel gebrauchte (Polychreste) Tierstoffe, wie *Sepia* und *Lachesis.* Nahezu alle sind der offiziellen Pharmakologie und Therapie fremd; die etwa 30 von wirbellosen Tieren stammenden fehlen dort durchweg, und von den Wirbeltieren finden sich nur mehr einige Fische als Lieferanten von Vitaminen und einige Säugetiere, aus deren Organen Hormone gewonnen werden oder deren Serum für die Immuntherapie benutzt wird. Diese Stoffe können von verschiedenen Species von Fischen bzw. Säugetieren gewonnen werden, insofern sind sie „unspezifisch". Es ist lehrreich, an dem Beispiel der Arzneistoffe aus dem Tierreich die methodische Auseinanderentwicklung der Homöopathie und der Schulmedizin zu verfolgen. Die jahrtausendealte Geschichte des arzneilichen Gebrauchs von Tierstoffen bildet den gemeinsamen Hintergrund. Den Wust von Volksphantasien, Aberglauben und Scharlatanerie, der sich zu Zeiten gerade im Gebrauch von Tierstoffen breitgemacht hat, kann man der Unkulturgeschichte überlassen. Daneben, wenn auch nicht immer deutlich geschieden, läuft aber der unsichere Suchpfad der „rohen", vorwissenschaftlichen Empirie. Die Heilkunde kann die Erfahrungen der Völker und Zeiten nicht ohne Verlust an Gehalt und Kontinuität vernachlässigen. Vielmehr ist es ein Anliegen jeder Epoche und jeder Schule, die Überlieferung kritisch in Betracht zu ziehen.

Der arzneiliche Gebrauch von Tierstoffen hatte seinen Höhepunkt in den westlichen Ländern im 18. Jahrhundert. Damals führten die Arzneibücher zwischen 150 und 200 Simplicia aus dem Tierreich auf. Es fügt sich günstig, daß wir in HAHNEMANNS Apothekerlexikon [Leipzig 1793—1799] ein Quellenwerk haben, welches den Stand der Arzneimittellehre zu dieser vorhomöopathischen Zeit aus umfassender Kenntnis und mit Kritik darstellt. In den nachfolgenden Kapiteln wird daher des öfteren auf dieses Werk Bezug genommen werden. Daran läßt sich am besten ermessen, welche Wendung in der Kenntnis und Anwendung der Arzneistoffe durch die homöopathische Methode eingetreten ist.

In der Therapie der Schulmedizin haben die Tierstoffe im Laufe des 19. Jahrhunderts zusehends an Bedeutung verloren. Schließlich ist von den wirbellosen Tieren nur noch *Cantharis* (bzw. *Cantharidin*) in den Arzneibüchern zu äußerlichem Gebrauch aufgeführt worden; die letzte englische Pharmakopoe hat auch dieses fallen lassen. Der Lebertran von einigen Fischarten ist nach 150 Jahren empirischen Gebrauchs durch den Nachweis seines Gehalts an Vitamin A und D für die Substitutionstherapie legitimiert worden. Nicht gern erinnert man sich, daß die heutige Hormontherapie ihren rohempirischen Vorläufer in der oralen Anwendung von Tierorganen hat. Dieser uralte Gebrauch hat nun freilich die seltsamsten Auswüchse gezeitigt, z. B. Lunge vom Fuchs, Hirsch oder Hasen für Schwindsucht, Spatzenhirn als Aphrodisiacum usw.; aber er hat doch auch Treffer gehabt, die heute durch den Gehalt der Organe oder Sekrete an Hormonen erklärt werden können, z. B. Stierhoden und Pferdeplacenta zur Anregung der Geschlechtsfunktionen. Es ist noch nicht lange her, seit man die rohe Leber bei perniciöser Anämie durch *B 12* zu ersetzen gelernt hat, und den getrockneten Tiermagen kann man noch heute nicht durch einen isolierten Wirkstoff ersetzen. (Von der gewagten parenteralen „Frischzellentherapie" sei als einer Außenseitermethode hier abgesehen.)

Der empirische Gebrauch von Tierorganen oder -sekreten ging offenbar von der Absicht aus, durch sie Funktionen beim Menschen anzuregen, denen die homologen Organe oder Sekrete beim Menschen dienen. Die heutige „exakt-wissenschaftliche" Tendenz geht dahin, die Wirkstoffe der tierischen Organe oder Sekrete zu isolieren und mit ihnen einen entsprechenden Mangel beim kranken Menschen auszugleichen. Die Verträglichkeit der Ersatzstoffe bei der gewählten Darreichungsweise ist geradezu eine Voraussetzung des Erfolges bei Mangelkrankheiten, und wenn die Gabenmenge angemessen ist, so zeigen sich auch keine Abwehrreaktionen; es wird bei dieser Anwendung auch nicht mit ihnen gerechnet.

Eine Reiztherapie, welche die Reaktionen des menschlichen Organismus auf einen fremdartigen Reiz zur Beförderung der Heilung — namentlich chronischer Krankheitsvorgänge — benutzt, wird in der Schulmedizin nur am Rande geübt, u. zw. vorsätzlich nur als unabgestimmte Reiztherapie. Der Eingriff soll kurzfristige Allgemeinreaktionen, wie z. B. Fieber, hervorrufen; dazu können bei parenteraler Anwendung vielerlei Stoffe benutzt werden, von tierischen etwa Milch oder Casein, Fremdserum u. a. Auf eine „abgestimmte", d. i. durch die Eigenart des Stoffes bestimmte Richtung der Wirkung kommt es dabei nicht an; die Hauptsache ist die parenterale Injektion. Diese Abzweigung der Arzneitherapie bedarf der vielen Tierstoffe, die wegen ihrer besonderen Beschaffenheit von alters her im

Gebrauch waren, nicht; und so sind diese, bis auf die genannten Substitutionstherapeutica, aus dem offiziellen Arzneischatz verschwunden. Sie sind ein Opfer der neuzeitlichen Tendenz geworden, möglichst nur chemisch wohlumschriebene, einfache Stoffe zu verwenden, die sich im Tierversuch zu quantitativer Bestimmung eines ausgesuchten Effektes eignen. Die Tierprodukte sind aber natürliche Komplexe, deren Gesamtwirkungen sich nur in Zeichen und Symptomen beschreiben lassen, wie es bei den „giftigen" die Toxikologie tut. Die aus den natürlichen Komplexen isolierten „reinen" Wirkstoffe sind für einen quantitativen Einsatz besser geeignet und deshalb in erster Linie für eine Substitutionstherapie brauchbar. Was die Kenntnis ihrer Konstitution zum Verständnis der toxikologischen und arzneilichen Wirkungen der Tierprodukte nach Maßgabe der heutigen biochemischen Kenntnisse beizutragen vermag, wird in den folgenden Kapiteln jeweils zu zeigen sein. Erklärungsversuche beziehen sich aber immer nur auf den Mechanismus der Wirkungen; diese selbst werden beobachtet und beschrieben. Planmäßige Versuche dienen der Berichtigung und Sicherung.

Die homöopathische Methode erfordert, daß die Wirkungen der Stoffe, die als Arzneien für kranke Menschen dienen sollen, durch planmäßige Versuche an gesunden Menschen festgestellt werden. Diese Arzneiprüfungen können ebensowohl mit natürlichen Komplexen wie mit einfachen Stoffen angestellt werden. Wenn der Prüfstoff nach Herkunft und Beschaffenheit hinreichend bestimmt ist, sind die beobachteten Versuchsergebnisse ebenso bestimmt und verwertbar. Deshalb sind auch Zubereitungen von ganzen Tieren, deren wirksame Produkte gar nicht isoliert werden können, für die Arzneiprüfung und eine sich darauf stützende therapeutische Anwendung durchaus geeignet. So kommt es, daß in der homöopathischen Materia medica noch so viele Arten wirbelloser Tiere vertreten sind, die eine alte, oft uralte Geschichte als Arzneistoffe in der Erfahrung der Völker haben. Dasselbe gilt von den unzerlegten Ausscheidungsprodukten größerer Tiere. Biologisch gesehen sind es meist Kampfgifte und als solche zunächst Gegenstand der Toxikologie. Es ist Sache der Zubereitung und der Anwendungsweise, sie zu brauchbaren Arzneireizen zu machen. Das Experiment am gesunden Menschen zielt auf eine Reform der vor-wissenschaftlichen Arzneikunde. Die homöopathische Methode hat aber nicht zu einem so krassen Bruch mit der Überlieferung geführt, wie die moderne Pharmakologie es getan hat. Wenn bei den zu erörternden Tierstoffen auf ihren arzneigeschichtlichen Hintergrund eingegangen wird, so werden die Wandlungen, die dank der homöopathischen Methode in der Kenntnis ihrer potentiellen Wirkungen bisher erreicht sind, um so deutlicher hervortreten. Einige Tierstoffe, wie *Succus Sepiae,* sind aber erst durch die homöopathische Methodik als Arzneien verwertbar geworden; erst nach Veränderung ihres physikalischen Zustandes durch Potenzieren lassen sich von ihnen Wirkungen auf den menschlichen Organismus beobachten.

Keineswegs alle tierischen Arzneimittel haben so eingreifende Wirkungen auf den menschlichen Organismus, daß man sie als „Tiergifte“ bezeichnen könnte. Die Sekrete vieler Tiere sind aber Gegenstand der Toxikologie, weil sie, durch Kontakt, Biß oder Stich beigebracht, mehr oder weniger regelmäßig und heftig als „Gifte“ im üblichen Sinne des Wortes wirken. Was die Toxikologie über die Wirkungen dieser Stoffe auszusagen hat, ist nun zwar eine hilfreiche Vorkenntnis für die Arzneimittellehre, eine erste Orientierung über die zumeist akuten Folgeerscheinungen eines unvorhergesehenen Ereignisses. Dieses Beobachtungsmaterial reicht aber bei weitem nicht aus, um diejenigen Wirkungen kennenzulernen, welche für die Anwendung des betreffenden Stoffes als Arzneimittel nach dem Ähnlichkeitsprinzip maßgebend sind. Man muß immer wieder daran erinnern, daß die Stoffe an sich nicht Gift-, Arznei- oder Nahrungsmittel sind, sondern je nach den Umständen, der Weise der Einverleibung und Bearbeitung im Organismus, als das eine oder andere wirken können. Die Beobachtungen der Wirkung von Tierstoffen, die intra- oder subcutan eingebracht sind, lassen sich nicht ohne weiteres auf die orale Anwendungsweise übertragen, vielmehr muß gesondert untersucht werden, ob und wie der betreffende Stoff (oder eine Zubereitung desselben) bei dieser Zuführung wirkt. Das aber sind Fragen, die sich durch Prüfungen an gesunden Menschen beantworten lassen. Die Vergiftungssymptome sind eine ungenügende Unterlage für das Vergleichen im Sinne einer abgestimmten Reiztherapie. Die accidentellen Tiervergiftungen ähneln sich in ihrer Symptomatik, sei es der Gewebsentzündung oder der Störung der Erregungsleitung im Nerven-Muskelsystem. Ohne Indizien wie Stich- oder Bißwunden zu haben, ist es kaum möglich, aus den Folgeerscheinungen allein auf ein bestimmtes Tiergift zurückzuschließen; das Symptomenbild dieser Vergiftungen ist zu wenig charakteristisch. Diesem Mangel an unterscheidenden Merkmalen kann durch Prüfung der Tierstoffe an Gesunden abgeholfen werden; es hängt aber sowohl vom Prüfstoff wie von den Versuchsbedingungen ab, inwieweit die Kennzeichnung durch Symptome und Modalitäten gelingt.

Die Feststellung, daß ein Tierstoff auf den Menschen toxisch wirken kann, besagt keineswegs, daß derselbe Stoff auch als Arzneimittel brauchbar ist. Andererseits heißt es, den Worten Gewalt antun und ihren Sinn entstellen, wenn man alle Wirkungen eines Stoffes, die sich in Symptomen äußern, als „toxisch“ bezeichnet; denn darin würde liegen, daß sie e o i p s o für den Organismus schädlich seien. Ob die Änderung irgendwelcher Funktionen schädlich oder nützlich ist, hängt in Wirklichkeit doch von einer Kombination von Bedingungen ab, unter denen der Zustand des betreffenden Organismus nicht weniger wichtig ist als die physikalisch-chemische Beschaffenheit, die Anwendungsweise und Gabengröße des wirksamen Stoffes. Die Sachlage wird vollends verkannt, wenn eine Wirkungsbedingung wie die Gabengröße herausgegriffen und als Maßstab hingestellt wird, als ob es allein davon abhinge, ob der Effekt schädlich oder förderlich für den Organismus sei. Hinsichtlich der homöopathischen Methode hat das zu dem weit verbreiteten Mißverständnis geführt, daß man aus jedem toxischen Stoff einfach dadurch einen förderlichen machen könne, daß man die Dosis herabsetzt. Wenn die nach den Symptomen abgestimmte Reiztherapie lediglich in einer so angewandten Toxikologie bestünde, wären die mühsamen Prüfungen an Gesunden überflüssig; es sei denn, daß man alle dabei beobachteten Symptome und ihre Modalitäten kategorisch als „toxisch" hinstellt. Für diese schon durch schwache Reize bei empfindlichen Personen hervorgerufenen Symptome, die zum großen Teil subjektiv, d. i. vom Prüfer erlebt und berichtet sind, ist aber eine Herabsetzung der Dosis von ganz untergeordneter Bedeutung, wenn der gleiche Reizstoff auf die ähnlichen Symptome beim Kranken abgestimmt wird. Die Giftwirkungen vieler Tierstoffe haben von jeher eine arzneiliche Verwendung nahegelegt. Aber auf dieser Beobachtungsebene werden die feineren Unterschiede zwischen ihnen nicht erkennbar, die Toxikologie liefert einen Überfluß von zu wenig bestimmten Wirkungsbildern. Für die Wahl eines nach den Symptomen abgestimmten Reizes bedürfen sie nicht nur der Ergänzung, sondern vielmehr der Überhöhung durch Beobachtungen, wie sie durch gut geplante Prüfungen an Gesunden gewonnen werden können, indes nicht in jedem Fall gewonnen werden.

Demnach ist es eine Voraussetzung für die Aufnahme eines Stoffes in den homöopathischen Arzneischatz, daß er einer Prüfung an gesunden Menschen unterzogen worden ist. Dadurch wird gleichsam in erster Instanz entschieden, welche Stoffe als Arzneimittel beibehalten oder neu eingeführt zu werden verdienen. Die bloße Tatsache, daß ein Stoff am Menschen geprüft worden ist, genügt nicht, um demselben einen Platz in der Arzneimittellehre zu sichern. Nicht alle Versuche zeitigen Ergebnisse, die festgehalten zu werden verdienen. Bei vielen können die berichteten Symptome fragwürdig sein, weil die Versuche unzulänglich waren. Sind die Versuche an zu wenigen Personen und nur einen Geschlechts angestellt worden, so haben die Ergebnisse nur vorläufigen und beschränkten Wert; dem kann durch weitere Versuche abgeholfen werden. „Der Versuch ist trügerisch" heißt es schon im ersten Aphorismus des Hippokrates, und „das Urteil ist schwierig". Bei den alten Arzneiprüfungen sind die Versuchsbedingungen vielfach nicht hinreichend bekannt. Auch ist die Zuverlässigkeit der jeweiligen Beobachter in Betracht zu ziehen. Kurz, das Urteil, welche Angaben zu behalten und welche zu verwerfen sind, ist schwierig. Im Zweifelsfall ist es aber besser, konservativ zu verfahren, mit dem Vorbehalt einer künftigen Berichtigung; denn was einmal ausgemerzt ist, wird nicht so leicht wieder eingeführt. Das Ziel der Sichtung ist, die für den betreffenden Prüfstoff charakteristischen Symptome und Modalitäten herauszufinden. Wenn solche nicht da sind, sind die Prüfungsergebnisse für die bevorzugte Wahl dieses Stoffes als Arzneimittel nicht zu verwerten.

Eine zweite Instanz, auf die wir uns bei der Sichtung des vorliegenden Beobachtungsmaterials berufen, ist die Bewährung bei der Anwendung. Denn wenn ein nach den Symptomen ausgewählter Arzneistoff sich als erfolgreich erwiesen hat, so werden die Symptome und Modalitäten, die als Hinweis für die Wahl des Mittels gedient haben, gleichsam unterstrichen. Deshalb sind gut beobachtete Krankengeschichten von großem Wert für die Verbesserung der Lehre von den Arzneiwirkungen. Arzneiprüfungen und Kasuistik müssen Hand in Hand arbeiten. Es muß zugegeben werden, daß die vorhandene Literatur es nicht leicht macht, die Spreu vom Weizen zu sondern. Die Arzneimittellehre hat keine abgeschlossenen Kapitel. Das Wirkungsbild der einzelnen Arzneistoffe entfaltet sich schrittweise mit den Beobachtungen an Gesunden und Kranken.

Die Tierstoffe, die in den folgenden Abschnitten mehr oder weniger ausführlich erörtert werden, sind eine Auswahl, die im Hinblick auf ihre Eignung getroffen ist, als Arzneimittel für eine abgestimmte Reiztherapie zu dienen. Was von jedem einzelnen Mittel zu lehren und zu lernen ist, sind die Kenntnisse aus der Beobachtung und Erfahrung im Laufe der Zeiten, und diese treffen wir jeweils in sehr verschiedenen Entwicklungsstadien an. Dadurch unterscheiden sich die Arzneimittel erheblich in ihrem Rang. Viele sind von so geringer Bedeutung, daß sie nur kurz im Anschluß an die Hauptvertreter ihrer Familie, Ordnung oder Klasse erwähnt zu werden brauchen. Die nachfolgende Übersichtstabelle versucht, die Rangunterschiede zwischen den Arzneimitteln tierischer Herkunft zur Darstellung zu bringen. (Es sind die gebräuchlichen Arzneinamen angegeben; sie stimmen nur z. T. mit den Namen für die betreffenden Tierarten überein.) Eine solche Beurteilung des Ranges ist nur nach dem gegenwärtigen Stand unserer Kenntnisse möglich, und über die Einreihung dieses oder jenes Mittels kann man verschiedener Meinung sein.

Wir wollen die Wirkungen der Arzneistoffe aber nicht nur kennen, sondern, soweit es möglich ist, auch verstehen lernen. Es genügt daher nicht, die Symptome nach irgendeinem regionalen oder Organ-Schema anzuführen, sondern sie müssen als Zeichen von Funktionsstörungen erkannt und entsprechend der Rolle dieser Funktionen auf das Ganze des lebenden Organismus bezogen werden. Das Bestreben muß dahin gehen, von den Symptomen zu einem Arzneiwirkungs b i l d zu gelangen. Ebenso wie bei der Ordnung der Symptome zu einem Krankheitsbild muß dabei auf die verfügbaren Kenntnisse von den normalen Funktionen und ihren Störungen in ihrer Bedeutung für den Organismus zurückgegriffen werden. Die Begrenztheit unserer Kenntnisse von den physiologischen und pathologischen Prozessen ist kein Grund, diese Kenntnisse nicht so gut wie möglich zum Verständnis heranzuziehen. Es werden dadurch mehr oder weniger wichtige Einblicke in die potentiellen Wirkungsrichtungen gewonnen, d. i. in diejenigen Funktionskreise, in welche der betreffende Arzneistoff vorzugsweise einzugreifen vermag.

Schwieriger ist es, über den Wirkungsmodus, den Mechanismus der Wirkung, Aussagen zu machen. Das setzt nämlich voraus, daß die wirksamen Stoffe ihrer chemischen Beschaffenheit nach hinreichend bekannt sind. Für die Tierstoffe trifft das aber nur in wenigen Fällen zu. Aber auch die Wirkstoffe im menschlichen Organismus, Hormone und Enzyme, sind trotz der großen Fortschritte der Biochemie erst z. T. in ihrer chemischen Konstitution bestimmt und hinsichtlich ihrer genauen Wirkungsweise ist man auf mehr oder minder gut gestützte Hypothesen angewiesen. Gerade unter diesen Biokatalysatoren wird man aber die Gegenspieler der fremdartigen Stoffe zu suchen haben, die als Arzneireize zugeführt werden. Es ist daher unvermeidlich, daß wir uns bei der Erörterung der Wirkungsweise der einzelnen Tierstoffe im Bereich von Hypothesen bewegen. Weder die Kenntnis der chemischen Konstitution der wirksamen Stoffe noch irgendwelche Hypothesen über ihre Wirkungsweise werden aber für die Arzneiwahl gebraucht. Es erhebt sich daher die Frage, ob die biochemischen Erörterungen überhaupt einen Platz in einer homöopathischen Arzneimittellehre haben. Die reinen Pragmatiker können sie in der Tat beiseite lassen. Wenige aber sind so konsequent, daß sie sich gar keine Vorstellungen von der Natur der Stoffe und ihrer Beziehungen zum Menschen machen oder sich davon nicht beeinflussen lassen. Sofern solche Gedanken und Ansichten sich der Nachprüfung entziehen, leisten sie der Willkür Vorschub, tragen aber nicht zum Verständnis der Zusammenhänge bei. Dagegen vermögen die gesicherten Ergebnisse der chemischen Forschung, auch wenn sie nur Bruchstücke sind, auf verwandtschaftliche Beziehungen von Arzneistoffen zueinander und auf Gemeinsamkeiten in ihren Wirkungsrichtungen Licht zu werfen. Soweit es sich aber noch um Hypothesen handelt, liegt ihr Wert darin, daß sie Wege für die Nachprüfung weisen. Keine Wissenschaft kann ohne Hypothesen auskommen. Die wissenschaftliche Disziplin hat jedenfalls den Vorzug, der Willkür in der denkenden Ordnung der Beobachtungen Schranken aufzuerlegen. Mag auch die wissenschaftliche Beurteilung unserer Kenntnisse von den Wirkungen der Arzneistoffe für ihre praktische Anwendung von untergeordneter

Bedeutung sein, so kann eine Arzneimittel l e h r e sie doch nicht vernachlässigen.

Die Darstellung erfolgt gemäß der natürlichen Ordnung der verwendeten Stoffe, in diesem Teil also der zoologischen Systematik. Aus dem Zusammenhang wird deutlich hervorgehen, daß das der richtige Weg ist. Eine kurze Überschau über das ganze Tierreich mag hier vorausgeschickt werden, um die Stellung der zu besprechenden Tierstoffe im natürlichen System anzuzeigen. Dabei wird sich Gelegenheit ergeben, zu begründen, weshalb auf einige in der Tabelle aufgeführte Tierstoffe später nicht weiter eingegangen wird.

Die Protozoen liefern uns keine Arzneimittel. Unter ihnen sind zwar einige als Krankheitserreger wohlbekannt (Plasmodium malariae, Trypanosoma, Entamoeba histolytica u. a.). Es bedarf keiner Prüfung der lebenden Erreger an Gesunden, um ihre Wirkungen auf den Menschen kennenzulernen; sie verbietet sich ohnehin. Eine Reiztherapie mit Zubereitungen von abgetöteten Erregern (sog. Nosoden) kommt bei diesen Infektionskrankheiten auch nicht in Frage. Die direkte Bekämpfung der Erreger ist vielmehr die Methode der Wahl. Auch bei den Spätfolgen dieser Infektionen wird man von solchen Nosoden nicht viel zu erwarten haben; sie sind denn auch weder hergestellt noch vorgeschlagen worden. Andere Protozoen (Trichomonas, Cercomonas, Lamblia) sind mehr oder weniger harmlose Parasiten an Schleimhautoberflächen. Für eine Verwendung als Arzneireize kommen sie nicht in Betracht.

Die als Arzneien auserlesenen Tierstoffe stammen alle von vielzelligen Tieren, Metazoen. Gleich das niederste Phylum der C o e l e n t e r a t e n ist vertreten, in der Hauptsache durch *Spongia tosta* von Euspongia officinalis. Bei *Spongia* wird schon durch den Gehalt an organischen Jod-Verbindungen eine Wirkungsweise auf hormonalen Wegen nahegelegt. Es ist nun bemerkenswert, daß bei allen niederen Meerestieren bis hinauf zu den Mollusken ein Eingriff in die hormonale Steuerung von Funktionen am besten die uns interessierenden Arzneiwirkungen zu erklären vermag. Neben *Spongia* spielt der Süßwasserschwamm *Badiaga* (Spongilla fluviatilis) eine ganz untergeordnete Rolle als Arzneistoff. Bei *Corallium rubrum* lassen die Wirkungen ebenfalls einen Gehalt an Jod-Verbindungen vermuten, nachgewiesen ist er aber bisher noch nicht. Von den Nesseltieren (Cnidarien) brauchen wir keine Notiz zu nehmen, trotzdem sie mittels ihres Giftapparates als Allergene zu wirken vermögen. Sie werden nur bei den C r u s t a c e e n *Astacus* und *Homarus,* denen sie zur Nahrung dienen, erwähnt werden, weil sie wahrscheinlich für deren Allergie-Wirkungen verantwortlich sind. Auch mehrere Arten von Medusen besitzen die gleiche Eigenschaft und gelegentlich ist *Aurelia aurita* als Antiallergicum verwandt worden. Von Erfolgen einer solchen „Kurzschluß-Homöopathie" ist aber nichts zu berichten. „Medusa" bezeichnet keine bestimmte Art und würde keiner Erwähnung bedürfen, wenn nicht die Beobachtung einer hormonalen Wirkung auf die Lactation vorläge.

Die Echinodermata liefern nur ein noch wenig untersuchtes Mittel von geringer Bedeutung, *Asterias rubens.* Was von seinen Wirkungen angegeben ist, deutet wiederum auf den hormonalen Weg, nämlich einen Einfluß auf die Brustdrüsen und die Schilddrüse.

Der Stamm der Würmer mit seinen zahlreichen Arten fällt für die Arzneimittellehre aus. Wohl sind viele parasitische Würmer als Krankheitserreger bekannt, aber keine sind durch Prüfungen als Arzneimittel legitimiert worden. Hie und da sind Extrakte vom Blutegel, Hirudo officinalis (unter dem veralteten Namen *Sanguisuga*), bei hartnäckigen Blutungen angewandt worden. Das sind Versuche aufs Geratewohl, die bekannte Hemmung der Blutgerinnung durch *Hirudin* lediglich durch Herabsetzung der Dosis in eine Förderung der Gerinnung zu verwandeln. Wenn die homöopathische Arzneiverordnung so einfach wäre, könnte man auch Anchylostoma-Arten, deren Mundsekret die gleiche Wirkung hat, zur Blutstillung benutzen. Die Schlangengifte werden uns in dieser Hinsicht eine viel breitere Basis für die Arzneiwahl liefern.

Mit dem nächsten Stamm der Mollusken kehren wir wieder zu den Meeresbewohnern zurück. Die Schnecken (Gastropoda) sind durch Arten der Gattung *Murex* vertreten. Ihr Rang als Arzneimittel ist gering. Hingegen hat sich *Sepia,* das Sekret des „Tintenfisches", aus der Klasse der Cephalopoda, als ein Arzneimittel ersten Ranges erwiesen. Bei *Murex* sowohl wie bei *Sepia* drängt sich wiederum die hormonale Deutung der Wirkungen auf, u. zw. bei beiden als Eingreifen in das Nebennieren-Ovarien-System.

Ein neues Gebiet wird eröffnet durch die Arthropoden. Bei den Insekten, Skorpionen, Spinnen und Milben sind es ihre Angriffsgifte, die der arzneilichen Verwendung zugrunde liegen. Die gleiche Sachlage treffen wir unter den Wirbeltieren namentlich bei den Schlangen an. Es handelt sich da um Wirkstoffe, die nach Art von Enzymen in das Gefüge und die Funktionen von Zellen eingreifen; z. T. sind sie Proteine, Proteide oder Protamine mit spezifischen aktiven Gruppen, stellen somit selbst Enzyme dar. Die ersten und allgemeinsten Reaktionen auf solche artfremden Eiweißstoffe äußern sich als Entzündung von Geweben. In dieser Hinsicht stimmen aber nicht nur die Angriffsgifte der Tiere unter sich, sondern auch mit vielen anderen sog. Zellgiften überein. Auch niedermolekulare Bestandteile der Tierstoffe können Entzündungen hervorrufen, indem sie die Reaktionen an Grenzflächen und damit deren selektive Durchlässigkeit aus der Ordnung bringen. Nur einzelne solche verhältnismäßig einfachen Kohlenwasserstoffverbindungen, deren chemische Konstitution feststeht, kommen als Bestandteile von komplexen Tierprodukten für diese Art von Wirkung in Betracht. Ihrer Konstitution nach gehören sie zu den Chinonen und den Terpenoiden, welche eine viel größere Bedeutung in den pflanzlichen Arzneistoffen haben. Von niederen organischen Säuren werden wir bei den Insekten der *Ameisensäure* begegnen. Amine kommen in den Tierstoffen dieser Klasse sicherlich vor, sind aber anscheinend für die Wirkungen nicht von entscheidender Bedeutung.

Der große Stamm der Arthropoden (Gliederfüßler) ist bei weitem am stärksten in unserer Arzneimittellehre vertreten. Darunter ist aber viel „Ungeziefer", dessen menschenfeindlichen Eigenschaften man versucht hat eine gute, arzneiliche Seite abzugewinnen. Bei den meisten dieser Versuche waren aber die Ergebnisse so kümmerlich, daß darüber in Kürze hinweggegangen werden kann. Auf die beiden Vertreter der Krebstiere (Crustacea) brauchen wir später nicht mehr zurückzukommen, weil weder *Astacus fluviatilis,* der Flußkrebs, noch *Homarus vulgaris,* der Hummer, einen Rang als Arzneimittel erlangt haben. Einer Arzneiprüfung sind sie nicht unterzogen worden. Wenn sie gelegentlich allergische Erscheinungen hervorrufen, so schulden sie das wahrscheinlich den Nesseltieren, von denen sie sich nähren. Für ihren Gebrauch bei Urticaria bestehen keine guten Gründe, und Erfolge sind auch nicht bekannt geworden. Vor der Hauptgruppe der Insekten wird aber noch ein Vertreter der Isopoden (Asseln), *Oniscus asellus,* und von den Myriapoden (Tausendfüßlern) *Scolopendra gigantea* zu erwähnen sein. Aus der umfangreichen Klasse der Insekten (Hexapoda) werden nur so wohlbestallte Mittel, wie *Coccus cacti, Cantharis* und *Apis,* eine ausführliche Erörterung fordern, dann *Formica rufa* nicht so sehr ihrer selbst als der Ameisensäure wegen. Die übrigen „kleinen" Mittel haben eine so nahe Verwandtschaft, daß das Wenige, das über sie zu sagen ist, im Anschluß an die Hauptvertreter besprochen werden kann.

Zwischen den Insekten und den eigentlichen Spinnen (Araneida), letzteren aber näherstehend und schon zur Klasse der Arachnoidea gerechnet, finden sich die Skorpione. Eine nordafrikanische Skorpionenart, *Buthus* (oder *Prionurus) australis* hat einigen Anspruch auf einen Platz in der Arzneimittellehre, da eine Prüfung vorliegt, wenn auch noch nicht viele Erfahrungen bei Kranken bekanntgeworden sind.

Die fünf oder sechs Arten von Spinnen, welche als Arzneimittel gebraucht werden, bilden eine wohlumschriebene Gruppe. Ihr wichtigster Vertreter ist die Wolfsspinne *Tarantula hispanica (Lycosa Tarantula hispanica),* aber auch *Latrodectus mactans* und Aranea-Arten verdienen mehr Beachtung als sie bisher gefunden haben.

Den Spinnen reihen sich die Milben (A c a r i n a) an. Sie sind infolge ihres parasitischen Daseins stark zurückgebildete Spinnentiere. Die Krätzemilbe Sarcoptes scabiei ist zwar nicht selbst als Arzneistoff verwendet worden, wohl aber der Inhalt von Krätzebläschen, also eine sog. Nosode, unter dem Namen *Psorinum.* Trotz der unglücklichen Verquickung mit der Psoratheorie kann *Psorinum* hier nicht übergangen werden, wenn es auch die Erwartungen nicht erfüllt hat, mit denen es eingeführt und empfohlen worden ist. Eine andere Milbe, die auf der Hausfliege schmarotzt, *Trombidium muscae domesticae,* ist nur mehr als Kuriosum in der Arzneimittellehre zu erwähnen.

Von dem Stamm der W i r b e l t i e r e sind die 5 Klassen sehr ungleichmäßig in der Arzneimittellehre vertreten, die Vögel überhaupt nicht. Unter den F i s c h e n gibt es zwar eine Anzahl von Arten, welche in Stacheln endigende Giftdrüsen besitzen und gelegentlich auch für Menschen gefährlich werden. Von keiner dieser Arten ist aber arzneilicher Gebrauch gemacht worden. Bei anderen Arten ist das Fleisch oder das Blutserum „toxisch". Von diesen ist nur das A a l s e r u m, *Serum anguillae,* in den homöopathischen Arzneischatz eingeführt worden und bedarf einer Erörterung der bisherigen Versuchsergebnisse. Das für die Substitutionstherapie wichtige *Oleum jecoris Aselli* ist zwar geprüft worden, aber dabei haben sich keine Anhaltspunkte für eine homöopathische Verwendung ergeben.

Von den A m p h i b i e n verdient *Bufo,* das Hautdrüsensekret der Kröte, eine ausführlichere Besprechung, weil die darin nachgewiesenen Steroide und Amine zum Verständnis der Arzneiwirkungen beigetragen haben. Dagegen braucht der S a l a m a n d e r nur nebenbei erwähnt zu werden, da er nicht geprüft ist und nur ganz selten im gleichen Sinne wie *Bufo* gebraucht worden ist.

In der Klasse der R e p t i l i e n sind die Eidechsen (Saurier) von sehr geringer, die Schlangen dagegen von um so größerer Bedeutung für die Arzneimittellehre. Die gewöhnliche Eidechse, *Lacerta agilis,* kann ganz beiseite gelassen werden, denn die kümmerlichen Angaben über ihre Wirkung sind unverwertbar. Wenn nach dem Verzehren von ein oder zwei in Stücke geschnittenen Eidechsen Verdauungsbeschwerden auftraten, so darf man das glauben; eine Arzneiprüfung ist das aber nicht. Dagegen muß der mexikanischen Rieseneidechse, dem sog. Gila-Ungeheuer, *Heloderma horridum,* ein wenn auch noch bescheidener Platz unter den Arzneimitteln eingeräumt werden. Die Wirkungen des Giftspeichels von *Heloderma* sind denen der Schlangengifte sehr ähnlich.

Unter den S c h l a n g e n g i f t e n hat *Lachesis* eine überragende Stellung als Arzneimittel. Die Bedeutung der übrigen kann geradezu daran ermessen werden, ob und in welcher Hinsicht sie sich hinreichend von *Lachesis* unterscheiden und bei der Arzneiwahl den Vorzug verdienen. Eine solche Eigenständigkeit muß *Crotalus, Naja* und *Vipera* zugestanden werden, bei *Elaps, Bothrops* und *Cenchris* kann man zweifelhaft sein, für *Toxicophis,* eine Mocassinart, fehlen die Voraussetzungen für einen homöopathischen Gebrauch vollends, weil von ihr nur Bißvergiftungen bekannt sind, die sich nicht von denen anderer Schlangen unterscheiden. Neuerdings ist das Gift einer Wasserschlange, *Hydrophis cyanocinctus,* einer Arzneiprüfung unterzogen worden.

Die Vögel liefern uns, wie gesagt, keine Arzneistoffe.

Bei den Säugetieren befindet sich die Lehre von der Wirkung der Tierstoffe auf den Menschen einer neuen Situation gegenüber, insofern der Mensch selbst zu dieser Klasse gehört. Die Arzneistoffe dieser Herkunft sind keine Angriffsgifte, es fehlt daher eine toxikologische Basis. Die natürliche Verwandtschaft eröffnet auf dieser Stufe die Möglichkeit, Bestandteile von tierischen Organen oder Sekreten auf den Menschen zu übertragen und einen homologen Mangel auszugleichen. Dieses Verfahren steht aber außerhalb der Homöopathie, insofern dafür keine Arzneiprüfungen an Gesunden benötigt werden und die Arzneiwahl nicht auf Vergleichen mit den Symptomen des Kranken beruht, sondern auf der Kenntnis der physiologischen Funktionen und ihrer Ausfallserscheinungen. Eine umfassendere Betrachtung wird hier freilich ein Grenzgebiet mit Übergängen finden; der gleiche Stoff kann seine Rolle je nach dem Zusammenhang, in dem er wirkt, vom Nahrungs- zum Arzneimittel wechseln. Für die homöopathische Arzneimittellehre kann hier aber sehr wohl eine Abgrenzung vorgenommen werden. Alle die Organpräparate, Hormone und Enzyme, die nicht am Gesunden geprüft sind, einer solchen Prüfung auch nicht bedürfen, weil sie nur zum Ausgleich eines entsprechenden Mangels verwendet werden, brauchen nicht erörtert zu werden. Einige Sekrete sollen aber erwähnt werden, weil sie, wenn auch unzulänglich, geprüft worden sind. Für die Ochsengalle, *Fel tauri,* haben sich keinerlei Anzeigen für einen homöopathischen Gebrauch herausgestellt; der gelegentliche Gebrauch ihrer Bestandteile *Cholesterin* und *Natriumtaurocholat,* ist rein empirisch. Die Hundemilch, *Lac caninum,* hat eine gewisse praktische Bedeutung erlangt, aber nicht auf Grund der Arzneiprüfung. Im Anschluß daran sind *Lac felinum* und *Lac defloratum* kurz zu erwähnen. Das ganz aus dem Gebrauch gekommene *Hippomanes,* Pferdeplacenta, ist mehr als ein Kuriosum anzuführen. *Thyreoidin* ist zu nennen, weil es einige Anwendung gefunden hat, die nicht als Behebung eines Mangels angesehen werden kann. Eine Arzneiprüfung liegt aber weder von der Schilddrüsensubstanz noch von Thyroxin vor. Bei den genannten Sekreten und Organpräparaten ist es aber nicht entscheidend, von welcher Säugetierspecies sie stammen, nur für *Lac caninum* ist eine Spezifität von Hormonen in Betracht zu ziehen.

Zwei weiteren Präparaten kann kein bestimmter systematischer Platz zuerteilt werden, *Oleum animale* und *Pyrogenium.* Beide sind Kunstprodukte, bei denen es weniger auf das tierische Ausgangsmaterial als auf dessen gründliche Umwandlung durch eingreifende Verfahren ankommt, bei *Oleum animale* durch trockene Destillation, bei *Pyrogenium* durch bakterielle Zersetzung. Wenn für *Oleum animale* Hirschhorn und für *Pyrogenium* Rindermuskel als Ausgangsmaterial genommen wird, so geschieht es, um die ursprüngliche Herstellungsweise beizubehalten. Tieröl könnte auch aus irgendwelchen Knochen destilliert und Fäulnisprodukte könnten aus irgendwelchen Muskeln bereitet und ausgezogen werden. Bei *Oleum animale* hat die Arzneiprüfung nicht verhindern können, daß sein Gebrauch nahezu völlig aufgegeben worden ist, und die begrenzte Anwendung von *Pyrogenium* kann sich nicht auf eine regelrechte Arzneiprüfung berufen.

Eine dritte Gruppe von Tierstoffen aus der Säugetierreihe endlich wird durch eigenartige Drüsensekrete gebildet, deren biologische Bedeutung wohl in der Instinktleitung der Artgenossen durch besondere Geruchsstoffe zu erblicken ist. Es handelt sich um *Ambra grisea* vom Pottwal, Physeter macrocephalus, *Moschus* von einem kleinen rehartigen Tier Moschus moschifera, *Castoreum* vom Biber, Castor fiber, und *Mephitis* vom Skunks, Mephitis putorius. Zu dieser Gruppe darf als fünfter Stoff noch *Castor equi,* die sog. „Kastanien“ an den Unterschenkeln von Pferden, gerechnet werden; denn diese warzigen Gebilde sind wahrscheinlich Überbleibsel von sekundären Geschlechtsdrüsen. Jedenfalls enthalten sie auch Geruchsstoffe. Die chemische Konstitution der Geruchsstoffe in den Sekreten dieser Gruppe ist z. T. bekannt, sie sind Ketone höherer Kohlenwasserstoffe, die offenbar miteinander verwandt sind. Die Zusammengehörigkeit dieser Gruppe von Tierstoffen wird erst recht deutlich in ihrer Wirkung auf das zentrale Nervensystem. Sie sind „Nervina“ im alten Sinne, womit ihr neuroseartiges Wirkungsbild zum Ausdruck gebracht werden soll. Dieses Schlußkapitel wird daher eine geeignete Gelegenheit bieten, die arzneiliche Therapie gegenüber der Psychotherapie abzugrenzen.

Übersichtstabelle

Phyla	Klassen	I	II	III	IV
COELENTERATA		**Spongia**		Corallium rubr.	Badiaga
					Medusa
ECHINODERMATA				Asterias rub.	
VERMES					Sanguisuga
MOLLUSCA				Murex	
		Sepia			
ARTHROPODA	CRUSTACEA XIPHOSURA				Limulus Oniscus Scolopendra Astacus Homarus
	MYRIAPODA HEXAPODA			Blatta	Cimex Pediculus Culex Pulex
			Coccus cacti		
		Cantharis			Doryphora Coccinella
		Apis		Vespa crabro	
					Cynosbatus
			Formica		

	ARACHNOIDEA			Prionurus	
			Latrodectus *Theridion*		
		Tarantula hisp.			Tarantula cub. Mygale
			Aranea *Psorinum*		Trombidium
VERTEBRATA	PISCES		*Serum* *anguillae*	Ol. jecor. As.	
	AMPHIBIA	**Bufo**			Salamandra
	REPTILIA				Lacerta
		Lachesis **Crotalus**		Heloderma	
				Bothrops Cenchris	Toxicophis
		Naja	*Vipera*		
			Elaps	Hydrophis	
	MAMMALIA				Fel tauri Cholesterin. Natr. taurochol.
				Lac canin.	Lac felin. Lac deflorat. Hippomanes Thyreoidinum
			Ambra *Moschus*	Ol. animale Pyrogen.	
			Mephitis	Castoreum	Castor equi

Coelenterata

Die Coelenteraten sind der niederste Stamm der Metazoen. Der Name besagt, daß bei ihnen die Bauchhöhle, „coelon", von der Darmhöhle, „enteron", noch nicht geschieden ist. In unserem Zusammenhang ist es nicht von Bedeutung, daß manche Zoologen die Schwämme, *Spongia* oder Porifera, als einen besonderen Stamm von den Nesseltieren, Cnidaria, trennen. Vom biologischen wie vom pharmakologischen Standpunkt ist es richtiger, die Trennungslinie zwischen den Schwämmen und Korallen einerseits und den Medusen andererseits zu ziehen. Schwämme und Korallen sind festsitzende, Kolonien-bildende Tiere, deren eigenartige Skelette verwandte Arzneistoffe liefern. Medusen, die beweglichen im Meere schwimmenden Formen vieler Arten, verteidigen ihre Selbständigkeit mittels besonderer Giftapparate, die in großer Zahl an ihrer Oberfläche angeordnet sind; bei Berührung, z. B. mit der Haut oder Schleimhaut des Menschen, spritzen sie ihre fremdartigen Proteine, „Allergene", ein und verursachen Entzündung und manchmal auch Fieber. Die Wirkungen der Medusen verschiedener Arten sind bisher mehr von toxikologischem Interesse. Arzneiprüfungen von Medusen sind noch äußerst dürftig und daher die Anzeigen für ihre Anwendung allzu unbestimmt. Die Gewerbekrankheit der Schwammtaucher wird nicht durch die Schwämme selbst, sondern durch ihnen beigesellte Nesseltiere, Cnidarien, hervorgerufen, welche mit Nesselzellen, Cnidoblasten, ausgerüstet sind und den Inhalt der Giftkapseln durch einen beweglichen Stachel injizieren.

Spongia tosta

Spongia tosta ist das geröstete und gepulverte Skelett des Badeschwammes Euspongia officinalis, welcher im Mittelmeer und anderen Meeren gefunden wird. Die Röstung darf nur bis zu einem braunen Pulver getrieben werden, das schwarze Verbrennungsprodukt ist nicht oder wenig wirksam.

Der Gebrauch des gerösteten Schwammes für Kropf hat eine jahrhundertelange Erfahrung hinter sich. HARINGTON[1] bemerkt in seinem Buch: „Es ist interessant, darüber Betrachtungen anzustellen, daß, selbst wenn man den ersten therapeutischen Gebrauch des gerösteten Schwammes nur von der Zeit des ARNALDUS DA VILLANOVA [um 1276] zurückverfolgt, dieses Arzneimittel als ein Spezificum für Erkrankungen der Schilddrüse schon einige 550 Jahre bekannt war, bevor das Element, dem es seine Wirksamkeit verdankt, entdeckt wurde, und etwa 650 Jahre, bevor die Rolle dieses Elements im Stoffwechsel der Schilddrüse selbst endgültig nachgewiesen wurde". HAHNEMANN[2] sagt in seinem Apothekerlexikon über den Kropfschwamm: „Die Alten schrieben dem gebrannten Schwamme eine eröffnende und antiskorbutische Kraft zu. Jetzt wird er bloß zur Vertreibung der Kröpfe angewendet, nicht ohne Erfolg, wie ich gesehn, wenn noch erhitzende Gewürze dazugesetzt werden." In der Vorrede zu seiner Prüfung von *Spongia* weiß HAHNEMANN[3] schon mehr zu sagen. Dort erwähnt er nicht nur die wahrscheinliche Anwesenheit von *Jod* im Schwamme, die in der Tat im Jahre 1819 von FYFE in Edinburgh nachgewiesen war, sondern er nennt auch ARNALDUS DA VILLANOVA im 13. Jahrhundert als den ersten Autor, der den Gebrauch des gerösteten Schwammes bei Kropf beschrieben habe, ein Gebrauch, der vielleicht schon Tausende von Jahren vorher geübt worden sein möge. HAHNEMANNS Prüfung hat uns zum mindesten eine weitere wertvolle Anzeige für die Anwendung von *Spongia* gegeben, nämlich bei Kehlkopfcroup der Kinder.

Schwämme häufen in ihrem Gerüst *Jod* an, ungefähr in dem gleichen hohen Grade wie Korallen und Seetang (Fucus, Laminaria z. B.). Die eigenartige Skelettsubstanz Spongin besteht aus faserigem Halogenproteid, das ungefähr 2% *Jod* enthält. Etwa die Hälfte des *Jods* kommt als Dijodotyrosin vor, der bekannte Vorläufer des Thyroxins in der Schilddrüse. Dijodotyrosin ist zuerst von DRECHSEL [1905] aus einer Koralle Gorgonia isoliert worden und wurde von ihm Jodgorgonsäure genannt. Wahrscheinlich ist es für die Wirkung von *Spongia* nicht unerheblich, daß die Gerüstsubstanz Spongin auch etwas Dibromotyrosin (Bromgorgonsäure nach der alten Bezeichnung) enthält. Es besteht kaum ein Zweifel, daß die organischen und anorganischen Halogene die wirksamen Stoffe in *Spongia* sind.

Die therapeutische Wirkung von *Spongia* bei Kropf ist anscheinend nicht lediglich auf den Ausgleich eines bestehenden Jod-Mangels zurückzuführen. Ursprünglich mag zwar die Hyperplasie der Schilddrüse durch einen relativen Mangel an *Jod* und infolgedessen verstärkte Reizung des Gewebes durch das thyreotrope Hormon der Hypophyse entstanden sein. Im allgemeinen bieten die für eine Behandlung mit *Spongia* geeigneten Fälle keine Zeichen von Hypothyreose dar, eher solche von Hyperthyreose. Anscheinend regt *Spongia* die Schilddrüse zur Bildung und Speicherung organischer Jod-Verbindungen an, so daß die Absonderung von thyreotropem Hormon und damit seine proliferative Gewebswirkung zurückgeht. Wahrscheinlich ist für diese Wirkung das Dijodotyrosin in *Spongia* geeigneter als anorganisches Jod. Obwohl Dijodotyrosin im Stoffwechsel der Schilddrüse ein Vorläufer der eigentlichen Hormone ist — neben Thyroxin = Tetrajodothyronin wird neuerdings auch Trijodothyronin als solcher angesehen —, besteht in manchen Hinsichten ein Antagonismus zwischen Dijodotyrosin und den Hormonen selbst. In letzter Zeit ist Dijodotyrosin bei Basedowscher Krankheit empfohlen worden. Es muß abgewartet werden, ob die Erfolge bei Thyreotoxikosen besser und nachhaltiger sind als die bei der zweischneidigen Behandlung mit Jodiden nach der Plummerschen Methode.

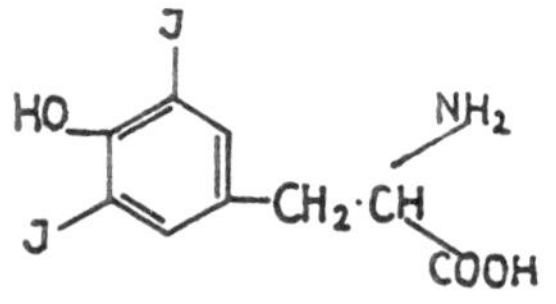

Dijodotyrosin

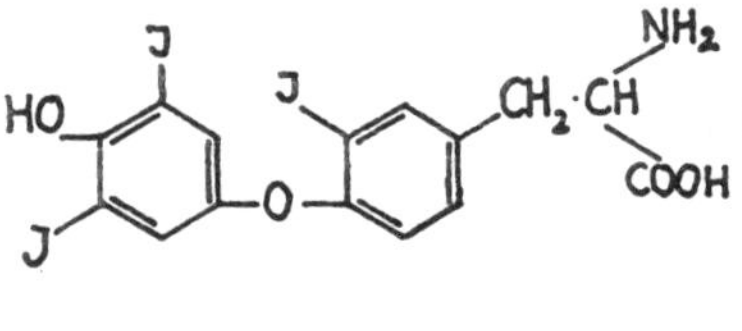

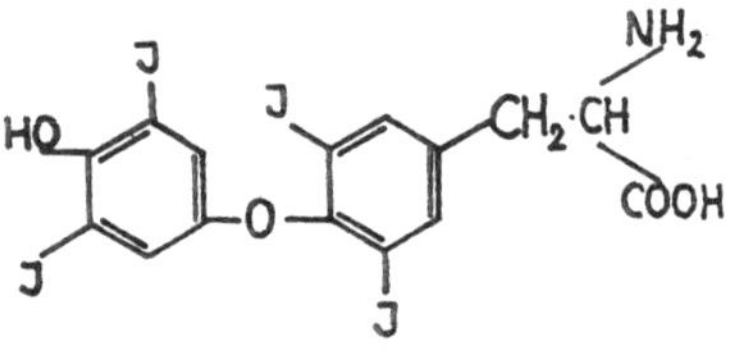

Trijodthyronin

Thyroxin (= Tetrajodthyronin)

Wie nicht anders zu erwarten, weist das Symptomenbild von *Spongia* viele gemeinsame Züge mit dem von *Jod* und Jodiden auf. Das geht auch aus der HAHNEMANNschen Prüfung hervor, wenn auch solche Leitsymptome für Jod wie Abmagerung trotz gutem Appetit, Ruhelosigkeit und eine allgemeine Verschlimmerung von Wärme vermißt werden; nur einmal ist bei *Spongia* Verschlimmerung von Kopfschmerz beim Eintritt in ein warmes Zimmer vermerkt. HAHNEMANN betrachtete sein Symptomenregister von *Spongia* als ein noch sehr der Ergänzung bedürftiges; er führt 156 Symptome von männlichen und weiblichen Prüfern unter seiner eigenen Aufsicht und 235 von 10 anderen Autoren auf. Diese bisher einzige Arzneiprüfung gestattet in der Tat kaum, die Indikationen für *Spongia* gegenüber denen für andere Jod-Präparate hervorzuheben. Es bedurfte vielmehr der Beobachtungen an Kranken, um die Syndrome kennenzulernen, für die *Spongia* vorzugsweise paßt; Kropf und Kehlkopfcroup sind Beispiele dafür.

Unter den Prüfungssymptomen finden sich wohl einige Hinweise auf die Schilddrüse, wie „die Gegend der Schilddrüse ist wie verhärtet“, aber die Angaben sind unbestimmt, und es bedurfte ihrer nicht mehr, um die altbekannte Affinität zu bestätigen. Die Prüfung von *Spongia* kann nicht gut so weit vorgetrieben werden, bis sichtbare Veränderungen an der Schilddrüse auftreten. Erfahrungsgemäß wird *Spongia* bei harten, „fibrösen“ Kröpfen bevorzugt. In diesen Fällen finden sich meist weder hypo- noch hyperthyreotische Symptome, aber oft die Zeichen von Druck auf die Luftröhre und erweiterte Venen am Halse mit mehr oder weniger deutlichen Funktionsstörungen von seiten des Lungenkreislaufs und des rechten Herzens. Eine Besserung dieser Folgeerscheinungen ist dann gewöhnlich das erste Zeichen dafür, daß *Spongia* hilfreich ist. Die Erfahrung hat aber gezeigt, daß *Spongia* auch nicht selten bei weicher, „parenchymatöser“ Struma mit leichten hyperthyreotischen Symptomen von Nutzen ist. In den Prüfungen finden sich manche auf Hyperthyreose hinweisende Kreislaufsymptome: „Täglich mehrere Anfälle von Hitze, mit Ängstlichkeit, Schmerz in der Herzgegend, Weinen und Untröstlichkeit. Schnellerer, vollerer Puls. Es wird ihm plötzlich warm am ganzen Körper, mit Hitze und Röte im Gesicht und Schweiß. Große Erregung und Unruhe in den beiden Unterschenkeln, er muß öfter die Stellung ändern. Zittern der Vorderarme und Hände. Schlaflosigkeit bis Mitternacht, sehr unruhiger und traumreicher Schlaf.“ Einer Angabe „Herzpalpitationen mit Blutandrang zur Brust“ bald nach einer Gabe der 30. Potenz wird man kaum eine Bedeutung zumessen dürfen. So deutlich wie bei anderen Jod-Präparaten sind die hyperthyreotischen Züge freilich nicht. Es ist aber glaubhaft berichtet, daß nach lange fortgesetzten Gaben von *Spongia* in Urtinktur für Struma hyperthyreotische Symptome auftraten. Wenn solche bei Kropfleidenden schon vorhanden sind, so spricht das nicht gegen die Wahl von *Spongia* an sich, sondern gegen zu häufige Anwendung in tiefen Potenzen.

Wie bei anderen Jod-haltigen Arzneistoffen stehen auch bei *Spongia* die Wirkungen auf die Atemwege und insbesondere auf den Kehlkopf im Vordergrunde. Trockenheit und Krampf kennzeichnen die Laryngitis für *Spongia,* der Husten ist bellend. Der Stridor ist in der Prüfung beschrieben als „Schweres Atemholen, als ob ein Stöpsel in der Kehle steckte und der Atem durch die Verengerung des Kehlkopfes nicht hindurchkönnte.“ Als weitere Symptome finden sich: „Heiserkeit, Trockenheit in der Gegend des Kehlkopfes, durch Räuspern vermehrt. Kratziges Brennen und Zusammenschnüren des Kehlkopfes. Hohler Husten mit etwas Auswurf, Tag und Nacht. Beim Husten Schmerz in der Brust und Luftröhre, mit Rauhigkeit des Halses. Trockener Husten. Unaufhaltsamer Husten aus einer tiefen Stelle in der Brust, wo es davon schmerzt, als wäre es da wund und blutig vom Husten geworden. Trockener Husten, Tag und Nacht, mit Brennen in der Brust, als hätte sie inwendig etwas Heißes; nach Essen und Trinken läßt der Husten nach." Es hat sich aus der Erfahrung ergeben, daß *Spongia* bei croupöser Laryngitis der Kinder anderen Jod-Präparaten vorzuziehen ist; die prompte Besserung des beängstigenden Zustandes nach einigen Gaben von *Spongia* ist oft eindrucksvoll. Die Atemerschwerung betrifft in diesen Fällen die inspiratorische Phase. (Erschwerung der Ausatmung spricht mehr für *Hepar sulfuris calcareum.*) Es werden noch verschiedene Modalitäten für den Husten bei dem trockenen Reizzustand der Luftwege als Hinweise auf *Spongia* angeführt, die indes nicht durch die Prüfungen gestützt sind: der Husten soll schlimmer sein in frischer, kalter Luft, von Essen von Süßem, von kalten Getränken, dagegen besser von warmen Getränken. Die Prüfung enthält, wie erwähnt, nur die Angabe, daß der Husten durch Essen und Trinken gebessert werde. Der Hinweis, daß der krampfhafte Husten und das Erstickungsgefühl bei Tieflage des Kopfes schlimmer und unerträglich werden, darf als zutreffend angesehen werden, wenn dafür in den Prüfungen auch kein Anhalt vorliegt. Die angegebene Verschlimmerung nachts, insbesondere vor Mitternacht, ist in gleichem Sinne zu bewerten. „Große Angst" ist gewöhnlich mit dem Stridor und Erstickungsgefühl verbunden, das ist aber nichts für *Spongia* besonders Kennzeichnendes und erscheint auch nicht in der Prüfung. „Auffahren aus dem Schlaf mit Erstickungsgefühl und Angst, so daß sie sich aufsetzen muß" stammt von einer Frau, die schon vorher Halsbeschwerden hatte und eine Gabe *Spongia* 30 erhielt. Der Angabe „der Kehlkopf ist schmerzhaft bei Berührung, fühlt sich an wie geschwollen" wird man keine große Bedeutung beilegen dürfen; sie stammt von derselben Patientin.

Es ist unnötig, auf die Symptome von anderen Schleimhäuten, von der Haut und den Lymphdrüsen näher einzugehen, welche *Spongia* mit *Jod* und Jodiden gemeinsam hat. Angeblich soll bei Schwellungen der Speichel- und Lymphdrüsen ihre Härte ein Hinweis auf *Spongia* sein. Das ist aber nicht genügend durch die Erfahrung bestätigt, zumal *Spongia* bei Skrofulose selten angewandt worden ist.

Nach den Prüfungsergebnissen zu urteilen, hat *Spongia* eine deutlichere Wirkung auf die männlichen Geschlechtsorgane als *Jod* selbst. Die Symptome weisen auf Orchitis und Epididymitis hin: „Drückend schmerzhafte Hodengeschwulst; klemmender, quetschender, würgender Schmerz in den Hoden; einfacher Schmerz des Hodens, auch bei Berührung; große, etwas dumpfe Stiche, welche aus den Hoden in den Samenstrang fahren; geschwollener, schmerzhafter Samenstrang." Soweit aus der Literatur zu ersehen ist, scheint von dieser Indikation indes kein Gebrauch gemacht worden zu sein. Man sollte sie aber nicht ganz aus dem Auge verlieren, zumal für *Jod* diese Wirkungsrichtung auch durch Tierexperimente gestützt ist. Wie für Struma, Lymph- und Speicheldrüsenschwellungen wird auch für Hodenschwellungen die Härte als charakteristisch angegeben.

Skizze:

Spongia tosta

Geröstete Gerüstsubstanz des Badeschwammes Euspongia officinalis
Coelenterata: Porifera

Wirksame Bestandteile: Jod und Dijodotyrosin.

Hyperplasie der Schilddrüse:
Harter, „fibröser" Kropf
(mit oder ohne Kompression der Luftröhre).
Erweiterte Halsvenen. Folgeerscheinungen von seiten des Lungenkreislaufs und des rechten Herzens.
Parenchymatöser Kropf mit Herzklopfen, Hitzewallungen, Schwitzen und Schmerz in der Herzgegend.

Entzündung der oberen Luftwege, besonders des Kehlkopfs:
Trockener, krampfhafter, bellender Husten.
Heiserkeit. Kratziges Brennen und Zusammenschnüren des Kehlkopfs.
Inspiratorischer Stridor. Erstickungsgefühl mit großer Angst.
(Laryngitis crouposa)
Schlimmer bei Tieflage des Kopfes.
Schlimmer nachts; vor Mitternacht?
Husten besser von Essen und Trinken (besonders warmer Getränke?).

Harte Schwellungen der Speichel- und Lymphdrüsen:
mit quetschenden, klemmenden und stechenden Schmerzen.
(Härte des geschwollenen Hodens. Orchitis, Epididymitis?)

Dosierung: Bei Kropf meist D 3, bei Croup C 3 — C 30.

Badiaga

Badiaga ist der russische Name eines Süßwasserschwammes, einer Spongilliden-Art. Es ist zweifelhaft, ob der übliche Name *Spongilla fluviatilis* die Art richtig bezeichnet; vielleicht ist Ephydatia fluviatilis Lk. oder Spongilla lacustris Lk. damit gemeint. Wie bei *Spongia* wird die getrocknete und gepulverte Gerüstsubstanz benutzt, aber ohne der Röstung unterworfen zu werden. Die Süßwasserschwämme bilden weniger Spongin und gebrauchen mehr *Kieselsäure* für ihr Skelett, sie enthalten wahrscheinlich sehr viel weniger *Jod* als die marinen Arten. Es mag sein, daß die *Kieselsäure* bei der Wirkung eine Rolle spielt, falls das Badiaga-Pulver durch Verreiben potenziert ist.

Badiaga war und ist wohl noch in Rußland ein Volksmittel bei vergrößerten und verhärteten Drüsen und anderen skrofulösen Erscheinungen; es werden auch Bubonen der Leistendrüsen syphilitischen Ursprungs genannt. Gaben von Tropfen der Tinktur sollen sich angeblich als wirksam erwiesen haben. Offenbar hat man von *Jod,* wie es in einem Naturprodukt des Binnenlandes zugänglich war, guten Gebrauch gemacht. Der sonstige Volksgebrauch von *Badiaga* für Frostbeulen und Quetschwunden ist kaum erwähnenswert.

Eine Prüfung von *Badiaga* ist zwar gemacht worden, aber nur mit der 30. Potenz[4]. Daraus kann man keine Symptome oder Modalitäten entnehmen, die gestatten würden, *Badiaga* von *Spongia* oder anderen Jodhaltigen Arzneistoffen zu unterscheiden. Solange solche besonderen Merkmale nicht ermittelt sind, hat *Badiaga* keinen rechten Platz im homöopathischen Arzneischatz.

Corallium rubrum

Das Skelett der roten Koralle (Fam. Corallinae der Unterordnung Gorgoniacea, Klasse Anthozoa) besteht nahezu gänzlich aus Calciumcarbonat. Die chemische Konstitution des roten Farbstoffes ist noch nicht gesichert; es handelt sich wahrscheinlich um ein Derivat des Alizarins, einer Anthrachinonverbindung. Wenn das der Fall ist, könnte das Chinon wohl an der Hauptwirkung von *Corallium* auf die Schleimhäute der Atemwege beteiligt sein. Nach der Art der Wirkungen ist aber auch ein Gehalt an *Jod* zu vermuten, mag dieser in der roten Koralle auch viel geringer sein als in Gorgonia-Arten, die bis zu 7% *Jod,* hauptsächlich in der Form des Proteids Gorgonin, enthalten.

Hahnemann[5] sagt im Apothekerlexikon (unter „Rotkorallgorgonie"), daß die roten Korallen keine andern Arzneikräfte hätten als die reine Kalkerde. Hinsichtlich des roten Farbstoffes bemerkt er, daß dieser sich durch anhaltendes Sieden in ätherischen Ölen ausziehen ließe, so daß die Koralle weiß, das Öl aber rot werde. Er schließt daraus, daß die Farbe größtenteils von einem — vermutlich erdharzigen — Pigment herrühre, und nicht von Eisen, wie einige Autoren glaubten.

Der roten Koralle sind von altersher viele und mannigfaltige Arzneikräfte zugeschrieben worden, so von Dioscorides, Arnaldus da Villanova, den arabischen Ärzten und Paracelsus. Aber von all diesen Anpreisungen hat die spätere Erfahrung nichts bestätigt, und so braucht darauf hier nicht weiter eingegangen zu werden. Erst seit Attomyr (an sich selbst und zwei Mädchen) und Melicher[6] die Prüfungen mit der 3. Verreibung von *Coral-*

lium unternommen haben, ist die Hauptwirkungsrichtung auf die oberen Luftwege offenbar geworden. Die spätere Anwendung bei Kranken hat dann noch einige Unterscheidungsmerkmale hinzugefügt.

In der Prüfung heißt es: „Große Trockenheit der Nasen- und Rachenschleimhaut. Starke Schleimabsonderung durch die hinteren Nasenlöcher, was ihn zu stetem Räuspern nötigt. Bei tiefem Einatmen Gefühl wie von Eiskälte der Luft, die durch die Luftwege streicht, mit einigem Hustenreize und vielem Ausraksen des Bronchialschleimes, früh. Sehr schmerzhafter Husten, Gefühl wie von einem Steine in den Brustfellsäcken, der herabdrückte, und einen heftigen Druckschmerz in der Brust unter dem Brustbeine erzeugte. Von da erstreckt sich der Schmerz bis zu den Schulterblättern, verliert sich aber nach und nach in dem Maße, als sich der Husten mindert; Aushusten gelben, eiterähnlichen Schleims." Bei ATTOMYR war besonders die Nasenschleimhaut betroffen: „Im rechten Nasenloche u. zw. an der Innenseite seines Flügels ein schmerzhaftes Geschwür, das selbst die Nasenknochen in Mitleidenschaft zog, mit dem Schmerzgefühle, als würden sie auseinander getrieben. Von da aus zog sich der Schmerz teils bis in die Stirnhöhle, teils seitwärts gegen die Augen hin und bis in die Schläfe, dabei Durst, die rechte Nasenseite geschwollen, die Geschwulst heiß pulsierend, die Nachtruhe gestört; nächtliches Nasenbluten; Bluten bald aus dem rechten, bald aus dem linken Nasenloche." Ferner: „Nach zweitägigem Stockschnupfen ein sehr heftiger Fließschnupfen, wobei ein dem geschmolzenen Unschlitt ähnlicher, auch ähnliche Flecke in der Wäsche bildender Schleim in solcher Menge abfloß, daß in einer Stunde vier Sacktücher voll wurden. Der beschriebene geruchlose Schleim tröpfelte aus der Nase so frei heraus, wie das Blut beim Nasenbluten, hörte auf eine kurze Zeit auf und kam dann wieder zwei Wochen lang."

Aus diesen Beobachtungen geht zwar die hauptsächliche Wirkungsrichtung von *Corallium* hervor, aber die für die Wahl dieses Mittels entscheidenden Modalitäten sind erst durch spätere Beobachtungen in Krankheitsfällen herausgebracht worden. TESTE[7] scheint der erste gewesen zu sein, der auf den krampfhaften Charakter des Corallium-Hustens aufmerksam gemacht hat. Er sagt: „Als ich mit diesem Arzneimittel vor vier oder fünf Jahren an mir selbst Versuche anstellte, habe ich einige sehr charakteristische Symptome erhalten, welche mich veranlaßten, es seither bei nervösem Husten, Millars Asthma, endemischem Keuchhusten und schließlich bei gewissen Gastralgien zu verschreiben, u. zw. manchmal mit außergewöhnlichem Erfolg." Sehr bewährt hat sich die Indikation, die GUERNSEY gegeben hat: „Wenn der Anfall mit einem sehr jähen Husten einsetzt und die Anfälle so schnell aufeinander folgen, daß sie fast ineinander übergehen", der sog. „Schnellfeuerhusten". Vor den Anfällen wird zuweilen ein Schnappen nach Luft beobachtet, nach den Anfällen Erschöpfung und Nasenbluten. Bei Keuchhusten selbst scheint aber *Corallium* die gehegten Erwartungen nicht erfüllt zu haben. Wenn aber nach irgendeiner Infektion der oberen Luftwege, sei es nach Grippe oder Keuchhusten, die Anfälle von „nervösem" Reizhusten in regelmäßigen Intervallen wiederkehren und wochenlang anhalten, so ist *Corallium* das Mittel der Wahl; es vermag solche Reizzustände prompt zu beendigen. Die Anwendung von *Corallium* ist ferner besonders auch bei jenen Hustenanfällen empfohlen worden, die immer wieder durch das Herabtropfen von Schleimklumpen aus den Choanen in den Rachen ausgelöst werden. Die auf Retronasalkatarrh hinweisenden Prüfungssymptome wurden schon erwähnt.

In der Prüfung finden sich einige Hautsymptome, die ein Vergleichen mit syphilitischen nahelegten: „Anfangs korallen-, dann dunkel-, endlich kupferrote, glatte Flecke an der Handfläche und an einzelnen Fingern. Die ganze Eichel und die innere Fläche der Vorhaut sondern einen gelblichgrünen, übelriechenden Eiter ab; dabei große Empfindlichkeit, Röte und Geschwulst; rote, flache Geschwüre an der Eichel und inneren Fläche der Vorhaut, mit vieler gelblicher Jauche." Es ist wohl von niemand behauptet worden, daß ein Fall von Syphilis durch *Corallium* geheilt worden wäre, und selbst wenn das Verschwinden der äußeren Zeichen beobachtet sein sollte, könnte von einer Heilung nicht gesprochen werden. Als Mittel bei Syphilis ist *Corallium* gar nicht in Betracht zu ziehen. Damit ist aber nicht gesagt, daß die angeführten Symptome nicht Wirkungen von *Corallium* sein könnten. Sie mögen wohl gelegentlich wertvolle Indikationen geben, wie der folgende seltsame Bericht zeigt[8]:

Ein 46jähriger kräftiger Mann erhielt im April 1838 wegen dunkelroter, flacher, syphilitischen Erosionen ähnlicher, eiternder Flecken an der Eichel und der Innenfläche der Vorhaut, welche aber nicht venerischen Ursprungs waren, und dem *Mercur* und *Sulfur* nicht weichen wollten, *Corallia rubra* zu 1/2 Gran täglich, mit Milchzucker auf das Sorgfältigste verrieben. Nachdem 12 solcher Pulver (6 Gran *Cor. rubr.)* verbraucht worden, entstand eine phlegmonöse Entzündung der Nase. Die ganze Nasenspitze bis zu den Nasenbeinen war angeschwollen, gerötet, glänzend; besonders litt die rechte Nasenhälfte. Hier war die Röte intensiv blaurot, die geschwollene Haut hart, glänzend, heiß, schmerzhaft. Der Schmerz erstreckte sich über die rechte Wange und bis zur Stirn. Die Nasenhöhle rechterseits war verschwollen, trocken, so daß sie der Luft keinen Durchgang gestattete. (Es wird dann der Übergang in Eiterung genau geschildert. Höchst auffällig ist die Ähnlichkeit dieser ‚Nebenwirkung' mit dem oben erwähnten, von Attomyr bei der Prüfung beobachteten Syndrom!) Bis zur gänzlichen Heilung der oben erwähnten Flecken an der Eichel und Vorhaut nahm Pat. noch 4, also in allem 16 Pulver. Es entstanden nun noch an den Armen und Beinen, als Folge dieses Mittels, dunkelrote, glatte, größere und kleinere Blutflecke. Am dichtesten waren Oberschenkel und Vorderarme damit übersät. Sie hatten nicht eine den Petechien gleichkommende dunkelblaue, sondern eine dunkelhimbeerrote, die größeren Flecke eine blaurote Farbe, waren aber wahre Blutunterlaufungen; denn sie wurden nach einigen Tagen braunrot, dann gelb und verschwanden so allmählich."

Diese ungewöhnliche Krankengeschichte sollte einige fremdartig anmutende und vernachlässigte Prüfungsbeobachtungen von *Corallium* vor der Vergessenheit bewahren.

Skizze:

Corallium rubrum

Das Skelett der roten Koralle

Coelenterata: Anthozoa: Gorgoniacea

Reiz- und Entzündungszustände der oberen Luftwege:

Anfälle von krampfhaftem Husten in schneller Folge.

„Nervöser" Reizhusten in regelmäßigen Intervallen (nach Infektionen der Atemwege, Keuchhusten, Grippe etc., lange bestehen bleibend). „Schnellfeuerhusten".

Schleimhäute der Nase und des Halses trocken.

Die eingeatmete Luft fühlt sich kalt an und löst Hustenanfälle aus.

Herabtropfen von Schleimklumpen aus den Choanen in den Rachen (Retronasalkatarrh), zu ständigem Räuspern und Husten reizend.

(Rote, später kupferfarbene, papulöse Hautausschläge. Flache Geschwüre an Glans und Praeputium. Nasenfurunkel.)

Dosierung: D 3 Verreibung, von Teste und Hughes (!) auch C 30 empfohlen.

Medusa

Als Medusen werden die frei beweglichen Formen der Nesseltiere (Cnidaria) bezeichnet, im Gegensatz zu den festsitzenden, Kolonien bildenden Polypen, mit denen sie gewöhnlich im Generationswechsel stehen; die Meduse ist das Geschlechtstier, aus dessen Eiern Polypen entstehen. „Medusa" ist also weder eine bestimmte Art, noch Gattung oder Familie. Die Medusen sind mit eigenartigen Angriffs- bzw. Verteidigungsapparaten ausgestattet, den sog. Nesselkapseln, deren flüssigen Inhalt sie in die durch vorgeschnellte Nesselfäden erzeugten Wunden entleeren. Dadurch können sie auch bei Menschen mehr oder weniger heftige Hautentzündungen hervorrufen. Diese nesselnde Wirkung ist der Anlaß gewesen, weshalb Medusen gelegentlich bei Urticaria und anderen allergischen Zuständen angewandt worden sind. Zu diesem Zweck können Extrakte von Medusen verschiedener Nesseltierarten gebraucht werden. Im nördlichen Europa hat man sich der aus der

Nord- und Ostsee leicht erhältlichen Aurelia aurita L. bedient. Andere Arten, wie z. B. die in südlichen Meeren lebende Physalia pelargica, haben aber eine viel stärkere Giftwirkung, den urticariellen und ödematösen Hauterscheinungen können Nerven- und Kreislaufstörungen folgen.

In dem Gift der Nesselkapseln hat man 2 Fraktionen unterschieden: Thalassin und Congestin; beide sind anscheinend Polypeptide. Thalassin kristallisiert aus einer alkoholischen Lösung aus, es wird erst bei ca. 200° zu Aminen abgebaut. Im Tierversuch rief Thalassin 0,00012 g i. v. bei einem Hunde heftige Reizung der Haut und der Schleimhäute hervor.

Die akuten Erscheinungen von Dermatitis nach Kontakt mit Medusen beim Baden im Meer sind wohlbekannt: unter prickelndem, brennendem Hitzegefühl entstehen Erytheme, Urticaria, Bläschen und Pusteln sowie nicht selten angioneurotische Ödeme; in manchen Fällen endigt die Entzündung mit Abschuppung. Der Grad, bis zu dem die Entzündung fortschreitet, wird z. T. von der Menge und Virulenz des beigebrachten Fremdstoffes, z. T. von der Empfindlichkeit der betroffenen Person abhängen.

Potenzen von Medusenextrakten sind bisher nur selten bei Urticaria gebraucht worden. In eigener Erfahrung waren die Erfolge bei einzelnen Fällen von periodisch wiederkehrender Urticaria zweifelhaft. Da so viele Pflanzen (z. B. *Urtica, Rhus,* zahlreiche Euphorbiaceen) und Tiere (z. B. *Astacus, Homarus,* Schmetterlingsraupen, *Apis)* gleichartige allergische Erscheinungen hervorzurufen vermögen und für die Medusenwirkungen keine Unterscheidungsmerkmale bekannt sind, geschieht die Wahl dieses Mittels einstweilen noch aufs Geratewohl.

Wenn trotzdem Medusenpräparate in diesem Zusammenhang erwähnt werden, so geschieht es mehr wegen einer merkwürdigen Beobachtung[9]: „Eine 38jährige Frau nahm zwei Tassen einer Medusenabkochung ein. Es traten darauf Ödeme an Augen, Ohren, Nase und Lippen mit erschwertem Sprechen und starkem Angstgefühl auf." Das war zwar keine richtige Arzneiprüfung (die Frau litt an Magenstörungen und Leukorrhoe), aber man kann daraus auf eine orale Wirksamkeit des Medusengiftes schließen. Merkwürdiger aber erscheint die weitere Angabe: „Die Brüste dieser Frau sonderten Milch ab drei Jahre nach der Geburt ihres letzten Kindes, und obwohl sie ihre zwölf Kinder mangels Milch nicht hatte säugen können." Es liegt nun zwar keine weitere derartige Beobachtung vor, aber die Möglichkeit einer Wirkung auf die hormonal gesteuerte Lactation muß immerhin offengelassen werden, zumal bereits von anderen marinen Tierstoffen, wie *Asterias* und *Murex,* ähnliche Wirkungen auf die Brustdrüsen berichtet worden sind.

Literatur:

[1] Harington: The thyroid gland, its chemistry and physiology.
[2] Hahnemann: Apothekerlexikon, I, Teil 1, S. 505 [1795].
[3] Hahnemann: Reine Arzneimittellehre, Bd. 6, S. 195 [1827].
[4] Bedford: Hahn. Monthly, 2, SS. 33 und 121.
[5] Hahnemann: Apothekerlexikon, II, Teil 2, S. 75 [1799].
[6] Attomyr u. Melicher: Arch. f. d. hom. Heilk., Bd. 11, Teil 3, S. 166.
[7] Teste: Systématisation prat. de la mat. méd. hom., S. 340. Paris 1853.
[8] Knorre: Allg. hom. Ztg 19 [1841], 15: 232.
[9] Houard: Hahn. Monthly, Bd. 8, S. 84, nach einem Bericht von Friad in der Acad. de Méd. Paris.

Echinodermata

Asterias rubens

Der kleine Tierstamm der Stachelhäuter, Echinodermen, ist in der Arzneimittellehre nur durch eine Art vertreten: *Asterias rubens* (oder Asteriacanthion rubens) aus der Klasse der Asterioidea, Seesterne. Es ist der an den Nordseeufern gewöhnliche Seestern. Die im Corpus Hippocraticum[1] erwähnte Art war wahrscheinlich der schwarze Seestern Asterias bispinosa Lck.; dort als eines der schmerzlinderden Mittel bei Gebärmutterleiden (Carcinom?) angeführt. Diese Art war es wohl auch, die in alten Zeiten als Epilepsiemittel gebraucht wurde.

Von *Asterias rubens* sind keine toxischen Wirkungen bekannt; nur von einigen anderen Seesternen und von Seeigeln ist berichtet, daß sie gelegentlich Entzündungen hervorrufen. Es liegen auch keine Angaben über wirksame Stoffe in *Asterias rubens* und deren chemische Konstitution vor. Die große Regenerationsfähigkeit der Seesterne — ein abgelöster Arm vermag das ganze Tier zu regenerieren — läßt an Wachstumshormone denken, denen unter gewissen Bedingungen auch pharmakologische Wirkungen zukommen könnten. Die dürftigen und ungesicherten Kenntnisse, die bisher vorliegen, weisen auf eine hormonale Wirkungsweise hin.

Eine Arzneiprüfung von *Asterias rubens* ist an 9 Versuchspersonen von Petroz[2] gemacht worden. Es ist aber nicht angegeben, in welchen Potenzen die Mazeration des lebenden Seesterns in Alkohol dabei verwandt wurde. Eine neuere Nachprüfung in Stuttgart durch J. Mezger hat keine bemerkenswerten Ergebnisse gehabt und ist nicht veröffentlicht worden. Die Symptome der älteren Prüfung weisen auf eine Wirkung auf die weiblichen Organe, Uterus und Brustdrüsen, hin und in zweiter Linie auf den Kreislauf. Bei 2 Prüferinnen war das Geschlechtsverlangen sehr gesteigert: „Sie fürchtet, daß sie diese peinlichen Gefühle nicht zu ertragen vermag." Kongestion zum Uterus mit verzögerten Menses wird wie folgt beschrieben: „Gefühl von Druck auf die Unterleibsorgane, so daß das Gehen behindert ist; ein allgemeines Gefühl von Unbehagen in der Gebärmutter, als ob sich etwas herausdrängte; ein Gefühl, als ob die Periode einsetzen wollte; die Periode ist um acht Tage verspätet, und während dieser ganzen Zeit hielten die Koliken und übrigen Beschwerden, welche sie gewöhnlich begleiteten, an, hörten aber mit dem Einsetzen der außergewöhnlich starken Periode auf." Von den Brüsten ist vermerkt: „Anschwellung und Auftreibung der Brüste wie vor den Menses. Ein Gefühl, als ob die linke Brust nach einwärts gezogen würde. Ziehender Schmerz in der Brustdrüse." Diese Angaben lauten harmlos genug. Sie verdienen aber einige Beachtung in Hinsicht auf den empirischen Gebrauch von *Asterias rubens* bei Brustkrebs. Die wenigen in der Literatur angeführten Fälle sind indes mangelhaft beschrieben und nicht gerade überzeugend. Immerhin liegen aber einige Anhaltspunkte dafür vor, daß Inhaltsstoffe von *Asterias* in die hormonale Regulierung der weiblichen Geschlechtsfunktionen einzugreifen vermögen, ähnlich wie das bei anderen marinen wirbellosen Tieren, namentlich Medusen und *Murex,* der Fall zu sein scheint. In Fällen von Brustkrebs, bei denen eine anderweitige Behandlung nicht mehr in Frage kommt, sollte man daran denken, *Asterias* zu versuchen.

Eine Reihe anderer Prüfungssymptome lassen die Anwesenheit von *Jod* in *Asterias* vermuten. Bei einem Tier, das sich von anderen Meerestieren nährt, wäre das nicht zu verwundern; nachgewiesen ist aber *Jod* noch nicht. Kreislaufsymptome waren: „Völle und Hitze im Kopf, wie Blutwallung zum Kopf, Klopfen im Kopf. Häufiges heftiges Herzklopfen, Angstgefühl, das durch wogendes Klopfen in der Brust hervorgerufen wird. Abneigung gegen alles, was die Hitze des Körpers vermehrt. Ruhelosigkeit in den Gliedern, es ist schwierig, untätig zu bleiben." Ausschläge auf der Haut, Reizung von Schleimhäuten und vermehrter Speichelfluß sind auch angegeben. Therapeutische Folgerungen sind aus diesen jodartigen Wirkungen bisher für *Asterias* aber nicht gezogen worden. Auch eine Empfehlung des Mittels bei drohender Apoplexie ist rein theoretisch und nur von der folgenden Beobachtung eines Prüfers abgeleitet: „Erwachte nachts mit starkem Unbehagen, es scheint ihm, als ob sein Gehirn von elektrischen Schlägen erschüttert würde, sein Kopf ist wie leer, er ist fast ohne Bewußtsein, denkt er sei von einem Schlaganfall betroffen; das dauert mehrere Minuten; als er wieder zu sich kam, war der Puls hart und sehr beschleunigt, die rechte Carotis pulsierte heftig; dieser fiebrige Zustand dauerte bis zum Ende des nächsten Tages."

Asterias rubens ist bisher selten benutzt worden, sein Wert als Arzneimittel läßt sich vorläufig noch nicht beurteilen.

Literatur:

[1] Fuchs: Hippokrates, Sämtl. Werke, Bd. 3, Die Natur der Frau, S. 351. München 1900.
[2] Petroz: J. de la Soc. gallicane, Bd. 1, S. 225 [1851]; zit. Cyclop. Drug Pathog. Bd. 1, S. 494.

Mollusca

Die Weichtiere, Mollusken, sind durch Arten aus 3 Klassen in der Arzneimittellehre vertreten: 1. die Lamellibranchier (Muscheln) durch Ostrea edulis, die Auster, welche HAHNEMANNS *Calcarea carbonica* liefert, den Kalk aus der weißen Mittelschicht der Austernschale. HAHNEMANN betrachtete ihn als den reinsten natürlichen Kalk. Organische Beimischungen sollte er in der Tat nicht enthalten; denn die inneren und äußeren Schichten der Austernschale, welche das Proteid Conchiolin enthalten, dürfen für die Zubereitung von *Calcarea carbonica* nicht benutzt werden. Geringe Mengen von Eisen und Phosphat sind dem Kalk aber wohl stets beigemengt. Es ist demnach richtiger, *Calcarea carbonica* unter den anorganischen Arzneimitteln abzuhandeln. Das Produkt einer anderen Muschel, Margaritana margaritifera, Perlmutter (Mater perlarum), bedarf kaum einer Erwähnung. Es ist nicht geprüft und nur sehr selten bei Knochengeschwülsten angewandt worden. 2. Die Schnekken, Gastropoda, sind durch Arten der Gattung *Murex, M. brandaris* und *M. trunculus,* vertreten. Die Ausscheidung ihrer Purpurdrüsen hat, unter dem Namen Murex, einen, wenn auch bescheidenen Platz im homöopathischen Arzneischatz. 3. Die sog. Tintenfische, Cephalopoden, liefern den Succus Sepiae, einfach als *Sepia* bezeichnet, eines unserer Polychreste.

Murex

Unter dem Namen *Murex* wird das getrocknete Sekret der Purpurdrüsen der beiden genannten Murex-Arten verstanden, der altberühmte tyrrhenische oder Königspurpur, ein natürlicher Indigofarbstoff. Die Purpurschnecken finden sich im Mittelmeer, besonders in der Adria. In den Drüsen, die im Mantelraum der Tiere liegen, ist das flüssige Sekret farblos. Bei Luftzutritt wird die farblose Verbindung, die vermutlich ein Merkaptan ist, durch ein Enzym Purpurase in den Purpur Dibromindigo umgewandelt. Dies scheint aber nicht der wirksame Bestandteil zu sein; wenigstens sind bisher keine pharmakologischen Wirkungen davon bekannt. Dagegen hat sich eine andere Verbindung, die in *Murex* festgestellt ist, das Murexin, als wirksam erwiesen. Murexin ist ein Cholinester der Urocaninsäure (β-imidazyl-(4)-acrylsäure). Urocaninsäure entsteht aus Histidin durch Desaminierung. Von seinem Cholinester ist eine starke cholinergische Wirkung zu erwarten. Seine

Giftigkeit für andere Tiere ist in der Tat nachgewiesen. Murexin ist aber wahrscheinlich nicht allein für die Wirkungen von *Murex* verantwortlich zu machen. Das Sekret enthält nämlich außerdem auch 5-Hydroxytryptamin,

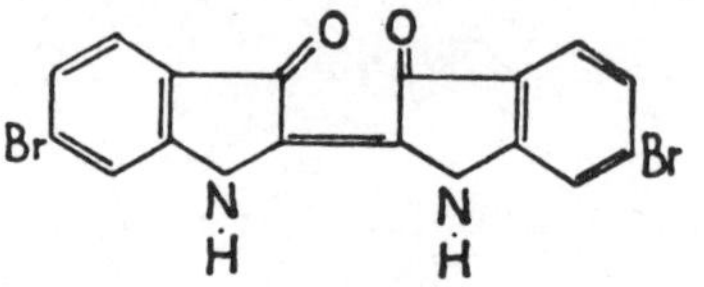

Dibromindigo

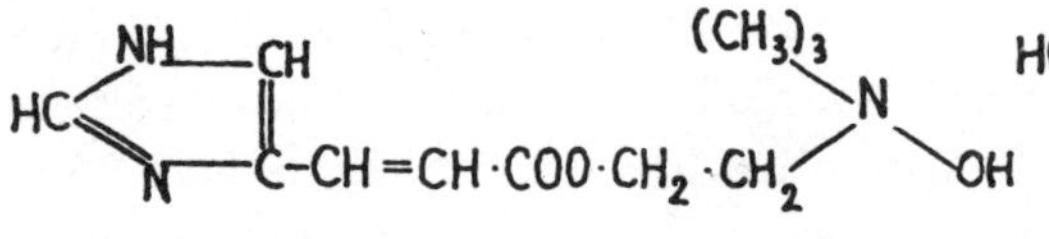

Murexin

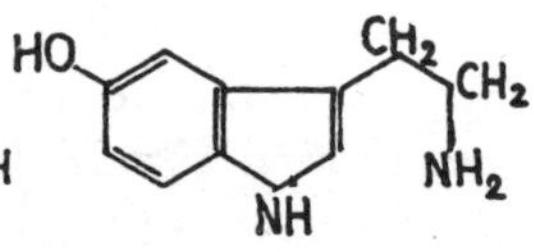

5-Hydroxytryptamin

dessen Wirkungen auf das Zentralnervensystem und die glatte Muskulatur bekannt sind. Unser Wissen von den potentiellen Wirkungen von *Murex purpurea* ist indes noch recht unvollständig, und es wäre voreilig, über die Rolle des einen oder des anderen Bestandteiles bestimmte Aussagen zu machen.

Die akuten, in einzelnen Fällen tödlichen Vergiftungen, die nach Genuß von Purpurschnecken beobachtet worden sind, können hier außer Betracht bleiben, weil sie nicht auf das Sekret der Purpurdrüsen zurückzuführen sind. Sie kommen ebenso auch nach dem Genuß anderer Molluskenarten (z. B. Conusarten) vor. Es ist wahrscheinlich, daß die Tiere dabei als Überträger von toxischen Protozoen (Dinoflagellaten) wirken.

Die älteren Prüfungen von *Murex* sind zu dürftig, als daß ein wohlumschriebenes Arzneiwirkungsbild gegeben werden könnte. PETROZ[1] stellte seine Versuche nur mit 3 Frauen an, die an Leukorrhoe litten. Sie erhielten die 6. Dilution jeden Abend 1 Woche lang. Dabei besserte sich die Leukorrhoe bei allen 3 Frauen. HERINGS Versuch[2] mit der 200. Potenz bei 2 Patientinnen braucht kaum erwähnt zu werden.

Die spärliche Symptomatologie von *Murex* stammt nur aus Beobachtungen an Frauen und *Murex* ist bislang auch ausschließlich als Frauenmittel angewendet worden. Dabei hat sich „eine nahezu unkontrollierbare Geschlechtserregung" als Leitsymptom und Hauptindikation herausgestellt. In dem Prüfungsbericht ist das allerdings nur von einer Frau vermerkt: „Heftiges Geschlechtsverlangen, eine Erregung, die sie durch Willen und Vernunft kaum kontrollieren konnte." Aus Beobachtungen in entsprechenden Fällen sind noch solche Einzelheiten hinzugefügt worden wie „die heftige Erregung wird durch die leiseste Berührung der Teile ausgelöst; Geschlechtsverkehr verschafft keine Beruhigung." Von einer anderen Prüferin ist ein Gefühl von Schwere und Zusammenschnüren in der Gebärmuttergegend und von Schwere und Auftreibung in den Schamlippen angegeben. Das ist als Zeichen von verstärktem Blutandrang zu den Geschlechtsteilen in Verbindung mit der sexuellen Erregung gebracht worden, und ein solcher Zusammenhang wird in der Tat durch beobachtete Fälle nahegelegt. „Ständiger Harndrang und Abgang von etwas blutigem Schleim nach dem Wasserlassen" aus dem Prüfungsbericht deutet darauf hin, daß auch Blase und Harnröhre von der Kongestion mitbetroffen werden können. In diesen Zusammenhang gehört wohl auch das „Gefühl von Herabdrängen im Unterleib, besser durch Kreuzen der Beine." In der Prüfung von *Murex* ist das indes nicht angeführt und für sich allein kann es auch nicht als Hinweis auf *Murex* dienen; denn es ist mit denselben Worten für *Sepia* beschrieben, das so sehr viel häufiger bei Stauungszuständen der Beckenorgane indiziert ist. Im gegebenen Fall kann eine Entscheidung nur aus dem Zusammenhang gefällt werden, in dem dieses Symptom angetroffen wird. Vieles deutet darauf hin, daß bei *Sepia* eine venöse Stauung, bei *Murex* dagegen eine arterielle Anschoppung in den Beckenorganen zugrunde liegt. Ein ausgesprochener Gegensatz besteht zwischen der sexuellen Kälte der Sepia-Patientin und der fast unbezähmbaren, an Nymphomanie grenzenden Geschlechtserregung bei *Murex*. In dieser Hinsicht können sich nur wenige Mittel mit *Murex* messen, z. B. *Platin* und *Lilium tigrinum*, und diese lassen sich durch andere Symptome und Modalitäten gut unterscheiden. Hauptsächlich wegen dieser Indikation kann *Murex* einen gewissen Rang als Arzneimittel beanspruchen, trotzdem es nur mangelhaft geprüft ist.

Die Anwendung von *Murex* bei Scheidenausfluß kann sich auf den Erfolg bei den 3 Prüferinnen berufen, ist aber anscheinend selten geschehen, wohl mangels bestimmter Hinweise gerade auf dieses Mittel. Es wird angegeben, daß der Ausfluß mit Blut vermengt sei, und ferner, daß die Perioden profus und zu häufig seien. Beides könnte mit dem vermehrten Blutandrang zum Uterus in Verbindung gebracht werden.

Beachtenswert sind noch die Angaben zweier Prüferinnen, die auf eine Wirkung von *Murex* auf die Brustdrüsen hinweisen. Die eine empfand heftige, in die Brüste schießende Schmerzen; die andere vermerkt: „Akuter Schmerz in der rechten Seite der Gebärmutter, der durch den ganzen Körper geht und sich in die linke Brust erstreckt." Die „diagonale" Ausbreitung von Schmerz in dieser Beschreibung ist von einigen Autoren zu einer Modalität verallgemeinert worden. Das ist aber durch keine weiteren Beobachtungen gestützt und nicht wert, behalten zu werden. Dagegen verdient eine potentielle Wirkung von *Murex* auf die Brustdrüsen wohl, beachtet zu werden. Es bedarf freilich weiterer und genauerer Beobachtungen, um bestimmte Aussagen machen zu können. Wie bei anderen Frauenmitteln liefert der physiologische Zusammenhang zwischen den Funktionen der primären und sekundären weiblichen Organe eine plausible Erklärung für diese Wirkungsrichtung. Dieser Zusammenhang wird offenbar auch in der schmerzhaften Anschwellung der Brüste vor oder im Beginn der Menses. Hier und da ist die Anwendung von *Murex* bei Tumoren der Mamma befürwortet worden. Es ist aber weder für gutartige Adenome noch für Carcinome in der Literatur Kasuistik zu finden, die zu Versuchen mit *Murex* ermutigen würde.

Wenig Gewicht kann dem Symptom „Ödigkeitsgefühl im Magen" zugemessen werden, das Hering bei einer Frau, die lange unter Uterusvorfall gelitten hatte, notiert hat. Das gleiche Symptom ist für *Sepia* besser beglaubigt, wo es zum ptotischen Syndrom gehört. Das hat wohl dazu verleitet, andere Sepia-ähnliche Symptome von Ptosis auch in das Arzneibild von *Murex* hereinzunehmen.

Die psychischen Symptome, mit Ausnahme der von sexueller Übererregtheit, sind wenig charakteristisch. Von den wenigen Prüferinnen ist angegeben: Niedergeschlagenheit, Traurigkeit, Anfälle von Angst und Furcht, Abneigung sich zu unterhalten, versagendes Gedächtnis, so daß sie „die Worte nicht finden kann, um sich auszudrücken". Es ist fraglich, ob diese Symptome überhaupt mit *Murex* in Zusammenhang gebracht werden dürfen. In groben Zügen ähneln sie denen von *Sepia*, lassen aber feinere Unterscheidungsmerkmale vermissen.

So unvollkommen unsere Kenntnisse von *Murex* auch noch sind, kann seine Wirkung auf die weiblichen Geschlechtsfunktionen doch als gesichert gelten. In dieser Wirkungstendenz steht es *Sepia* nahe, aber die Symptomatik der beiden Molluskensekrete steht gleichsam unter einem entgegengesetzten Vorzeichen.

Skizze:

Murex purpurea

Das getrocknete Sekret der Purpurdrüse von Murex-Arten

Mollusca:Gastropoda:Muricidae

Frauenmittel

Nahezu unkontrollierbare Geschlechtserregung: geringste Berührung der Teile erregt heftiges Geschlechtsverlangen (Nymphomanie)
Gefühl von Schwere und Zusammenschnüren in der Gebärmuttergegend (arterielle Kongestion der Beckenorgane)

Gefühl von Herabdrängen im Unterleib, besser durch Kreuzen der Beine
(Leukorrhoe mit Beimischung von Blut)
(Menses profus und zu häufig)
Akute Schmerzen vom Uterus in die Brüste;
in die Brüste schießende Schmerzen
(Prämenstruelle schmerzhafte Schwellungen der Brüste?)

Dosierung: Meist D 6 Verreibung.

Sepia

Die medizinische Geschichte von *Sepia,* d. i. des dunkelbraunen Inhalts des Tintensacks des „Tintenfisches" Sepia officinalis L., beginnt mit einer merkwürdigen Beobachtung HAHNEMANNS. Einer seiner Patienten, ein Maler, litt an einem kachektischen Zustand, der sich weder durch Arzneien noch Diät besserte. HAHNEMANN beobachtete, daß sein Patient während des Malens den Sepia-Pinsel zwischen den Lippen zu halten pflegte. Das brachte ihn auf den Gedanken, daß der kachektische Zustand, der allen Mitteln trotzte, vielleicht durch die Sepia-Farbe bedingt sein könnte. Seinem Grundsatz getreu, die Wirkungen eines Stoffes zunächst durch Versuche an gesunden Menschen zu ermitteln, stellte er nun eine Arzneiprüfung von *Sepia* an. Wir wissen nicht, wieviel Versuchspersonen daran teilnahmen, auch nicht, welche Potenzen geprüft wurden. Das Ergebnis ist in der ersten Auflage der „Chronischen Krankheiten" 1828 in 1242 Symptomen registriert und in der zweiten Auflage 1839 sind noch weitere 413 Symptome hinzugekommen[3]. Diese umfangreiche Symptomatologie überzeugte HAHNEMANN, daß *Sepia* eines jener vielseitig und nachhaltig wirkenden Mittel sei, denen er den Rang eines „Antipsoricum" zuerkannte. Es ist auffallend, daß *Sepia* einer der wenigen organischen Stoffe ist, die HAHNEMANN in sein Werk „Die Chronischen Krankheiten" aufnahm. Fast alle in diesen 4 Bänden abgehandelten Arzneistoffe sind anorganischer Herkunft und können in heutiger Sprache als Konstitutionsmittel in engerem Sinne bezeichnet werden. Darüber, ob *Sepia* zu diesen gehört, kann man verschiedener Meinung sein, da es sich um Unterschiede des Grades handelt.

Nur an einer Stelle[4] habe ich einen Hinweis auf einen älteren arzneilichen Gebrauch der Sepia-Tinte gefunden, nämlich daß SORANUS sie für Haarausfall angewandt haben soll. Dazu mag schon hier bemerkt werden, daß „starker Haarausfall" in HAHNEMANNS Prüfung hervorgehoben ist. Auf den schon sehr alten Gebrauch des Muskelfleisches, das in den Mittelmeerländern als Nahrung diente und noch dient, die empirische Verwendung der

Eier und der sog. Ossa Sepiae braucht hier nicht eingegangen zu werden, wo wir es lediglich mit den Arzneiwirkungen des Succus Sepiae zu tun haben.

Die offensichtliche Bedeutung des Melaninpigments im Leben des Tintenfisches könnte, in allerdings spekulativer Weise, mit seinen Wirkungen auf den menschlichen Organismus in Verbindung gebracht werden. Das Tier entleert, wenn es verfolgt wird, seinen Tintensack und läßt eine dunkle Wolke im Wasser hinter sich; es ist sogar gesagt worden, daß diese dunkle Wolke zuerst die Gestalt eines Tintenfisches habe und dadurch den Verfolger noch mehr verwirre. Wer es liebt, in Analogien nach Art der „signatura rerum" zu denken, mag zwischen diesem Einhüllen in eine dunkle Wolke, um sich den Angriffen durch die Flucht zu entziehen, und dem trüben Gemüt und abweisenden Verhalten einer Sepia-Patientin ein Gleichnis finden; man sagt „sie lebe unter einer dunklen Wolke". Solche intuitiven Gedankenflüge sind indes dem methodischen Denken der Homöopathie fremd; denn da bezieht sich das Vergleichen von beobachteten Erscheinungen stets und ausschließlich auf den Menschen. Zwischen den Extremen, dem Deuten von Erscheinungen im Gleichnis einerseits und dem wirklichkeitsnahen Vergleichen von Wahrnehmungen des Menschen bzw. am Menschen andererseits, liegt das dem wissenschaftlichen Denken keineswegs fremde Gebiet der Hypothesen. Ihr Wert richtet sich danach, ob und inwieweit sie dem Verständnis und der Erforschung der betreffenden Zusammenhänge förderlich sind. Die intuitive Deutung eines Zusammenhangs zwischen der biologischen Rolle des Melanins beim Tintenfisch und seiner Wirkung auf den Menschen mag ein anziehender Aphorismus sein, sie ist aber keine Hypothese. Es ist nicht zu bestreiten, daß das Melanin eine wichtige Rolle bei der Anpassung des Tieres an die Umgebungsbedingungen spielt. Deutlicher noch als die Massenausscheidung der Tinte in der Notwehr zeigt das der erstaunliche Wechsel in der Farbe und Zeichnung der Haut, die der Tintenfisch auf zentralnervöse Impulse hin zu vollziehen vermag. Zu einer brauchbaren Hypothese über die Wirkungsweise des Sepia-Melanins auf den Menschen gelangen wir aber erst, wenn durch den Versuch eine Wirkung festgestellt ist, die ihrer Art nach einen Zusammenhang mit Melanin erkennen läßt. Das ist nun in der Tat der Fall. In HAHNEMANNS Prüfung findet sich: „Gelbe Flecke im Gesicht und ein gelber Sattel quer über die Oberbacke und Nase." Diese vereinzelte Beobachtung könnte übersehen werden, wäre sie nicht in der Erfahrung von mehr als 130 Jahren immer wieder als Hinweis auf *Sepia* bestätigt worden. Unsere erste Annahme geht also dahin, daß das Sepia-Melanin in die Prozesse einzugreifen vermag, welche die Verteilung der Melanine in der Haut des Menschen regulieren. Damit ist nicht gesagt, daß das Sepia-Melanin dieselbe oder eine ähnliche chemische Konstitution hat wie die Melanine im Stratum germinativum der Haut des Menschen. Das ist noch nicht festgestellt; als „Melanine“ werden eine Gruppe von Pigmenten zusammengefaßt. Solange die chemische Konstitution der hier in Frage kommenden Melanine nicht bekannt ist, sind Vermutungen über den Mechanismus der Wirkung gegenstandslos; etwa die Vermutung, daß ein funktioneller Antagonismus struktureller Analoge zugrunde liegt.

Es mag zunächst befremdlich erscheinen, von einem so trivialen Phänomen, wie es die Pigmentverschiebung in der Haut ist, zu einem Verständnis der Wirkungen von *Sepia* auf den Menschen gelangen zu wollen. Folgt man aber dieser Spur, so erweitert sich der Blick, eine Vielfalt von Einzelsymptomen kann in ihrem physiologischen Zusammenhang gesehen und verstanden werden.

Die Pigmentverteilung unterliegt der neuro-hormonalen Kontrolle, u. zw. innerhalb des Funktionskreises, der durch das Gegen- und Zusammenspiel von Nebennierenrinden-, Geschlechts- und Hypophysenhormonen reguliert wird. Das Chloasma uterinum zeigt ein Mißverhältnis zwischen Oestrogenen und Androgenen an. Die gelben bis braunen Flecke erscheinen bei Frauen namentlich in den Phasen, in denen das Gleichgewicht dieser Hormone stärkeren Schwankungen ausgesetzt ist, wie am Ende der Schwangerschaft und im Klimakterium. Ein relativer Tiefstand der Oestrogene ruft dann eine vermehrte Abgabe von gonadotropen Proteohormonen hervor und in diesen Prozeß ist anscheinend das ihnen verwandte Proteohormon Intermedin der Hypophyse, dem der Haupteinfluß auf die Pigmentbildung zugeschrieben wird, einbezogen. Wenn auch diese Fälle an der Grenze zwischen normalem und anomalem Geschehen liegen, so vermögen sie doch auf den konstitutionellen Hintergrund der Sepia-Wirkungen einiges Licht zu werfen.

Sehr viel ernster ist die bronze-braune Pigmentierung, die von einer Insuffizienz der Nebennierenrinden herrührt. Man wird die Sepia-Wirkungen nun freilich nicht gut mit einer ausgesprochenen Addisonschen Krankheit vergleichen können. Es gibt aber auch leichte Grade dieser Insuffizienz, den sog. Addisonismus, und ein Vergleich des Sepia-Syndroms damit ist sehr lehrreich. Alle charakteristischen Symptome des Addisonismus, wie Hyperpigmentierung, Hypotonie, Adynamie, Herabsetzung des Blutumlaufs und der Körpertemperatur, seelische Depression, mangelhaftes Konzentrationsvermögen und Abneigung gegen die gewohnte Betätigung finden sich, gleichsam in Miniatur, im Arzneiwirkungsbild von *Sepia* wieder. Man wird daraus aber nicht etwa folgern, daß *Sepia* auf die Nebennierenrinde oder auf die Hypophyse wirkt; vielmehr wird eine Hypothese nahegelegt, daß *Sepia* in das Zusammenspiel dieses hormonalen Teilsystems, das wiederum mit Kontrollzentren im Zwischenhirn und der Hirnrinde in Wechselbeziehung steht, einzugreifen vermag. An welcher Stelle oder an welchen Stellen dieser ineinandergreifenden Funktionskreise das geschieht, bleibt einstweilen eine offene Frage. Es ist wohl möglich, daß das verschieden ist je nach dem physikalisch-chemischen Zustand des angewandten Sepia-Präparates; etwa daß niedrige Potenzen in die hormonale, höhere dagegen in die neurale Regulierung eingreifen. Die Wirkungsrichtung würde trotzdem dieselbe bleiben, weil das neuro-hormonale System die gleichen Funktionen steuert.

Bestimmte Aussagen über den Wirkungsmechanismus von *Sepia* lassen sich aber nicht machen, solange die chemische Konstitution der wirksamen Stoffe noch nicht gesichert ist. Das Melanin von *Sepia* ist ein hohes Polymer. Die verhältnismäßig großen Teilchen befinden sich in feiner Suspension; sie sind unlöslich in Wasser und Alkohol. Es ist daher unwahrscheinlich, daß das Melanin selbst für die Wirkungen auf den menschlichen Organismus verantwortlich ist. Man muß vielmehr annehmen, daß Abbauprodukte oder Vorläufer das Melanin begleiten oder durch die Zubereitung daraus freigesetzt werden, und daß diese kleineren Moleküle die wirksamen Stoffe sind. Hinweise auf die Art dieser Verbindungen lassen sich aus der Biogenese des Melanins entnehmen. Alle Untersucher stimmen darin überein, daß Melanin durch Polymerisation einer Verbindung entsteht, die von den Aminosäuren Tyrosin und Dihydroxyphenylalanin (Dopa) abzuleiten ist und ein Oxydationsprodukt derselben gemäß den folgenden Formeln darstellt:

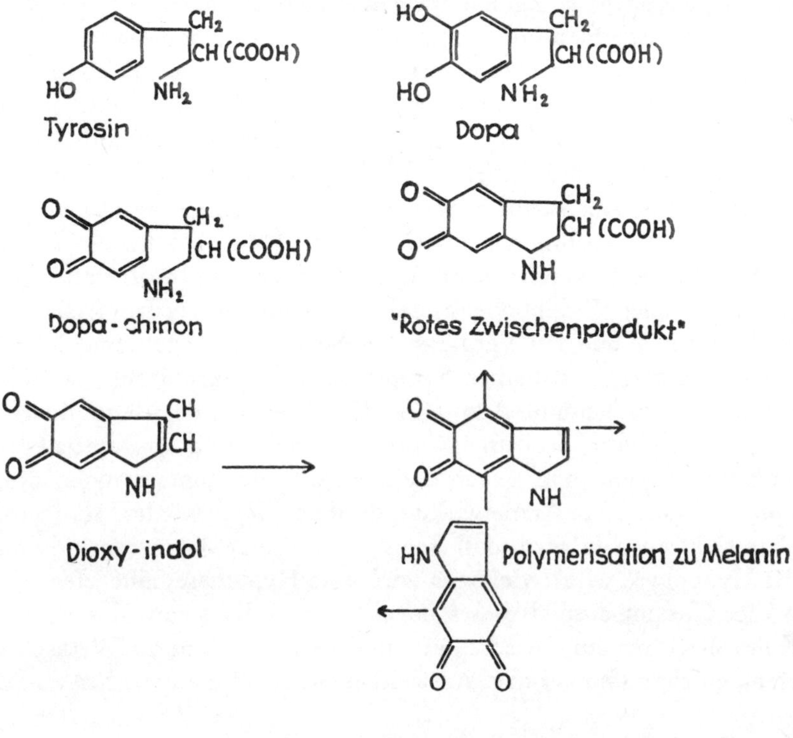

Tyrosin

Dopa

Dopa-chinon

"Rotes Zwischenprodukt"

Dioxy-indol

Polymerisation zu Melanin

Eines der oxydierenden Enzyme, die bei diesem Prozeß beteiligt sind, ist die bei Pflanzen und Tieren vielfach vorkommende Tyrosinase; sie enthält zweiwertiges Kupfer. Tyrosinase ist auch in den Wänden des Tintensacks von *Sepia* festgestellt worden. Es wird angenommen, daß bei der Bildung des Melanins noch ein oder zwei weitere Enzyme beteiligt sind.

Bei chromatographischer Analyse einer Sepiatinktur (D 1) ist es uns nur einmal gelungen, eine Verbindung nachzuweisen, welche Indol- und Phenolreaktion gab. Bestimmtere und regelmäßige Befunde liegen aber noch nicht vor. Man kann bisher noch nichts Sicheres über die aktiven Stoffe in *Sepia* aussagen und daher auch keine biochemisch begründete Hypothese über den Wirkungsmechanismus aufstellen. Inzwischen wird sich aber die allgemeinere Hypothese über die neuro-hormonale Wirkungsweise für die Ordnung der Symptome und das Verständnis des Arzneibildes als hilfreich erweisen.

Sepia ist mehrfach nachgeprüft worden; so von ROBINSON[5] an 7 Versuchspersonen, von denen nur eine die 12. Potenz, alle anderen die 30. oder infinitesimale Potenzen erhielten; von BERRIDGE[6] an 5 Personen nur mit infinitesimalen Potenzen; von einer amerikanischen Prüfergesellschaft[7] von 26 Personen, von denen 6 die 3. Verreibung, die übrigen die 30. oder infinitesimale Potenzen erhielten; und ferner von KRÜGER[8] mit der 3., 4. und 12. Potenz nur an sich selbst.

Man kann nicht sagen, daß diese Nachprüfungen irgendwelche wichtigen neuen Symptome zutage gefördert hätten; höchstens daß sie einige Angaben der HAHNEMANNschen Prüfung bestätigt haben. Weit mehr als diesen z. T. sehr fragwürdigen Nachprüfungen verdankt unser Arzneibild von *Sepia* der Auslese, die eine Erfahrung von mehr als einem Jahrhundert unter den Symptomen und Modalitäten getroffen hat. Ein brauchbares Bild von *Sepia* als Arzneistoff hat sich herausgebildet, lange bevor von Hormonen etwas bekannt war, aber mit Hilfe der neueren Kenntnisse können wir es besser verstehen.

Die Erfahrung hat gezeigt, daß *Sepia* vorwiegend ein Frauenmittel ist, daß unter seinen Organwirkungen die auf die weiblichen Geschlechtsfunktionen an erster Stelle stehen. In dieser Richtung sind seine Symptome und Modalitäten so gut gekennzeichnet, daß es bei gynäkologischen Leiden wohl das homöopathisch am häufigsten angezeigte und gebrauchte Mittel ist. Viele Symptome deuten auf eine Insuffizienz der Ovarien und einen relativen Mangel an Oestrogenen hin. Unter diesen Umständen machen sich die Androgene, die bei der Frau von der Nebennierenrinde geliefert werden, stärker geltend. So lassen sich die Zeichen einer leichten Maskulinisierung bei Frauen vom Sepia-Typus verstehen. Das Symptomenbild kann aber nicht aus dem Mißverhältnis der Geschlechtshormone allein erklärt werden. Diese Steroide stehen in funktionellem Zusammenhang einmal mit den übrigen

Steroiden der Nebennierenrinde und dann mit den Proteohormonen der Hypophyse. Nicht nur die gonadotropen und corticotropen Hormone des Vorderlappens, sondern auch das Intermedin (Melanocyten-stimulierendes Hormon) des intermediären Teils der Hypophyse müssen in die Betrachtung einbezogen werden.

Die Allgemeinsymptome von *Sepia* ähneln, wie gesagt, auffallend denen eines leichten Addisonismus: Mangel an Energie und Ausdauer, schwache Zirkulation mit ungleichmäßiger Blutverteilung, Neigung zu niedriger Körpertemperatur mit Empfindlichkeit gegen Kälte, Abnahme des Geschlechtstriebes und unregelmäßige, meist verzögerte Periode und, nicht zu vergessen, die psychischen Zeichen mangelnder Anpassungsfähigkeit an die Anforderungen des Lebens, Teilnahmslosigkeit, Gleichgültigkeit und seelische Depression mit Reizbarkeit. Dazu kommen die schon erwähnten örtlichen Pigmentanhäufungen, die wahrscheinlich auf vermehrte Intermedin-Ausschüttung zurückzuführen sind. Bei den leichten Störungen des Hormongleichgewichts, wie sie hier für *Sepia* angenommen werden, wird man solche meßbaren Abweichungen von Normalwerten wie bei Addisonscher Krankheit nicht erwarten, wie z. B. Verminderung des Blutvolumens, Erniedrigung des Blutdruckes, verminderten Natrium-Gehalt des Blutes; es ist danach auch bisher gar nicht gefahndet worden. Aber in ihrer Gesamtheit sprechen die aufgeführten Anzeichen ohnedies deutlich für eine Unterfunktion der Nebennierenrinden.

Angaben über Schwäche, Erschöpfung, Energielosigkeit, Müdigkeit, Neigung zu Ohnmacht, Anfälle von plötzlicher Kraftlosigkeit besonders mit Müdigkeit in den Beinen sind zahlreich in den Prüfungen von *Sepia.* An und für sich wird man derartige Erscheinungen freilich nicht als kennzeichnend für *Sepia* ansehen, aber zusammen mit den Zeichen eines schwachen, unausgeglichenen Kreislaufs, einer Hypotonie der Sexual- und Verdaungsorgane und vor allem dem psychischen Syndrom runden sie das Bild ab. Das körperliche und psychische Versagen gegenüber den gewöhnlichen Anforderungen wird in vielen Einzelzügen geschildert, die nicht ausdrücklich in den Prüfungen berichtet sind, aber nach Beobachtungen an Kranken den Sepia-Typus kennzeichnen. Die Abneigung gegen jede anstrengende Tätigkeit, selbst die gewöhnliche Beschäftigung, wie z. B. die Erfüllung der Haushaltspflichten, ist ganz im Rahmen des allgemeinen Versagens; merkwürdig ist aber die Ausnahme von dieser Regel, daß lebhafte Bewegungen, wie Tanzen, vorübergehend das Allgemeinbefinden bessern, anscheinend durch Anregung des Blutumlaufs. Der Sepia-Typus ist frostig, empfindlich gegen Kälte und besser von örtlicher Wärmeanwendung; andererseits sind aber Hitzewallungen zu einzelnen Körperteilen, allgemeine oder lokalisierte Schweißausbrüche nicht weniger charakteristisch für die Unausgeglichenheit in der Temperatur- und Kreislaufregulierung. In der HAHNEMANNschen Prüfung heißt es z. B.: „Anfälle von fliegender Hitze, wie mit heißem Wasser übergossen, mit Röte im Gesichte, Schweiß am ganzen Körper und Ängstlichkeit, ohne Durst, doch mit Trockenheit im Halse." Das Syndrom ist im Klimakterium und auch sonst bei darniederliegender Oestrogenbildung geläufig, oft ist es mit Herzklopfen, Angst- und Ohnmachtsgefühlen verbunden. Bei diesen Krisen hat sich *Sepia* vor allen anderen Mitteln immer wieder bewährt. Ungleichmäßige Blutverteilung kommt in der Prüfung zum Ausdruck in einer Angabe wie: „Bei eiskalten Händen warme Füße und umgekehrt; oft aber auch Eiskälte beider zugleich." Meist wird nur der erste Teil, kalte Hände, warme Füße, oder kalte Füße, warme Hände, als kennzeichnend für *Sepia* hingestellt, aber in der Erfahrung hat sich dieser Hinweis nicht als besonders wertvoll erwiesen. Von den allgemeinen wie den partiellen Schweißen wird gesagt, daß sie übelriechend oder sauer seien, aber das geht weder aus den Prüfungen deutlich genug hervor, noch hat es sich als Hinweis bei der Anwendung bewährt. Angaben in der Prüfung, daß Schwitzen schon durch die leichteste Anstrengung hervorgerufen wird, fügen sich wohl in das sonstige Bild ein, haben aber keine selbständige Bedeutung als Indikation für *Sepia*.

Bei den Hitzewallungen und den sie begleitenden oder ihnen folgenden kongestiven Kopfschmerzen erweist sich „besser in frischer Luft" als eine wertvolle Modalität. Kopfschmerzen der verschiedensten Art und Lokalisation sind in den Prüfungen aufgeführt und in der einen oder anderen Form fehlen sie fast nie unter den Klagen von Sepia-Patienten. Sie können auch einseitig sein nach Art von Migräne. Eine Bevorzugung einer Seite, wie sie von manchen Autoren behauptet wird, findet weder in den Prüfungen noch in der Erfahrung eine genügende Stütze.

Das psychische Verhalten steht bei *Sepia* durchweg unter einem negativen Vorzeichen. Depression ist von den Prüfern in mancherlei Weise berichtet: „Große Traurigkeit und öftere Anfälle von Weinen, was sie kaum unterdrücken konnte. Sehr traurig, mit ungewöhnlicher Mattigkeit. Traurig und betrübt, am meisten beim Gehen im Freien. Schwermütig, besonders früh." Eine Sepia-Patientin mag ihre Beschwerden unter Weinen hervorbringen; aber dieses „zu Tränen geneigt" ist von anderer Art als bei Pulsatilla-Patientinnen. Bei *Sepia* wird die Niedergeschlagenheit durch gutes Zureden und Aufmunterung nicht behoben, vielmehr wird die Patientin dadurch gereizt. Sie ist „reizbar weinerlich", sie widerstrebt jeder äußeren Einmengung und wird dadurch gereizt. „Menschenscheu, sie wünscht, allein zu sein und zu liegen, mit geschlossenen Augen. Ärgerliche Empfindlichkeit, große Neigung sich zu ärgern, sehr ärgerlich und heftig, sehr leicht gekränkt. Erregt und ärgerlich über jede Kleinigkeit. Verdrießlich und verdrossen zu allen Geschäften. Nerven gegen jedes Geräusch sehr empfindlich." Das Bild der reizbaren Depression ist sehr ähnlich dem für *Natrium muriaticum* beschriebenen. In der Tat ist es oft nicht leicht, auf Grund der Gemütssymptome zwischen *Sepia* und *Natrium mur.* zu unterscheiden; aber deswegen dürfen die beiden Mittel doch nicht als „komplementär" bezeichnet werden; denn sie ergänzen einander nicht. Bei der Erörterung des Arzneibildes von *Natrium mur.* an einer anderen Stelle[9] habe ich auf die Ähnlichkeit der Symptome von „reizbarer Depression" mit denen bei Addisonismus hingewiesen und als Hypothese für die Wirkungsweise von *Natrium mur.* den Weg über die Nebennierenrinden vorgeschlagen. Dieselben Erwägungen gelten für das Arzneibild von *Sepia.* Die Sepia-Patientin ist den gewöhnlichen Anforderungen des Lebens nicht gewachsen, sie reagiert mit gereiztem Widerspruch, Ärger und neurotischen Ausbrüchen, sie erscheint launisch: „Höchst empfindlich bei geringem Anlasse; ein Anfall von verzweifelt wütigen Gebärden mit Schluchzen; sie wirft sich aufs Bett und bleibt, ohne zu essen, den ganzen Tag liegen (gleich vor der Regel). Unwillkürliches Lachen und Weinen, abwechselnd, ohne entsprechende Gemütsstimmung." Andererseits kann aber auch Gleichgültigkeit im Verhalten vorherrschen: „Sehr gleichgültig gegen alles, teilnahmslos und apathisch; große Gleichgültigkeit gegen alles, kein rechtes Lebensgefühl." Gleichgültigkeit und selbst Abneigung gegen die eigene Familie, Mann, Kinder sowie Freunde, ist ein sehr bezeichnender Zug im Sepia-Bild, obwohl dies nicht ausdrücklich in den Prüfungen vermerkt ist. Meist erscheint die negative psychische Einstellung mit dem Geschlechtsleben, Frigidität oder Ablehnung, verbunden, ohne daß aber die Gründe bewußt wären; die Symptome sind für die Patientin (denn meist handelt es sich um Frauen) sowie für ihre Umgebung „ohne Grund". „Sie hätte vor Unmut über alles weinen mögen, ohne Ursache." In den Prüfungen sind auch manche Angaben über Ängstlichkeit, Mutlosigkeit, Verdrießlichkeit, Unzufriedenheit und innere Unruhe zu finden; sie illustrieren die scheinbar unmotivierte Gemütsverstimmung wohl, aber nicht in einer bestimmten, gerade für *Sepia* kennzeichnenden Weise.

Mangel an Energie und Ausdauer, Insichgekehrtheit und Depression mit Gereiztheit zeigen, daß die Sepia-Patientin den an sie gestellten Anforderungen nicht gewachsen ist. Es kann dahingestellt bleiben, ob eine zu große

Belastung oder die hormonale Labilität in erster Linie für das Versagen verantwortlich zu machen ist; denn diese Faktoren verstärken einander in einem Circulus vitiosus.

Der Sepia-Typus ist oft schon in der äußeren Erscheinung deutlich erkennbar. Der Gesichtsausdruck, die gesenkten, schweren Augenlider zeigen die Müdigkeit, Belastung und Überanstrengung an, die aus dem ganzen Verhalten hervorgehen. Wenn dazu noch die Haut und ihre Anhangsgebilde Zeichen eines gestörten Gleichgewichts in dem schon bezeichneten hormonalen Teilsystem darbieten, so drängt sich *Sepia* als das passende Mittel auf, bevor noch die Patientin ihre Klagen vorgebracht hat. Die gelb-braunen Pigmentflecke wird man natürlich nicht immer finden, aber wenn sie vorhanden sind, ist das ein sehr wertvoller Hinweis. Aber auch andere Erscheinungen an der Haut, der Behaarung und der Talgdrüsenfunktion geben gute Anhaltspunkte. Es ist wohlbekannt, daß das Hautorgan dem Einfluß der Hormone, insbesondere dem Verhältnis von Androgenen zu Oestrogenen, unterstellt ist. Ein Überwiegen der männlichen über die weiblichen Hormone, wie wir es bei *Sepia* annehmen, macht sich auch an der Haut geltend; Verhornung, Wachstum und Verteilung der Haare und Absonderung der Talgdrüsen werden davon betroffen. Der unverkennbare Einfluß des Geschlechts auf das Hautorgan läßt sich heute endokrinologisch etwa so formulieren: Androgene fördern die Verhornung des Stratum corneum und der Mündungen der Haarbalgdrüsen, sie regen die Tätigkeit der Talgdrüsen an. Oestrogene haben einen umgekehrten Einfluß. Ein Übergewicht an Androgenen begünstigt die Entstehung des seborrhoischen Syndroms, Haarausfall, Akne und andere seborrhoische Hautausschläge. Fernerhin fördern Androgene das Wachstum von Borstenhaaren im Gesicht (Bart), an Rumpf und Gliedmaßen. Ein Übermaß von Androgenen wirkt sich bei Frauen in mehr oder minder deutlichen Zeichen von maskulinem Typus aus, insbesondere durch stärkere Körperbehaarung (Polytrichosis, Hirsutismus) und eine derbere Haut von gelblichem Kolorit. Diese Tendenz macht sich vornehmlich in und nach der Menopause bemerkbar, gelegentlich aber auch bei Mädchen nach der Pubertät, oder wenn sonst eine Ebbe der Oestrogene eintritt. Es ist eine der Anomalien, die während der Schwangerschaft sich bessern oder verschwinden, gewöhnlich vom dritten Monat an, wenn die Oestrogene im Blut ansteigen.

Hinweise auf Seborrhoe sind in HAHNEMANNS Prüfung zahlreich: an der Kopfhaut „starkes Ausfallen der Haare", Schorfe und Schuppen, an der Stirn „Blütchen" und Knötchen. Leider geht aus dem Bericht nicht hervor, ob diese Beobachtungen an Männern oder, was bedeutsamer wäre, an Frauen gemacht worden sind. Auch an der Haut des übrigen Körpers sind juckende, nach Kratzen brennende

Ausschläge in Form von roter Rauheit, Knötchen, Pusteln, Bläschen und Schorfen beschrieben; „viele schwarze Schweißlöcher im Gesicht“ deuten offenbar auf Comedonenbildung hin. Das Bild der fleckweisen Entzündung entspricht etwa dem, was die heutige Dermatologie als Pityriasis simplex bezeichnet. Diese wird zwar wahrscheinlich durch Sporen (Pityrosporon) verursacht, aber erst dann, wenn der Boden dafür durch Übergewicht von Androgenen vorbereitet ist. Aus dieser einfachen Pityriasis kann sich dann die sog. Pityriasis steatoides entwickeln, wenn die Talgdrüsen stärker in den entzündlichen Prozeß einbezogen werden; es kommt zu Akne mit oder ohne Comedonen und um die Follikel zur seborrhoischen Dermatitis, die in mannigfaltigen Formen erscheinen kann. Die Erfahrung hat gelehrt, daß sich *Sepia* besonders nützlich erweist, wenn die seborrhoische Dermatitis ringförmige Figuren macht. (Das trifft aber nicht auf Herpes tonsurans, Sycosis barbae, zu.) Bewährt hat sich *Sepia* auch bei der Akne junger Mädchen, die Menstruationsstörungen haben.

Bei der Beschreibung des Frauentypus, wie er im Sepia-Bild erscheint, sind die maskulinen Züge sogar bis in den Habitus verfolgt worden. Selbstverständlich sind so weitgehende und dauerhafte Kennzeichen keine Wirkungen von *Sepia* und keine Prüfungsergebnisse. Soweit Beobachtungen zugrundeliegen, können sie nur an Frauen gemacht sein, die sich als besonders empfindlich für *Sepia* erwiesen haben. Es soll damit nur ein Typus veranschaulicht werden, der von vornherein die Aufmerksamkeit auf *Sepia* lenkt, der aber keineswegs in allen Sepia-Fällen ausgeprägt ist. Es handelt sich da um große, schlanke, dunkelhaarige, eckig gebaute Frauen, mit schmalen Hüften, bei denen die derbe, grau-gelbliche Haut und die Behaarung an der Oberlippe und sonst im Gesicht, an Rumpf und Gliedern den Eindruck einer gewissen Vermännlichung verstärkt.

In vielen Zeichen und Symptomen kommt bei *Sepia* die Hypotonie zum Ausdruck. Wie sie sich an der willkürlichen Muskulatur auswirkt, wurde schon bei den Allgemeinerscheinungen besprochen. Noch deutlicher prägt sich die Hypotonie der glatten Muskulatur an den Gefäßen und Organen aus, namentlich an den weiblichen Beckenorganen. Venöse Kongestion und Schlaffheit der Organmuskulatur verstärken einander in einem Circulus vitiosus. Eine Kombination von venöser Stauung, Senkung und Verlagerung der Beckenorgane ist eine der häufigsten und besten Indikationen für *Sepia.* In dem Prüfungsbericht heißt es: „Atem beengendes Pressen in der Gebärmutter, nach unten zu, als sollte alles herausfallen, unter Leibschneiden; sie muß, um das Vortreten der Scheide zu hindern, die Schenkel übereinanderlegen; doch trat nichts hervor, sondern es ging nur mehr gallertartiger Weißfluß ab.“ Das Gefühl des Herabdrückens im Unterleib kommt zwar auch bei mehreren anderen Arzneimitteln vor, und z. B. für *Murex* ist auch angegeben, daß es zum Übereinanderschlagen der Beine nötigt. Bei Senkungen und Verlagerungen der Beckenorgane kann sich aber keines dieser Mittel mit *Sepia* messen, zumal wenn Zeichen von venöser Stauung vorhanden sind. Auch bei ausgesprochenem Scheiden- und Uterusvorfall, sowie bei Mastdarmvorfall hat sich *Sepia* bewährt. In der Mehrzahl dieser Fälle besteht auch A u s f l u ß ; er kann von verschiedener Beschaffenheit sein: g e l b o d e r g e l b - g r ü n , j u c k e n d o d e r b e i ß e n d u n d m a n c h m a l w u n d m a c h e n d , m e i s t ü b e l r i e c h e n d ; aber auch schleimiger, milchiger oder leicht blutiger Ausfluß kommt vor. Bei der Untersuchung findet man häufig einen äußerst berührungsempfindlichen, erodierten Muttermund. Die Schmerzhaftigkeit verstärkt dann die Abneigung gegen Geschlechtsverkehr bei der ohnehin zu Frigidität neigenden Sepia-Patientin. Anomalien der Menstruation finden sich fast immer. Meist ist die R e g e l s c h w a c h u n d v e r s p ä t e t ; aber in der Prüfung sind auch verfrühte, schwache Menses und einmal eine schwache Zwischenblutung vermerkt. Bei 3 Prüferinnen erschien die mehrere Monate ausgebliebene Regel wieder; das ist wohl in kurativem Sinne zu deuten. Zahlreich und mannigfaltig sind die B e s c h w e r d e n v o r u n d b e i d e r R e g e l , ohne daß eine bestimmte Art von Dysmenorrhoe als kennzeichnend herausgestellt werden könnte. Im allgemeinen sind a l l e B e s c h w e r d e n s c h l i m m e r v o r d e r R e g e l. *Sepia* wird auch empfohlen, wenn die Regel nach dem Abstillen ausbleibt. Für die oft wiederholte Angabe „Fehlgeburt im fünften Monat“ bieten die Prüfungen begreiflicherweise keinen Anhalt. Eine Tendenz zu Abort mag immerhin durch Uterusatonie begründet erscheinen, aber davon, daß habitueller Abort im fünften Monat jemals durch *Sepia* verhütet worden sei, ist nichts bekannt geworden.

Mangelhafter Muskeltonus und verlangsamte Zirkulation kommen auch in Symptomen vom Mastdarm und der Blase zum Ausdruck. In den Prüfungen sind Spannen, Klemmen, Stechen und ein Gefühl wie von einem Pflock, sowie Zusammenziehschmerz im Mastdarm erwähnt, der sich über den Damm in die Scheide erstreckt. Nach Beobachtungen an Patienten wird ein Gefühl „w i e v o n e i n e r K u g e l i m M a s t d a r m o d e r i n d e r S c h e i d e“ und ein vom Mastdarm oder der Scheide aufwärtsschießender Schmerz als charakteristisch angegeben. Hämorrhoiden sind häufig bei Sepia-Patienten, aber die Erscheinungen, wie Jucken, Nässen, Wundheitsschmerz, Bluten, sind die gewöhnlichen und geben keine speziellen Anzeigen für *Sepia;* man ist daher auf andere gleichzeitig vorhandene Symptome als Hinweise angewiesen. Bei M a s t d a r m v o r f a l l können sich aber nur wenige Mittel mit *Sepia* messen. Die Hypotonie der Mastdarmmuskulatur kommt auch zum Ausdruck in „S t u h l , o b w o h l n i c h t h a r t , w i r d d o c h n u r s p ä r -

lich und mit starkem Pressen ausgeleert." Der Angabe, daß der Stuhl hart, knotig und mit Schleim bedeckt sei, kommt nur geringe Bedeutung zu; sie ist für andere Mittel bezeichnender als für *Sepia*. Ein „steter Drang zum Harnen" ist schon in der Prüfung mit schmerzhaftem Drängen im Becken in Verbindung genannt, also wohl mechanisch und nicht durch Entzündungsreiz bedingt.

Auf Hypotonie der glatten Muskulatur und Neigung zu Ptosis deuten auch Symptome hin, die auf den Magen und die oberen Darmabschnitte bezogen zu werden pflegen. In den Prüfungen ist mehrfach ein Gefühl von Leerheit und Hinfälligkeit in der Magengegend und im Abdomen angegeben; die Patienten schildern es öfters als Erschlaffung oder Sinken; dabei besteht ein Verlangen zu essen, aber das Ödigkeitsgefühl wird durch Essen nicht besser. Es kann sowohl Appetitverlust wie übermäßiger Appetit und Hunger vorhanden sein. Alle Arten von Verdauungsstörung können sich hinzugesellen, ein Syndrom, wie es ganz ähnlich auch bei Addisonismus vorkommt. Eine Abneigung gegen Fleisch ist von den Prüfern betont, Abneigung besonders gegen Schweinefleisch und Fett wird auf Grund von Beobachtungen an Patienten angegeben; Abneigung gegen Fett ist auch ein gewöhnliches Symptom bei Addisonismus. In den Prüfungen ist Verlangen nach Essig und Wein vermerkt. Die Frage, ob diesen Ab- und Zuneigungen eine praktische Bedeutung bei der Wahl von *Sepia* zukommt, kann aber aus der Erfahrung noch nicht beantwortet werden. Die Angabe in der Prüfung „Durchfall nach dem Genuß von abgekochter Milch" ist als Indikation für *Sepia* bei Kindern genommen worden, aber eine Bestätigung durch Krankengeschichten ist in der Literatur nicht zu finden. Mehr Beachtung hat *Sepia* als eines der Mittel bei Hyperemesis gravidarum gefunden. Es lassen sich dafür aus der Prüfung auch eine Reihe von Angaben über Frühmorgens-Übelkeit und Erbrechen anführen, ferner das launische Verhalten des Appetits, Verlangen nach Saurem und Abneigung gegen Fleisch und Fett. Das Symptom „Schon der Gedanke an Essen machte ihm Übelkeit" stammt übrigens von einem männlichen Prüfer. Ein Einfluß von Sepia auf die hormonale Umstellung in der Schwangerschaft ist im Einklang mit dem Arzneibild, wie es sich uns darstellt.

Rücken- und Kreuzschmerzen nehmen einen großen Raum in den Prüfungssymptomen ein. Klagen über Schmerz und Schwäche im Kreuz finden sich in der Tat in der Mehrzahl der Sepia-Fälle und werden gewöhnlich mit den Beschwerden von den Beckenorganen in Verbindung gebracht. Als eine wertvolle Modalität hat sich erwiesen, daß der Schmerz durch Gegendruck, etwa durch ein Kissen im Kreuz beim Sitzen oder Liegen, gemildert wird. In der Prüfung heißt es an einer

Stelle: „Andrücken des Rückens an einen harten Gegenstand mildert den Schmerz." Am häufigsten wird der Schmerz geschildert „als ob das Kreuz brechen wollte." In der Prüfung heißt es nur einmal: „Im unteren Teile des Rückgrats von Gehen so ermüdet, wie zerbrochen." Eine Verschlimmerung im Sitzen und Besserung beim Gehen ist weder durch die Prüfungen noch durch die Erfahrung hinreichend gestützt. Unter der Unmasse von Prüfungssymptomen sind viele, die man als „rheumatisch-arthritisch" auffassen kann. Da aber durchgehende, kennzeichnende Modalitäten fehlen, so haben diese allgemeinen Angaben keine praktische Bedeutung. In eigener Erfahrung hat sich eine bei Frauen im Klimakterium gar nicht seltene, teigige Schwellung der Kniegelenke als gute Indikation für *Sepia* erwiesen; Veränderungen am Gelenk sind dabei nicht nachweisbar, es handelt sich anscheinend um Gewebsstauung und Kapselschwellung. Die Hauptklage besteht in Schmerz, namentlich beim Treppabgehen. In der Prüfung findet sich in dieser Richtung nur „Spannen in den Flechsen über dem Knie, beim Treppensteigen", sowie „schmerzhafte Kniegeschwulst, mit Strammen im Knie, in Ruhe und Bewegung."

Reichliche Niederschläge von Uraten im Urin lagen offenbar den Angaben einiger Prüfer zugrunde, wie „trüber Harn mit rotsandigem Satze; trüber, lehmiger Harn, mit rötlichem Ansatz im Geschirr." Das war wohl ein Grund, weshalb *Sepia* eine „rheumatisch-gichtische" Tendenz zugeschrieben wurde. Aber selbst wenn sich die vermehrte Uratausscheidung verallgemeinern lassen sollte, so ist nach den heutigen Kenntnissen vom Harnsäurestoffwechsel die genannte Folgerung doch nicht gerechtfertigt. Ein so sehr von der Nahrung abhängiger Befund ist ohnehin für die Wahl von *Sepia* von keiner praktischen Bedeutung. Wenn er sich aber als eine Wirkung von *Sepia* bestätigen sollte — wozu die bisherigen Beobachtungen nicht ausreichen —, so könnte das mit der angenommenen Wirkungsweise über das erwähnte Hormonteilsystem gut in Einklang gebracht werden. Man weiß, daß das adrenocorticotrope Hormon (ACTH) die Ausscheidung von Harnsäure vermehrt. Die für *Sepia* angenommene Änderung der Hormonlage bringt eine verstärkte Tätigkeit gerade von ACTH mit sich. Die Absonderung von ACTH wird angeregt, wenn die Gluco- und Mineralocorticosteroide vermindert sind, wie es bei dem Addisonismus-artigen Syndrom der Fall ist. Zwischen ACTH und Androgenen besteht eine solche wechselseitige Abhängigkeit aber nicht: ACTH regt zwar die Absonderung von Androgenen in der Nebennierenrinde an, aber ein Anstieg von Androgenen im Blut hemmt die Absonderung von ACTH nicht. Ein Übergewicht von Androgenen über die anderen Hormone der Nebennierenrinde würde demnach mit einer stärkeren Abgabe von ACTH aus dem Hypophysenvorderlappen einhergehen.

In den Prüfungen von *Sepia* ist eine fast unübersehbare Menge von zumeist subjektiven Symptomen aneinandergereiht; jedes Organ oder Organsystem scheint in Mitleidenschaft gezogen zu sein. Ohne vorherige Sichtung und Ordnung dieses Rohmaterials würde die Wahl des Mittels in einem konkreten Fall ein nahezu aussichtsloses Unterfangen sein. Es liegt nun nahe, bei der Ordnung der Symptome nach denselben Gesichtspunkten vorzugehen, die jeder Arzt auf Grund seiner Ausbildung fast automatisch anwendet, wenn er den Symptomen des Kranken gegenübersteht, nämlich sie auf ein bestimmtes Organ oder Organsystem zu beziehen und unter einer Krankheitsdiagnose zu begreifen. Das diagnostische Bemühen geht dahin, von Störungen des Befindens ausgehend zu abnormen Befunden an Zellen, Geweben oder Organen zu gelangen. Bei manchen Krankheitstypen kann indes eine pathologisch-anatomische Basis nicht gefunden werden, in anderen gibt die Organdiagnose ein unzureichendes, wenn nicht falsches Bild. Der Nachweis biochemischer Abweichungen führt da näher an das den Gesamtorganismus betreffende Geschehen heran. Bei der Darstellung eines Arzneibildes aus den Symptomen befindet man sich grundsätzlich in der gleichen Lage. Bei einem Arzneimittel wie *Sepia* geht eine Ordnung und Einteilung nach Organen oder Organsystemen am Wesentlichen vorbei. Hier sind Anomalien in der Reaktionsweise der ganzen Person im Vordergrunde des Bildes, und sie ordnen sich und werden verständlich, wenn sie auf Störungen im Zusammenspiel von Hormonen zurückgeführt werden. Diagnosen, wie chronische Cystitis oder Parametritis infolge von Gonorrhoe, als Indikationen für *Sepia* anzuführen, erscheint unnütz. Entzündliche Zustände als solche gehören nicht in das Wirkungsbild von *Sepia.* Wie schon für die seborrhoische Dermatitis erörtert wurde, kann nur ein Einfluß auf den zu Entzündung disponierenden Gewebszustand angenommen werden. Wenig Vertrauen wird man der Empfehlung von *Sepia* bei Prostatitis entgegenbringen dürfen. Für Prostatahypertrophie können zwar die dafür typischen Beschwerden beim Harnlassen, die von einem Prüfer beobachtet sind, ins Feld geführt werden, aber zuverlässige Erfolgsberichte sind in der Literatur nicht zu finden. Ähnlich verhält es sich mit der Angabe „Bettnässen im ersten Schlaf". Die einmalige Beobachtung in der HAHNEMANNschen Prüfung „Nachts träumt ihm, er harne in das Nachtgeschirr, währenddessen er den Harn ins Bett gehen ließ" kann kaum als hinreichende Stütze für diese Indikation betrachtet werden. Bei diesem Leiden, das so vielen variablen Einflüssen unterliegt, haben angebliche Erfolge in einzelnen Fällen wenig Beweiskraft. Katarrhalische Symptome von den Augenbindehäuten und den oberen Luftwegen finden sich zwar reichlich in den Prüfungen, aber ohne charakteristische Merkmale. Nur der Husten ist näher beschrieben als trokken, kurz, von Kitzel im Hals, schlimmer abends und nach dem Niederlegen, vereinzelt auch als krampfhaft und keuchend. Von einigen Autoren ist daraus eine Indikation für Keuchhusten hergeleitet worden, aber wiederum spricht keine Erfahrung dafür, daß das berechtigt ist.

Die Arzneiwirkungen von *Sepia* lassen sich nur in Beziehung auf den psycho-somatischen Funktionszusammenhang des ganzen Organismus verstehen. Eine Aufteilung nach Organsystemen ist unangemessen, die wesentlichen, konstitutionellen Züge des Bildes gehen dabei verloren.

Eine einheitliche Modalität in bezug auf die Tageszeit geht weder aus den Prüfungen, noch aus der Erfahrung an Kranken hervor. Verschlimmerung von Beschwerden wird sowohl morgens und vormittags, wie gegen Abend und nachts angegeben.

Skizze:

Sepia

Succus Sepiae, der Inhalt des Tintensackes von Sepia officinalis

Mollusca: Cephalopoda

Vermutliche Wirkungsweise über das endokrine System Ovarien-Nebennierenrinde—Hypophyse:

Überwiegen der männlichen über die weiblichen Hormone; relative Insuffizienz der Nebennierenrinden.

Typus und allgemeine Kennzeichen:

Vorwiegend Frauen: Groß, schlank, dunkelhaarig, eckig gebaut, graugelbliche Gesichtsfarbe,
gelb-braune Pigmentierung in Flecken oder als Sattel über Nase und Wangen, Neigung zu Hirsutismus.

Neigung zu Seborrhoe: Haarausfall, Akne, Comedonen, ringförmige Hautausschläge (Pityriasis simplex und steatoides).

Mangel an Energie und Ausdauer: Überanstrengt, Anfälle von plötzlicher Erschöpfung, müder Gesichtsausdruck mit schweren Augenlidern; zu müde, um sich viel um Dinge zu bekümmern, die von außen herantreten.

Depression, weint leicht, in sich gekehrt, durch Einreden und Einmengung gereizt, leicht verärgert und verdrießlich, Abneigung gegen Gesellschaft; Gleichgültigkeit und Abneigung gegen die gewöhnliche Beschäftigung und selbst gegen die Familienangehörigen.

Mangelnder Geschlechtstrieb (Frigidität).

Herabgesetzter Muskeltonus: Ptosis der Bauch-, insbesondere der Beckenorgane, verbunden mit venöser Stauung.

Schwacher, ungleichmäßiger Kreislauf: Frostig und empfindlich gegen Kälte, aber aufsteigende Wallungen und Schweißausbrüche und Hitze in Händen oder Füßen (Klimakterium).

Besondere und leitende Symptome:

Herabdrängen, Gefühl, als ob die Beckenorgane herausfallen wollten, muß die Beine übereinanderschlagen, um Herausdrängen zu verhindern (Prolaps von Uterus, Scheide und Rectum).

Schmerz und Schwäche im Kreuz, als ob es brechen wollte, gemildert durch Gegendruck, Kissen im Rücken bei Sitzen und Liegen.

Periode meist schwach, alle Arten von Unregelmäßigkeit.

Ausfluß gelb oder milchig, juckend, wundmachend, übelriechend, Muttermund berührungsempfindlich (Erosion der Cervix).

Gefühl einer Kugel oder eines Pflockes in Mastdarm oder Scheide. Aufwärtsschießende Schmerzen in Mastdarm und Scheide.

Stuhl, auch wenn nicht hart, wird nur mit Anstrengung entleert (Austretende Hämorrhoiden, nässend und blutend).

Leeregefühl im Epigastrium. Hungergefühl, das durch Essen nicht gebessert wird (Ptosis).

Verlangen nach Essig, Abneigung gegen Fleisch und Fett. Der Anblick der Speise oder der Gedanke an Essen ruft Übelkeit hervor (Hyperemesis gravidarum).

Durchfall nach Milch.

Modalitäten:

Im allgemeinen schlimmer von Kälte und Zugluft, besser von warmen Anwendungen.

Hitzewallungen und kongestive Kopfschmerzen besser in frischer Luft.

Bewegung und leichte Betätigung verschlimmern die Beschwerden, aber lebhafte Bewegungen, wie Laufen und Tanzen, bessern zeitweilig.

Dosierung: Eigene Erfahrungen nur mit D 6, C 6, D 30 und C 30.

Literatur:

[1] Petroz: Etudes, 1864; zit. Cyclop. Drug Pathog., 3: 320.
[2] Hering: Am. Hom. Rev. 4: S. 406.
[3] Hahnemann: Chronische Krankheiten [1828], 3: S. 118—207.
—: Chronische Krankheiten, 2. Aufl. [1839], 5: S. 169—259.
[4] Real-Lexikon d. ges. theor. u. prakt. Homöopathie 5: S. 267 [Leipzig 1838].
[5] Robinson: Brit. J. Homoeop. 25 [1867]: 231.
[6] Berridge: N. Amer. J. Homöop. 22: 193 [1871], und N. E. Med. Gaz., 9: S. 402.
[7] Am. Inst. of Hom., Transact., S. 5 u. 177 [1875].
[8] Krüger: Bibl. hom., S. 235 [1878].
[9] Leeser: Hippocrates, Towards Synthesis in Medicine I, 4, [1948], S. 256.

Arthropoda

Von den Gliederfüßlern sind die Klassen der Insekten und der Spinnentiere durch zahlreiche Arten in der Arzneimittellehre vertreten, die ihnen systematisch vorhergehenden Klassen dagegen nur durch ganz wenige und unbedeutende Arzneistoffe.

Dem über die *Crustaceen,* Astacus fluviatilis und Homarus vulgaris, in der Einleitung Gesagten ist nichts hinzuzufügen.

Xiphosura

Limulus

Zu den Crustaceen wurde früher auch die Gattung *Limulus* gerechnet. Jetzt wird den Xiphosuren, „Pfeilschwänzen", deren einzige lebende Gattung *Limulus* bildet, aber eine Sonderstellung zuerkannt, weil sie morphologisch den Arachnoideen (Skorpionen und Spinnen) näher stehen als den Crustaceen. Mit letzteren haben sie noch die Kiemenatmung gemeinsam, die ihrer Lebensweise im Meere an sandigen Küsten entspricht. Als C. Hering [1] die „Königskrabbe" unter dem Namen *Xiphosura americana s. Limulus cyclops* in die Arzneimittellehre einzuführen versuchte, war die Sonderstellung der Xiphosuren im Übergang von den Crustaceen zu den Arachnoideen noch nicht bekannt. Ihn interessierte das blaue Blut von *Limulus,* dessen blaue Farbe er richtig auf den Gehalt an Kupfer zurückführte. Die Species, der er das Blut zur Prüfung entnahm, ist wohl identisch mit *Limulus moluccanus Latr.* Blaues Blut ist nun keine so große Seltenheit bei Wirbellosen. Kupferhaltiges Haemocyanin kommt bei vielen Mollusken und einer Reihe von Arthropoden vor; aber von *Limulus* läßt es sich besonders leicht und reichlich gewinnen. Hering vermutete, daß das organisch gebundene Kupfer noch wirksamer als das anorganische bei der Cholera sein könnte, die damals [1848] im Abendland epidemisch war. Deshalb machte er die Versuche mit der C-1- und C-2-Verreibung des getrockneten Limulus-Blutes an sich selbst und führte auch die während des Verreibens beobachteten Symptome an. Seinem Bericht sind die Mitteilungen von 4 weiteren Versuchspersonen beigefügt. Eine sehr akute Magen-Darm-Wirkung zeigte sich bei einem 17jährigen Jüngling, der mehrere Gran der 2. Verreibung nahm: „Schon nach 15 Minuten befiel ihn eine tödliche Übelkeit; er wurde so weiß und kalt wie Marmor, unter fortwährendem Erbrechen und Durchfällen; seine Gesichtszüge bekamen den Ausdruck eines Sterbenden." Auf *Veratrum* wurde er etwa nach 1 Stde. wiederhergestellt. Auch von 2 anderen Versuchspersonen sind Hitze, Brennen, Zusammenschnüren im Bauch und wäßrige Durchfälle berichtet. Aber weder diese noch die übrigen Symptome sind bestimmt und eigenartig genug, um das Blut von *Limulus* als Arzneimittel zu kennzeichnen. Es ist denn auch seither kaum jemals angewandt worden, und es ist auch nicht wahrscheinlich, daß weitere Versuche daran etwas ändern werden. Der ideen- und kenntnisreiche C. HERING hat im Falle von *Limulus* seine Erwartungen nicht erfüllt gesehen.

Oniscus

Von den Asseln (Isopoda) ist *Oniscus asellus* zu erwähnen. DIOSCORIDES berichtet über den Gebrauch von Wasserasseln, wohl *Asellus aquaticus,* in Wein bei Strangurie und Epilepsie. Die gleichen Indikationen haben sich im Volke lange erhalten, nur daß die leichter zugänglichen Landasseln, Mauer- oder Kellerasseln, verwandt wurden. Eine Wirkung auf die Harnwege ist in der Tat durch Beobachtungen von WOLFF[2] gestützt. Er nahm 3 Kellerasseln in Branntwein und beobachtete: Tenesmus der Blase und des Rectums mit Aussetzen von Stuhl und Urin; schneidendes Brennen in der Harnröhre mit äußerster körperlicher Ruhelosigkeit; beständiges Erbrechen; sehr heftige Kolik mit Meteorismus und Spannung des Abdomens. Danach könnte man eine dem Cantharidin ähnliche Reizsubstanz in den Asseln vermuten; nachgewiesen ist sie aber nicht. Da *Cantharis* in dieser Richtung sehr viel besser erprobt ist, besteht kein Grund, auf *Oniscus* zurückzugreifen. Eine dürftige Prüfung von HERING[3] hat auch keine kennzeichnenden Symptome ergeben. *Oniscus* wird denn auch kaum mehr angewandt.

Scolopendra

Verschiedene Arten der tropischen Gattung *Scolopendra,* Scol. gigantea und Scol. morsitans, aus der Klasse der Tausendfüßler (Myriapoda) [Ordnung Chilopoda] sind wegen ihrer giftigen Bisse gefürchtet, und es sind sogar akute Todesfälle bei Kindern nach vorausgehenden Krämpfen berichtet worden. Aber weder die örtlichen Entzündungserscheinungen noch so allgemeine Symptome, wie Schwindel, Übelkeit, Erbrechen und Präcordialangst, erlauben eine Unterscheidung von anderen Tierbißgiften, und eine Arzneiprüfung von *Scolopendra* liegt nicht vor. Einstweilen hat daher *Scolopendra* noch keinen Platz im homöopathischen Arzneischatz.

Hexapoda

Die Insekten oder Hexapoda sind von den übrigen Klassen der Gliederfüßler (Arthropoden) auseinanderzuhalten; auf der einen Seite von den Tausendfüßlern (Myriapoden) und auf der anderen Seite den Spinnentieren (Arachnoideen). Die überaus zahlreichen Arten der Insekten, von denen viele in großen Völkermassen vorkommen, machen eine morphologische Einteilung und natürliche Ordnung selbst für Entomologen nicht leicht. Die äußeren Merkmale, sechs Beine, Kopf, Thorax und Abdomen, sowie bei den meisten Flügel, sind jedermann wohlbekannt. Hier braucht auf die vielen Einzelheiten, durch die sich die (mindestens 10) Ordnungen der Klasse und ihre Unterordnungen unterscheiden, nicht eingegangen zu werden, da für die Arzneimittellehre in der Hauptsache Arten aus nur 3 Ordnungen in Betracht kommen: Schnabelkerfe, Rhynchota, mit der Unterordnung Homoptera (Dactylopius coccus cacti); dann Käfer, Coleoptera (Lytta vesicatoria oder Cantharis); und Hautflügler, Hymenoptera (Apis und Formica). Einige verwandte Arten von geringer arzneilicher Bedeutung werden jeweils im Anschluß an die genannten Hauptvertreter zu erwähnen sein, z. B. *Aphis* bei *Coccus cacti, Doryphora* und *Coccinella* bei *Cantharis* und *Vespa* bei *Apis.*

Zahlreiche Insekten können durch Kontakt, Stich oder Biß Entzündungen hervorrufen, aber trotz solcher „Giftigkeit“ haben die meisten keine arzneiliche Anwendung gefunden. So waren z. B. die giftigen Eigenschaften mancher Raupen von Schmetterlingen und Motten (Lepidoptera) schon den alten Römern wohlbekannt und das corpus juris sah ausdrücklich Strafen für den Mißbrauch vor, der mit ihnen, ähnlich wie mit *Cantharis,* getrieben wurde. Ein arzneilicher Gebrauch ist aber von diesen Raupen, in deren Haaren Cantharidin vermutet wird, nicht gemacht worden. Auch liegen keine Arzneiprüfungen mit ihnen vor. Dagegen sind einige Ungeziefer-Insekten, wie *Cimex, Pediculus* und *Culex,* einer Art von Prüfung gewürdigt worden, ohne aber eine praktische Bedeutung als Arzneimittel erlangt zu haben. Diese unbedeutenden Arzneimittel sollen hier vorweggenommen werden.

Blatta

Einige Arten der Familie Blattidae, Schaben (Orthoptera), haben im Volke einen Ruf bei Wassersucht. Mure[4a] hat eine dürftige Prüfung von einer brasilianischen Species *„Blatta americana“*, wahrscheinlich Kakerlac insignis, angestellt. Vielleicht verdienen daraus einige Symptome von den Harnorganen erwähnt zu werden: „Große Hitze in der Harnröhre beim Urinieren; hellgelber Urin eiweißhaltig.“ Daraus könnte man vermuten, daß *Blatta*

Cantharidin oder eine ähnliche die Harnwege reizende Substanz enthält. Andere Arten der Blattidae, wie Periplaneta orientalis, die in Bäckereien häufig vorkommende schwarzbraune Brotschabe, sind seit langem als Diuretica gebraucht worden, entweder die getrockneten und gepulverten Insekten oder ein alkoholischer Extrakt von ihnen. Es ist aber auch Reizung der Nieren bei diesem Gebrauch beobachtet worden. Jedenfalls scheint *Blatta* C. HERING recht zu geben, wenn er intuitiv verallgemeinernd einmal sagt: „Alle Kerfe wirken auf die Niere." Die Blattiden sondern aus Drüsen am Hinterleib ein übelriechendes Sekret ab. Es ist aber nicht sicher, ob dieses die wirksamen Stoffe enthält. MATTHIOLUS [5a] sagt: „Die Arzneikräfte der Schaben, über die PLINIUS so viel zu schreiben wußte, wollen wir lieber mit Schweigen übergehen, weil wir meinen, daß Krankheiten mit angenehmeren und saubereren Mitteln geheilt werden können als so übelriechenden und abscheulichen Tieren." Was uns von dem Gebrauch von *Blatta* bei hydropischen Zuständen abhält, ist wohl eher der Mangel an Kenntnissen über die Wirkungen und die wirksamen Bestandteile dieser Insekten. Eine indische Art, Blatta orientalis, hat einen Ruf als Asthmamittel. In MURES Prüfung könnte eine Andeutung in dieser Richtung gefunden werden, falls einige anscheinend allergische Symptome zuverlässig sind, nämlich „akuter Schmerz in der Brust mit Atemmangel; Augentränen; Kribbeln wie von Ameisen in den Zehen; Schaudern."

Cimex

Der arzneiliche Gebrauch der Bettwanze, *Cimex lectularius* oder Acanthia lectularia (Hemiptera), hat eine alte, wenn auch nicht ehrwürdige Tradition. DIOSCORIDES erzählt, daß sieben Wanzen, vor Einsetzen des Fieberanfalls gegessen, bei Quartana hilfreich seien und daß verriebene Bettwanzen, in die Harnröhre gebracht, Harnspasmen lindern. MATTHIOLUS [5b] hielt mehr von der Methode späterer Autoren, durch Einbringen von lebenden Wanzen in die Harnröhre den Harnfluß in Gang zu bringen! Sollte der Gedanke, Bettwanzen für recurrierende Fieber zu gebrauchen, vielleicht durch die Beobachtung eingegeben worden sein, daß Wanzenstiche gelegentlich Recurrens verursachen? Die Alten konnten ja nicht wissen, daß Wanzen als Überträger von Mikroorganismen fungieren können. Wie dem auch sei, jedenfalls hat sich die Empfehlung von Wanzen bei Quartana durch Jahrhunderte gehalten. HAHNEMANN [6a] sagt in seinem Apothekerlexikon: „Dieses nur allzu bekannte heftig stinkende Insekt ist in älteren Zeiten als ein (ekelhaftes) harntreibendes Mittel, auch wohl (unvernünftigerweise) zur Abtreibung der Nachgeburt und gegen viertägige Fieber gebraucht worden. Mit dem Gestanke der zerquetschten Wanzen hat man zuweilen hysterische Ohnmächtige wieder zu sich gebracht.“ Demnach hat auch der ekelhafte Geruch, der von den ventral am Metathorax der Wanzen befindlichen Stinkdrüsen ausgeht, zu einigen wunderlichen Anwendungen geleitet.

Cimex ist von WAHLE[7] einer kurzen Prüfung unterzogen worden, u. zw. bei 3 Prüfern (davon 2 weiblichen) mit der 2. und 3. Verreibung. (Eine andere Prüfung von BERRIDGE[8] mit der 200. Dilution ist völlig belanglos). Auch WAHLES Prüfung hat nur wenige Symptome gezeitigt und diese sind unsicher und unbedeutend. Sie sind aber von manchen Autoren umgedeutet und kritiklos überwertet worden. Wenn es z. B. in der Prüfung von einer 44jährigen, angeblich postklimakterischen Frau heißt: „Frostigkeit über den ganzen Körper, gefolgt von ansteigenden Hitzewallungen, mit dem Gefühl, als wollte Schweiß ausbrechen; Müdigkeit mit Neigung sich öfters zu strecken, häufiges Gähnen“, so hat man daraus Hinweise auf die entsprechenden Fieberphasen entnehmen wollen; und nicht genug damit, hat man noch Modalitäten hinzugefügt, für die in der Prüfung gar kein Anhalt gegeben ist, wie das Fehlen oder Vorhandensein von Durst in den verschiedenen Fieberstadien. Die einmalige Angabe des männlichen Prüfers „Jeder Versuch, die Arme oder Beine zu strecken, verursacht spannende Schmerzen in diesen Teilen“ ist in „Schmerzen in allen Gelenken, als ob die Sehnen zu kurz seien“ umgewandelt worden. Die paar Berichte von sog. Kuren mit Hochpotenzen von *Cimex* sind so, daß man sie nicht ernst nehmen kann. Kurz, die bisherigen Versuche, *Cimex* auch nur einen bescheidenen Platz im Arzneischatz zu geben, können als gescheitert angesehen werden.

Pediculus

Die Kopflaus, *Pediculus capitis,* spielt in der Arzneimittellehre eine noch unrühmlichere Rolle. Ihrer Anwendung fehlt, soweit ersichtlich, auch noch jeglicher geschichtliche Hintergrund. Es ist nicht bekannt, was MURE[4b] veranlaßte, eine Prüfung von *Pediculus* zu machen und ein Register von einigen 250 Symptomen zu veröffentlichen. Sie stammen von 5 Prüfern, 3 männlichen und 2 weiblichen. Über das Präparat und die Potenz ist nichts gesagt. Ungefähr 60 der Symptome beziehen sich auf Jucken und Pickel der Haut. Keines der Symptome ist seither durch den Gebrauch bestätigt worden.

Culex

Ein ebenso trauriges Kapitel in der homöopathischen Literatur ist *Culex.* KENT[9a] gibt einen 6 Seiten langen Bericht der Symptome von *Culex musca.*

Es ist ungewiß, welche Art von Mücken (Culicidae) damit gemeint ist, ob etwa die gewöhnliche Culex pipiens oder die Moskito Anopheles maculipennis. Das Symptomenverzeichnis geht anscheinend zurück auf frühere Prüfungen[9b]. Auch hier wissen wir nichts über das Präparat und die Potenz, die angewandt wurde. Der Unmenge der angeführten Symptome zufolge, würden alle Funktionen des menschlichen Organismus von der Culex-Wirkung betroffen werden, mit Ausnahme des Harnsystems! Nur ein Symptom kommt nicht darin vor, welches nach CLARK[10] von W. P. WESSELHOEFT bestätigt sein soll: „Schwindel jedesmal wenn er sich die Nase schneuzt."!

Pulex

Auch der Floh, *Pulex irritans,* hat einen Sprung in die Arzneimittellehre gemacht, ist aber unvermerkt wieder daraus verschwunden. Soweit ersichtlich, stammen die einzigen Angaben über Wirkungen von *Pulex* von YINGLING[11]. Es werden Symptome von Reizung und Entzündung der Harnblase und der Schleimhaut der weiblichen Geschlechtsteile angegeben. Ob sie sich aus Prüfungen ergeben haben, ist nicht festzustellen. Auch findet man keinen Bericht, daß *Pulex* je auf diese Indikationen hin mit Nutzen gebraucht worden ist.

Die Versuche, in den genannten Arten von „Ungeziefer" arzneilich brauchbare Wirkungen aufzuspüren, sind an sich nicht abwegig. Die örtlichen Entzündungen, welche sie hervorzurufen vermögen, lassen immerhin wirksame Stoffe in ihnen vermuten. Die bisherigen Versuche waren aber untauglich, sie haben keine Wirkungen auf den menschlichen Organismus aufgezeigt, welche für diese Tierprodukte als kennzeichnend angesehen werden können. Ebensowenig hat die Anwendung bei Kranken ihnen eine Bedeutung als Arzneimittel zu verschaffen vermocht.

Coccus cacti

Im Gegensatz zu den genannten irritierenden Insekten hat die für den Menschen harmlose Cochenillelaus, *Dactylopius coccus cacti,* aus der Familie der Schildläuse, Coccidae (Hemiptera), eine beachtliche Bedeutung als Arzneimittel erlangt. Zunächst galt das Interesse nur ihrem karminroten Farbstoff. Cochenille, unser *Coccus cacti,* besteht aus den getrockneten Körpern der weiblichen Insekten. Sie werden von verschiedenen Cactaceen in Mexiko und Peru, die später auch in anderen tropischen oder subtropischen Ländern zu diesem Zweck kultiviert worden sind, gesammelt. Der Name Schildlaus rührt her von der schildförmigen Wachsschicht, die das Weibchen an seiner Oberfläche ausscheidet, um die abgelegten Eier damit zu schützen.

Von *Coccus cacti* besitzen wir ausführliche Arzneiprüfungen, die besten stammen aus der österreichischen Schule. Auch hat die Erfahrung den Wert des Mittels bei homöopathischer Anwendung in einem zwar nicht großen, aber wohlbestimmten Wirkbereich bestätigt.

Von den Bestandteilen der Droge verdient zunächst der Farbstoff selbst unsere Aufmerksamkeit, die Karminsäure. Sie ist ein Anthrachinonderivat. Es ist zwar nicht sicher, ob dieses ein Stoffwechselprodukt der weiblichen Schildlaus ist, oder ob, was wahrscheinlicher ist, ein Vorläufer der Karminsäure der wirksame Stoff ist. Indes lohnt es sich, einen Vergleich mit den Chinonen anderer Tier- und Pflanzenprodukte anzustellen und nach ihren gemeinsamen Wirkungsrichtungen Ausschau zu halten. Deshalb sind hier die Formeln einiger natürlich vorkommender Chinone nebeneinandergestellt:

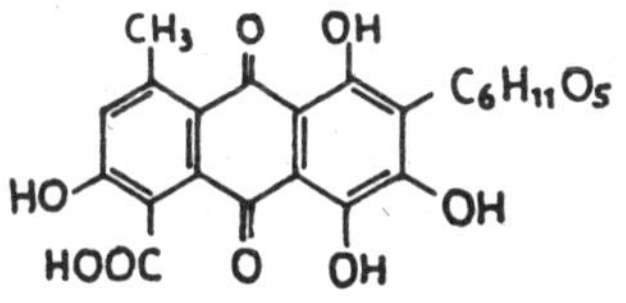

Karminsäure (Coccus cacti)

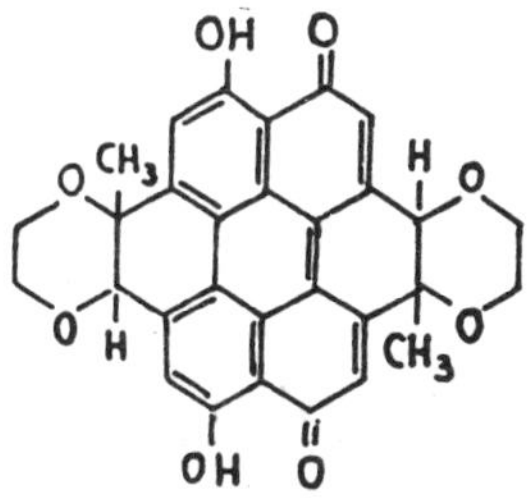

Erythroaphin (Aphides)

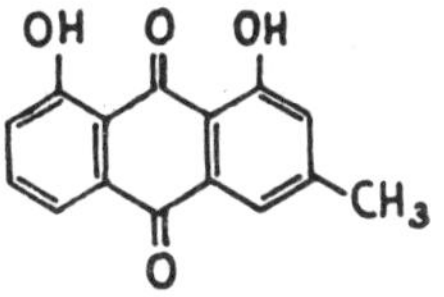

Chrysophanol (Rumex crispus)

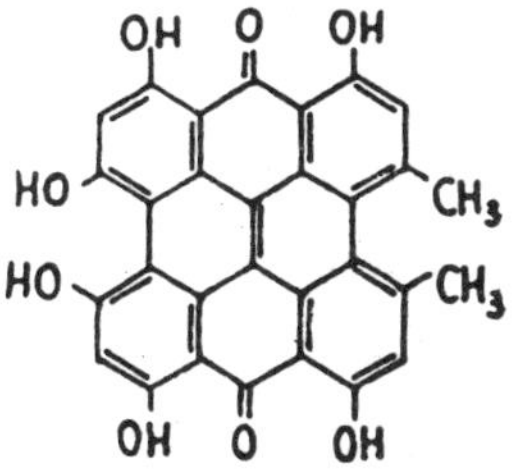

Hypericin (Hypericum)

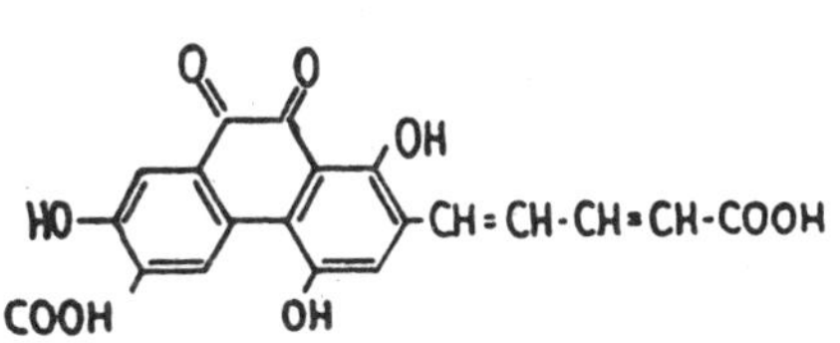

Thelephorinsäure (Lobaria [Sticta] pulmonaria)

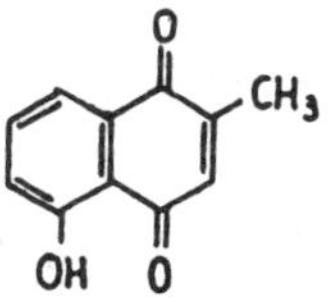

Plumbagin (Drosera)

Zunächst ist bemerkenswert, daß 4 dieser chinonhaltigen Arzneistoffe eine wohlbekannte Wirkungsrichtung gemeinsam haben, nämlich auf die Atemwege, sie sind „Hustenmittel": *Coccus cacti, Drosera, Rumex crispus* und *Sticta pulmonaria.* Das etwas kompliziertere Chinon Erythroaphin der Blattläuse, Aphides, ist aufgeführt im Hinblick auf die nahe Verwandtschaft der Aphides mit den Coccidae. In der spärlichen Symptomatologie von *Aphis chenopodii glauci* ist zudem auch Reizung der Schleimhäute des Kehlkopfs mit viel Husten und Schleimauswurf angegeben. Aber das ist einstweilen nur von theoretischem Interesse, weil dieses Mittel bisher äußerst selten gebraucht worden ist. Das gleichfalls komplexe Chinon in *Hypericum* könnte für den in der Prüfung von *Hypericum* verzeichneten Husten und Auswurf verantwortlich sein, doch fehlen auch hier Erfahrungen in dieser Richtung. Diese Erwägungen dürfen indes nicht so verstanden werden, als ob Chinone stets und hauptsächlich auf die Atemwege wirkten. Ist es doch wohlbekannt, daß Anthrachinone vom Chrysophanol-Typus vorzugsweise auf den Dickdarm wirken. Andere, wie die Alizarine der Rubiaceen (Rubia tinctorum und Galium-Arten), wirken hauptsächlich auf die Harnwege. Die letztere Affinität ist im übrigen auch bei *Coccus cacti* deutlich, und da mag wohl die große Strukturähnlichkeit der Karminsäure und der Alizarine der Rubiaceen von Bedeutung sein. Ein Alizarinderivat ist wahrscheinlich auch der Farbstoff von *Corallium rubrum;* es ist aber zweifelhaft, ob dieser Bestandteil bei der Hauptwirkung des Mittels auf die Atmungswege eine Rolle spielt. Allgemein darf von den chinonhaltigen Naturprodukten wohl gesagt werden, daß sie eine Reizung und leichte Entzündung der Schleimhäute bewirken, die sich bei den einen mehr an den Atmungswegen, bei anderen an den Verdauungswegen und bei wieder anderen vorwiegend am Urogenitaltrakt äußern. Von dieser Reizung wird nicht nur die Sekretion der Schleimhäute betroffen, sondern auch die Motilität der glatten Muskulatur dieser Hohlorganwege.

Auch über die Wirkungsweise der Chinone kann man sich gewisse, wenn auch noch hypothetische Vorstellungen machen, die sich aus der chemischen Konstitution dieser Verbindungen ergeben. Diese oxydierten Phenole, entweder para- oder ortho-Chinone, sind für den Stoffwechsel höherer Organismen Fremdstoffe und spielen keine physiologische Rolle in ihnen, mit einer bemerkenswerten Ausnahme: den Naphthochinonen des Vitamins K, welche durch Darmbakterien gebildet werden. Die Rolle dieser Naphthochinone bei der Bildung von Prothrombin in der Leber und damit bei der Blutgerinnung ist bekannt, der chemische Mechanismus indes noch nicht vollständig geklärt. Es unterliegt aber kaum einem Zweifel, daß die allgemeine Eigenschaft der Chinone, leicht zu Phenolen reduzierbar zu sein und so als Wasserstoffacceptoren zu fungieren, dabei wesentlich ist. Es wird angenommen, daß dieser Wasserstoffaustausch mit den Enzymsystemen der Leberzellen zusammenarbeitet, welche bei der Bildung von Prothrombin beteiligt sind. Da die Reaktion zwischen Chinonen und Phenolen umkehrbar ist (das Phenol gibt Wasserstoff ab und geht wieder in ein Chinon über), so können sich diese Verbindungen in Prozesse einschalten, bei denen ein Hin-und-Her-Wasserstoffaustausch stattfindet. Eine solche Anregung physiologischer Vorgänge ist von anderen Verbindungen, die leicht zwischen der reduzierten und der oxydierten Zustandsform wechseln können, wohlbekannt, z. B. der Ascorbinsäure; technisch ausgedrückt: die beiden Zustandsformen haben ein verschiedenes Redoxpotential. Vermöge dieser Eigenschaft können die Chinone in die Zellatmung der Pflanzen, in die Dehydrogenisierungs-(d. i. Oxydations-)vorgänge eingeschaltet sein. Jedenfalls machen manche Pflanzen mit Hilfe von Phenoloxydasen Gebrauch von einem solchen Phenol-Chinon-System. Höhere Tiere können dieses Reaktionssystem aber anscheinend nur sehr beschränkt benutzen, sie entfernen die toxischen Phenole in conjugierter Form aus ihrem Stoffwechsel. In dem Ausnahmefall der Naphthochinone, die der Prothrombinbildung dienen, hat sich anscheinend eine Zusammenarbeit mit anderen Redoxsystemen entwickelt, insbesondere mit Ascorbinsäure. Unter anderen Bedingungen, d. i. wenn Chinon-Verbindungen keine Enzymausstattung in den Gewebszellen vorfinden, mit denen sie physiologisch zusammenwirken können, werden sie den normalen Zellstoffwechsel stören, also toxisch wirken. Eine plausible Hypothese ist, daß dann die Chinone die Redoxfunktion der Ascorbinsäure stören und dadurch die Durchlässigkeit der Kapillaren erhöhen. Das würde ihre Wirkungen auf die Schleimhäute verständlich machen, welche wir als die gemeinsame Tendenz derjenigen Chinone ansehen, an die die höheren Organismen nicht angepaßt sind.

Man muß aber auch daran denken, daß das schon erwähnte Wachs von *Coccus cacti* bei der Wirkung eine Rolle spielen könnte. Dieses Coccerin enthält als alkoholischen Teil einen Ketonalkohol:

$$C_{34}H_{68}O_2 = CH_3(CH_2)_{18}CO(CH)_{13}CH_2OH,$$

d. i. 15-Keton-tetratriacontanol. Ein solcher stark oberflächenaktiver Ketonalkohol könnte den Ketonen, die sich in *Ambra*, *Moschus* und *Zibet* finden, an die Seite gestellt werden und für die spasmodischen Wirkungen auf die Atemwege mitverantwortlich sein.

Hahnemann sagt im Apothekerlexikon[6b] von *Coccus cacti:* „Die Koschenille selbst, deren Geschmack etwas beißend, bitterlich und zusammenziehend ist, wurde nie häufig als Arznei gebraucht. Mit einiger Wahrscheinlichkeit schreibt man ihr harntreibende Kräfte zu; die schweißtreibenden und herzstärkenden scheinen bloß auf Einbildung zu beruhen. Sie dient zur Färbung einiger flüssigen Arzneien.“ In der ersten Hälfte des 18. Jahrhunderts hatte *Coccus cacti* in der Tat einigen Ruf als Diureticum und bei

Konkrementen in den Harnwegen, Strangurie und Ischurie. Da aber bei solchen Fällen zugleich andere Mittel gegeben zu werden pflegten (z. B. *Cantharis!)*, so konnte den Angaben nicht viel Vertrauen geschenkt werden. HAHNEMANNS Bemerkungen entsprachen wohl der allgemeinen Meinung am Ende des 18. Jahrhunderts; in der Tat hatte er, als er 1790 CULLENS Materia medica übersetzte, *Coccus cacti* dort nicht einmal erwähnt gefunden. Im 19. Jahrhundert aber kam *Coccus cacti* wieder in Schwang als Mittel bei Keuchhusten und bei Nierenleiden. Nach PEREIRA war eine Mischung von *Cochenille* und *Pottasche* in England ein Volksmittel für Keuchhusten. Um 1840 brachten die medizinischen Zeitschriften in England, Österreich, Deutschland und Frankreich viele Krankenberichte zur Bestätigung dieses Gebrauches. Von einer anderen Seite wurde die Aufmerksamkeit wieder auf *Coccus cacti* als Diureticum gelenkt durch J. G. RADEMACHER[12a]. Dieser originelle Landarzt, ein später Nachfolger der Iatrochemiker und des PARACELSUS, berichtet in seiner humorvollen Weise, wie er im Jahre 1829 zufällig auf *Coccus cacti* als Mittel bei Hydrops kam („Hydrops splenicus" hatte er in dem Krankheitsfall bei einer alten Frau angenommen). Nachdem Eichelwasser den Schmerz im linken Hypochondrium beseitigt, aber den Urin nicht vermehrt hatte, wollte die „etwas wunderliche" alte Frau die Arznei nicht weiternehmen. RADEMACHER wollte das Eichelwasser aber weiter versuchen. „Bloß um die alte Frau zu beruhigen, ließ ich das Eichelwasser mit *Cochenille* färben. Die Alte war dadurch beruhigt, aber zugleich sah ich auch solche herrliche Wirkung auf die Urinabsonderung, daß ich anfing, Mißtrauen in meine Erkenntnis zu setzen." RADEMACHER versuchte daraufhin die *Cochenille* an sich selbst, und da er keine schädlichen Wirkungen beobachtete, gab er sie fortan in ähnlichen Fällen mit solchem Erfolg, daß er keinen Zweifel mehr hatte, „daß die *Cochenille* ein edles Organmittel auf die erkrankten Nieren sei."

Das war die empirische Vorgeschichte, die eine Klärung der Wirkungen von *Coccus cacti* durch Prüfungen an Gesunden forderte. Der erste, der einen, wie er selbst sagt, fragmentarischen Versuch an sich selbst anstellte, war W. REIL[13]. Er nahm 9 Tage lang die Urtinktur in steigenden Dosen von 5 bis zu 100 Tropfen. Er beobachtete, daß die Hauptwirkung die Harnorgane betraf; sie stellte sich ziemlich bald schon nach mäßigen Gaben ein. Häufiger Harndrang mit entsprechender Verminderung der jeweiligen Urinmenge erschien am 2. Tag, nachdem insgesamt 45 Tropfen genommen waren, nahm dann ständig zu bis zu ziemlich schmerzhaften Empfindungen in den Nieren und in der Blase. Auffällig war, daß auch nach stärkstem Drang häufig überhaupt kein Urinabgang erfolgte und manchmal nur sehr spärlicher, und daß er stets lange zu warten hatte, bevor der Urin abging. Vermehrter Schleimgehalt des Urins wurde als weiteres Zeichen einer Entzündung der Harnwege angesehen. Ein Hustenanfall, verursacht durch Kitzel im Kehlkopf und Rachen am 8. Tag, und Trockenheit im Hals, die zum Husten reizte (am 9. Tag), deuteten darauf hin, daß auch die Schleimhaut des Rachens und Kehlkopfes betroffen war.

Viel aufschlußreicher sind die Prüfungen der österreichischen Schule[14]. Daran nahmen 23 Personen teil, die Gaben wechselten von der Ursubstanz bis etwa zur 15. Potenz. Bei dieser Prüfung tritt die vorwiegende Wirkung auf die Atemwege deutlich in Erscheinung: 14 Prüfer berichten Hustenanfälle, 9 mit schleimigem Auswurf, 11 mit Heiserkeit, 9 mit Reizung des Kehlkopfes und der Luftröhre. Typische Angaben sind: „Sehr heftiger Husten, welcher, trotz Auswurfs von Schleim, ständig durch einen Kitzel in der Nähe der Bifurkation der Luftröhre hervorgerufen wird" (vgl. *Rumex!*). „Periodische Anfälle von Husten und Schleimauswurf am Morgen, die Anfälle setzen sich zunehmend fort." Bei einem anderen Prüfer: „Der Husten ist so heftig, daß er Erbrechen verursacht und das Auswerfen einer großen Menge dicken, zähen und eiweißartigen Schleims." Ein anderer: „Große Mengen von Schleim in den Atemwegen."

Dieses Syndrom, insbesondere der massige Auswurf zähen, strähnigen Schleims hat sich als Indikation für die Anwendung von *Coccus cacti* vielfach bewährt. Bei manchen Endemien von Keuchhusten, bei denen der zähe, strähnige Schleim das Leitsymptom war, hat sich *Coccus cacti,* auch in eigener Erfahrung, solchen Mitteln wie *Drosera, Ipecacuanha* und *Mephitis* überlegen erwiesen; jedoch darf *Coccus cacti* keineswegs als das Mittel für Keuchhusten angesehen werden; ist es doch wohlbekannt, wie verschieden die Symptome und der Verlauf bei den Endemien, ihr sog. „genius epidemicus", sein können. Andererseits erweist sich *Coccus cacti* durchaus nicht nur bei Keuchhusten erfolgreich, sondern auch bei irgendwelchen Entzündungsvorgängen in den Luftwegen, wenn sie durch reichlichen, zähen, schwer zu entleerenden Schleim gekennzeichnet sind, mag es sich nun um Tracheo-Bronchitis, Bronchiolitis oder Bronchopneumonie im Lösungsstadium handeln. Auch Anfälle von Bronchialasthma werden gelindert, indem der Auswurf des massigen, zähen Schleims erleichtert wird. Rachen und Larynx erscheinen besonders empfindlich, Kitzel im Kehlkopf ruft Husten hervor. Unter den vielen Reizerscheinungen im Halse ist auch ein Gefühl von einem Fremdkörper, von einem Haar und von einem Faden beschrieben.

In der Prüfung finden sich 2 weitere Modalitäten des Syndroms von den Atemwegen: der Husten ist schlimmer im warmen Zimmmer und im Bett, besser in frischer, wenn auch kalter Luft; und ferner: der Husten wird gebessert durch Trinken von kaltem Wasser oder Gurgeln damit. Letztere Modalität ist auch bei Keuchhusten benutzt worden in Fällen, bei denen die Anfälle durch Trinken von kaltem

Wasser verhütet werden können. Periodizität der Anfälle von Husten und Auswurf, u. zw. morgens, ist in den Prüfungen nur 1mal betont, aber verschiedentlich angedeutet; diese Modalität wird als weitere Indikation von *Coccus cacti* bei Keuchhusten herangezogen. Im allgemeinen sind die Symptome von den Atmungsorganen schlimmer morgens beim Aufwachen, aber auch eine Verschlimmerung um Mitternacht ist nicht selten; doch scheint die Tageszeit-Modalität nicht von großer Bedeutung für die Wahl des Mittels zu sein.

Die zweite Wirkungsrichtung von *Coccus cacti*, die auf die Schleimhäute der Urogenitalwege, ist in den österreichischen Prüfungen gleichfalls durch zahlreiche Symptome belegt: 10 Prüfer bekamen mehr oder weniger starke Reizung der Blase und der Harnröhre, meist mit häufigem Drang, einmal auch mit Tenesmus. 1 Prüfer fiel der hohe Gehalt an Schleim im Urin auf und 1 Prüferin bekam im Zusammenhang mit einer Urethritis eine wundmachende Entzündung der Vulva mit ständiger Absonderung von Schleim. Bei 8 männlichen Prüfern trat vermehrter Geschlechtstrieb auf. Danach ist kaum zu bezweifeln, daß die Wirksamkeit von *Coccus cacti* sich auch auf die Schleimhäute der Urogenitalorgane erstreckt; es fehlen aber unterscheidende Modalitäten, es sei denn, daß auch hier der hohe Schleimgehalt der Absonderungen als kennzeichnend angesehen werden darf. Für eine Wirkung auf die Nieren, wie sie von manchen Autoren in Anlehnung an Rademacher behauptet wird, finden sich keine hinreichenden Anhaltspunkte. Die zur Blase ausstrahlenden Schmerzen in der Nierengegend, die von 3 Prüfern berichtet sind, weisen höchstens auf eine Einbeziehung des Nierenbeckens hin. Wenn daraus eine Indikation für *Coccus cacti* bei Nierenkoliken oder gar bei „lithämischer Konstitution“ abgeleitet wird, so ist das weder durch die Prüfungsergebnisse noch durch praktische Erfahrungen gerechtfertigt. Erst recht gilt das für die „hämorrhagische Tendenz“, die *Coccus cacti* nachgesagt wird. Es ist einer der Vorzüge der Arzneiprüfungen, daß sie unbegründete Behauptungen und übertriebene Erwartungen von der Wirkung eines Mittels ausmerzen. Wenn *Coccus cacti* so selten bei Entzündungen der Urogenitalwege angewandt worden ist, so hat das wohl seinen Grund darin, daß auf diesem Gebiet sich *Cantharis* als weit überlegen erwiesen hat.

• In der umfangreichen österreichischen Prüfung (die wenigen Symptome, die Lemke[15] später berichtet hat, sind dagegen belanglos) finden sich viele Symptome, die auf eine Reizung der Verdauungswege oder auf vasomotorische Störungen hindeuten; sie sind aber, ebenso wie die wenigen psychischen Symptome, von zu allgemeiner Art, als daß sie speziell auf *Coccus cacti* hinweisen könnten. Es würde das Wirkungsbild nur verwirren, wenn man diese unbestimmten Symptome ohne erkennbaren Zusammenhang im einzelnen aufzählen würde. Einstweilen ist es jedenfalls besser, sich an das wohlumschriebene und durch die Erfahrung erprobte Wirkungsbild dieses wertvollen Arzneimittels zu halten.

Skizze:

Coccus cacti

Cochenille, die weibliche Schildlaus Dactylopius coccus cacti.
Hexapoda:Hemiptera:Coccidae

1. **Krampfhafter Husten:**

erstickend, mit massigem, dickem, zähem, strähnigem, schwer zu entleerendem Schleim, zuweilen mit nachfolgendem Erbrechen solchen Schleims,
immer wieder erregt durch Kitzel in der Gegend der Bifurkation,
periodisch wiederkehrende Anfälle von Husten (Keuchhusten),
schlimmer im warmen Zimmer, besser in frischer, wenn auch kalter Luft,
besser von Trinken kalten Wassers;
große Empfindlichkeit des Rachens und Kehlkopfs, Gefühl eines Fremdkörpers, Kitzel im Kehlkopf, Hustenanfälle hervorrufend.
Symptome von den Atemwegen im allgemeinen schlimmer um Mitternacht und morgens beim Aufwachen.

2. **Reizung der Harnwege:**

Häufiger Urindrang, Tenesmus;
Urin enthält viel Schleim;
ständiger Schleimabgang von der entzündeten Urethra und Vulva.

Dosierung: Meist D 3, Verreibung oder Dil.

Cantharis

Die Droge *Cantharis* besteht aus den getrockneten Käfern (Coleoptera) von Lytta (oder Cantharis) vesicatoria. Die für die Gift- oder Arzneiwirkung wesentliche Substanz ist das Stoffwechselprodukt von *Cantharis*, das *Cantharidin*. Diese eigenartige Verbindung, die den Terpenoiden nahesteht, kommt auch bei anderen Käfern, insbesondere Mylabris- und Meloe-Arten vor und wird in verschiedenen anderen Insekten vermutet. Es ist anzunehmen, daß der Käfer die Vorläufer dieses eigenartigen Produktes aus seiner Pflanzennahrung bezieht, den Blättern von Oleaceen und Caprifoliaceen (z. B. *Sambucus, Viburnum*). *Cantharidin* findet sich hauptsächlich im Blut, aber auch in den accessorischen Drüsen des Käfers. Eine gute Droge muß wenigstens 0,6% *Cantharidin* enthalten.

Chemisch ist *Cantharidin* als ein Anhydrid einer Monoterpen-dicarbonsäure zu bezeichnen und könnte durch Vereinigung von 2 Molekülen Tiglinsäure unter Oxydation und Dehydration entstehen (s. Formeln). Die Konstitution von *Cantharidin* legt einen Vergleich mit Protoanemonin nahe, dem gleichfalls als Vesicans wirkenden Stoff in mehreren Ranunculaceen-Arten (*Ranunculus, Clematis, Pulsatilla* u. a.), und beide Terpen-dicarbonsäureanhydride haben wiederum eine gewisse Ähnlichkeit mit Ascorbinsäure. Die Konstitutionsformeln sind daher hier nebeneinandergestellt.

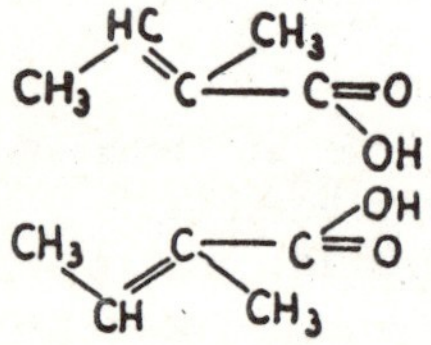

(2mal) Tiglinsäure 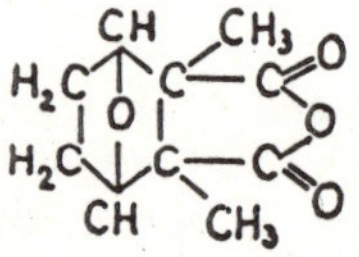 Cantharidin 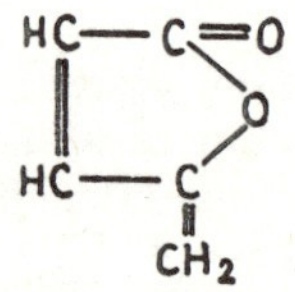 Protoanemonin 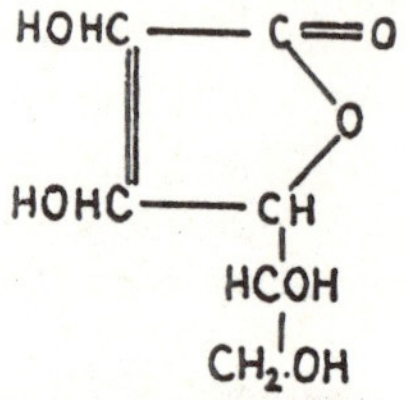 Ascorbinsäure

Für den Wirkmechanismus des *Cantharidins* (und des Protoanemonins) mag hier folgende Hypothese vorgeschlagen werden: Diese Terpenoide sind lipoidlöslich, sie vermögen daher die Zellmembranen zu durchdringen und mit den Kolloiden des Cytoplasmas zu reagieren. Dabei wird der Effekt, d. i. der Grad, bis zu welchem die Zellfunktionen blockiert werden, von der besonderen Konstitution der Terpenoidverbindung abhängen. Unsere Hypothese ist nun, daß die heftige Entzündungswirkung dieser „Vesicantien" auf ihrem Antagonismus zur Ascorbinsäure beruht, mit der sie eine strukturelle Ähnlichkeit haben; die Ascorbinsäure würde an den betreffenden Stellen außer Funktion gesetzt werden und — wie bei Vitamin-C-Mangel — würden die Kapillaren durchgängig für Proteine und selbst Blutzellen werden. Experimentell ist festgestellt, daß Ascorbinsäure, wahrscheinlich vermöge ihrer Redox-Funktion, die Gewebe gegen Entzündung schützt und bei der Bildung von Komplement und Antikörpern eine Rolle spielt. Ob unsere Hypothese über die Wirkungsweise des *Cantharidins* und anderer struktureller Analoge richtig ist, bleibt dem experimentellen Nachweis vorbehalten, daß ein Antagonismus zwischen derartigen Verbindungen und Ascorbinsäure besteht.

Die biologische Bedeutung des hoch aktiven Produktes *Cantharidin* für den Käfer ist offensichtlich. Das gegen Feinde sonst schlecht geschützte Tier sondert den Giftstoff in Tropfen von Serum ab, wenn es angegriffen wird. Die Tatsache, daß 0,01—0,03 g *Cantharidin* für den Menschen tödlich sein kann, zeigt seine hochgradige Giftigkeit. Die individuelle Empfindlichkeit für das Gift ist aber erheblichen Schwankungen unterworfen (vielleicht infolge von Variationen im Ascorbinsäuregehalt?). Deshalb kann weder die toxische noch die letale Dosis innerhalb enger Grenzen bestimmt werden. Der eigenartige Geruch der Urtinktur weist auf die Anwesenheit eines anderen Stoffes hin, aber von seiner chemischen Beschaffenheit und biologischen Bedeutung ist noch nichts bekannt. HAHNEMANN[6c] beschreibt den Geruch als süßlich ekelhaft, betäubend und den Geschmack als anfänglich unmerklich, nachgehends aber fressend.

Cantharis ist seit HIPPOKRATES Zeiten[16]*) gebraucht worden, nach DIOSCORIDES, GALEN, durch die arabische Schule und bis zur Gegenwart zum mindesten als äußerliches, blasenziehendes Mittel, in der Absicht, eine Ableitung nach außen durch Gegenreiz zu erzeugen; von kühneren Ärzten aber auch innerlich als Diureticum bei hydropischen Zuständen. So erwähnt MATTHIOLUS[5c], daß einer seiner Lehrer den diuretischen Arzneien *Cantharis* zusetzte. HAHNEMANN[6c] faßt die Stellung von *Cantharis* als Arznei am Ende des 18. Jahrhunderts folgendermaßen zusammen: „Die Anwendung des Cantharidenpflasters ist, die betäubte Empfindung und Reizbarkeit zu erwecken, eine nahe Entzündung und Schmerz durch stärkeren Reiz zu überstimmen, künstliche Geschwüre zu erregen usw. Die innerliche Anwendung des Cantharidenpulvers und der Tinktur in der Wassersucht, gegen Harnruhr, im Nachtripper von örtlicher Indolenz, in Lähmung des Blasenhalses, gegen Hautkrankheiten usw. erfordert die äußerste Behutsamkeit, und kriminell ist ihr Mißbrauch zur Reizung der Geschlechtsteile.“ Ferner: „Ihre allgemeine Wirkung, wenn sie entweder in Pulver (auf Pflaster und in Salben) oder als Auflösung aufgelegt oder eingerieben werden, die Oberhaut zu einer mit Serum gefüllten Blase zu erheben, und wenn ihre Anwendung länger, vorzüglich auf hautlosen Stellen, fortdauert, einen Reiz, auch wohl Entzündung im Blasenhalse, und Harnzwang zu erregen. Letztere Wirkung bringt vorzüglich der innere Gebrauch der Canthariden in jeder Form hervor, der deshalb nur geprüften Ärzten erlaubt werden sollte, da bei Unvorsichtigkeit nicht selten Bluthamen, die heftigsten Entzündungen der Blase und der nahen Teile, ja selbst der Tod erfolgt ist.“

Der Mißbrauch von *Cantharis* als Abortivum und Aphrodisiacum hat zu zahlreichen Vergiftungsfällen geführt. Aus den Berichten darüber in der Literatur ist die Toxikologie der Droge wohlbekannt. Auch die äußerliche Anwendung kann ernste Folgen haben, von ausgedehnter Blasenbildung bis

---

*) Das Buch „Die inneren Krankheiten“ wird von den Fachleuten der Knidischen Schule zugeschrieben.
Die betr. Verordnung bei einer Art von Gelbsucht mit Anasarka lautet: „Man verabreiche aber auch vier Kanthariden ohne Flügel und Kopf, welche man zerreibt und in ½ Kotyle (0,127 Liter) Weißwein zergehen läßt. Man füge dem Tranke auch ein wenig Honig bei. Hiervon trinke er 2- oder 3mal des Tages.“

zu brandigen Geschwüren und Glomerulonephritis. Der innerliche Gebrauch hat Reizung und Entzündung in allen Graden der Heftigkeit und Ausdehnung hervorgerufen, hauptsächlich in den Verdauungs- und Harnwegen, bis zu Blutungen und Abstoßung von Schleimhautfetzen. Brennende Schmerzen und Tenesmus sind vorherrschende Symptome. In manchen Fällen ist das gastro-intestinale Syndrom unbedeutend oder abwesend, aber entzündliche Erscheinungen an den Harnwegen fehlen fast niemals. In den Nieren können sowohl die Glomeruli wie die Tubuli betroffen sein. Kleinere Mengen wirken lediglich auf die Glomeruli, erweitern ihre Kapillaren und machen sie durchgängig für Leukocyten, der Urin wird vermehrt und enthält Eiweiß. Ist die Cantharis-Menge größer, so breitet sich die Entzündung abwärts zu den Tubuli aus, die Urinmenge ist dann vermindert, in schweren Fällen bis zu Anurie. Die heftige Reizung des Urogenitaltraktes kann begleitet sein von schmerzhaften Erektionen (Priapismus) und übermäßigem, an erotische Manie grenzendem Geschlechtsverlangen: eine allzu grobe und bedenkliche Wirkung, die den Gebrauch von *Cantharis* als Aphrodisiacum verbieten sollte. Als Überbleibsel aus dem späten Mittelalter kommt dieser Mißbrauch aber auch heute noch hie und da vor. Im 16. und 17. Jahrhundert waren Canthariden der Hauptbestandteil der Liebestränke (Philtra), des englischen „Liebespulvers", der italienischen „Diabolini di Napoli" und der französischen „Pastilles galantes". Das übel berüchtigte Experiment des Marquis de Sade [1740—1840] mit seinen verheerenden Folgen sollte solchem Mißbrauch ein für alle Male ein Ende gemacht haben und doch ist er erst kürzlich wieder verübt worden und hat zum Tode zweier Mädchen geführt[17a, b, c]. In der Veterinärmedizin ist der Gebrauch von *Cantharis* in der Absicht, bei Haustieren Brunst hervorzurufen, anscheinend als zu gefährlich nunmehr aufgegeben worden.

Im Hinblick auf die chemische Konstitution des *Cantharidins* ist es indes von theoretischem Interesse, ob für die den Geschlechtstrieb erregende Wirkung lediglich die Hyperämie und Entzündung der Geschlechtsorgane verantwortlich ist, oder ob zum mindesten teilweise auch eine oestrogene, hormonartige Wirkung angenommen werden muß. Diese Frage ist zuerst von H. Steidle[18] und dann von F. Stern[19] untersucht worden. Beide benutzten den Allen-Doisy-Test (Wiedererscheinen einer der Brunstphase entsprechenden Scheidenabsonderung bei kastrierten Ratten und Mäusen). Das Ergebnis war in einigen Fällen positiv nach subcutaner Injection von 20—40 μ *Cantharidin* in Lösung bei kastrierten Ratten; bei einigen infantilen Mäusen riefen 4—15 μ *Cantharidin* eine Brunstphase hervor. Im Gegensatz dazu gaben Substanzen, wie *Yohimbin* und *Euphorbium*, die eine Hyperämie der Geschlechtsorgane hervorrufen, keinen positiven Allen-Doisy-Test.

(Es ist bekannt, daß oestrogene Eigenschaften nicht nur den Sexualhormonen bzw. ihrer Steroidkonstitution zukommen. Stilbenderivate z. B. haben eine starke oestrogene Wirkung; ein Terpenoid wie Anethol im Anisöl geht, wenn es Licht und Luft ausgesetzt ist, leicht in Di-p-methoxystilben über, und das dürfte für die schwach oestrogenen Wirkungen von Anethol verantwortlich sein. *Cantharidin* hat aber einen ganz anderen Terpenoid-Typus; von den bisher chemisch bekannten natürlichen Produkten scheint das Protoanemonin, ein Vorläufer des Anemonins in vielen Ranunculaceen, ihm am nächsten zu stehen. *Pulsatilla* ist besonders reich an Anemonin, welches in 2 Moleküle des stärker wirksamen Protoanemonins gespalten werden mag. Da nun die Wirkungen von *Pulsatilla* auf die weiblichen Organe am ehesten als oestrogene gedeutet werden können, lag eine experimentelle Untersuchung nahe. Ausgedehnte Versuche mit verschiedenen Zubereitungen von *Pulsatilla vulgaris* an weißen Mäusen[20] ergaben aber keine positiven Allen-Doisy-Tests und auch bei infantilen Mäusen waren die Änderungen im Erscheinen des Cyclus nicht beweiskräftig. Es wäre aber wünschenswert, Anemonin und Protoanemonin selbst daraufhin zu untersuchen, da die in den Pulsatilla-Präparaten vorhandenen Wirkstoffmengen vielleicht zu gering waren.)

In schweren Fällen von Cantharis-Vergiftung treten alsbald Delirium und Krämpfe auf; bei der Obduktion sind Zeichen starker Hyperämie der Hirnhäute und seröse Exsudation in die Ventrikel und an der Hirnbasis festgestellt worden. Wenn in späteren Stadien Krämpfe auftreten, sind sie eher eklamptischer oder urämischer Art und auf Versagen der Nieren zurückführen. In einem von Bonfanti[21] berichteten kriminellen Fall waren ein Erstickungszustand und tetanische Krämpfe die ersten Symptome; doch scheint das ungewöhnlich zu sein. Mehrfach findet man in homöopathischen Texten für *Cantharis* ein Syndrom von Tobsucht, Wut und Wasserscheu nach Art von Rabies. Die dramatischen Schilderungen stammen aber von einer Vergiftung eines Epileptikers, über die Giulio[22] berichtet: „Der Kranke stürzte davon wie ein Wahnsinniger, er schäumte am Munde mehr als je, seine Augen wurden wilder, die Zusammenschnürung des Halses erstickte ihn nahezu, er heulte fürchterlich wie Hundebellen, und unmittelbar nach diesen Symptomen verfiel er in allgemeine Krämpfe, welche in Ohnmacht und tiefer Betäubung endigten. Diese Anfälle erneuerten sich häufig, Druck auf schmerzhafte Stellen im Hypogastrium oder der bloße Anblick von Flüssigkeit genügten, sie hervorzurufen." Einige Nacherzähler haben dieses Rabies-artige Bild gar noch dahin ausgeschmückt, daß die Anfälle durch blendend helle Gegenstände wieder ausgelöst würden, daß eine Neigung zu beißen bestehe usw. Solche kritiklose und willkürliche Angaben gehören nicht in das Wirkungsbild von *Cantharis*. Die Symptome „Abneigung gegen

Trinken trotz großen Durstes“ sowie „Abscheu vor Flüssigkeiten“ stammen anscheinend von einem anderen Vergiftungsfall[23], bei dem aber eine heftige Halsentzündung am Schlucken hinderte: „Die Speiseröhre ist so zusammengeschnürt, er konnte nicht einen Tropfen trinken. Alsbald hatte er einen Abscheu gegen Flüssigkeiten.“ Sonderbarerweise enthielten einige alte Geheimmittel gegen Hydrophobie (Rabies) *Canthariden* oder die ebenfalls Cantharidin-haltigen Meloekäfer. Dieser Gebrauch flößt nicht gerade großes Vertrauen ein, ist heute auch nur noch von historischem Interesse. Eine Bestätigung der genannten fragwürdigen Symptome kann man jedenfalls daraus nicht entnehmen. Eine Anwendung von *Cantharis* bei seröser Meningitis ist dagegen durch die genannten pathologischen Befunde nahegelegt. Praktische Erfahrungen scheinen darüber aber nicht vorzuliegen; die verwandte *Apis* verdiente den Vorzug und hat ihren Wert bei Meningitis in vor-antibiotischen Zeiten bewiesen.

Bei den Entzündungen von Cantharis-Vergiftung kommen Fieberzustände mit Kälteschauern und naßkaltem Schwitzen vor; der Puls kann im Verlauf langsam und schwach werden, zuweilen geht die Kreislaufschwäche in Ohnmacht und Kollaps über. Im Anfangsstadium zeigt das gerötete Gesicht die Kongestion zum Kopfe an, sonst aber ist ein blasses, erdiges oder cyanotisches Gesicht mit angstvollem, leidendem Ausdruck vorherrschend. Das sind aber für die Wahl von *Cantharis* als Arznei nachgeordnete und nicht unterscheidende Symptome; dasselbe gilt von den gewöhnlichen Zeichen der akuten Nephritis wie ödematöse Anschwellung des Gesichts oder an anderen Stellen.

Neuere Beschreibungen von 3 Fällen tödlicher Cantharis-Vergiftung haben zu den bekannten einige neue Züge hinzugefügt[17b]. Die Untersuchung des Blutes von einem Mädchen, das 26 Stunden nach Zufuhr von *Cantharidin* in Cocosnußeis starb, bestätigte einen früheren Befund[24a,b], nämlich Polycythämie und ausgesprochene Leukocytose mit der ganzen Skala primitiver Blutzellen, also eine deutliche Reizung des Knochenmarks. Eine ähnliche Wirkung kennt man von anderen die Kapillaren schädigenden Vesicantien, wie *Senfgas* und *Arsen.* Man wird vermuten, daß dem ein gemeinsamer Faktor zugrundeliegt, aber es kann darüber nichts Bestimmtes gesagt werden, bevor die Wirkungsmechanismen dieser Stoffe besser bekannt sind.

In allen 3 dieser Todesfälle von *Cantharidin*[17c] fand sich bei der Obduktion Nekrose der Nierentubuli als Erklärung für die bis zur Anurie fortschreitende Oligurie und den Kreislaufkollaps. Heftige entzündliche Schwellung des gesamten Urogenitaltrakts mit Blutaustritten bekundete diese altbekannte Wirkungsrichtung. Die Untersucher[17c] nahmen aber außerdem auf Grund des Befundes an den Ovarien der 2 vergifteten Mädchen noch eine besondere Wirkung auf das Ovarialstroma an. Damit mag die erwähnte oestrogene Wirkung des *Cantharidins* in Zusammenhang gebracht werden.

In früheren Zeiten, als Cantharidenpflaster noch häufig als „Derivans" zur Erzeugung von Gegenreiz verwandt wurde, namentlich bei Pleuritis, konnte man beobachten, wie sehr die Reaktion von einer Person zur anderen verschieden war: die einen boten nur einen leichten Hautreiz dar, andere aber eine ausgedehnte Dermatitis bullosa; auch bullöses Erysipel mit Fieber ist angegeben worden. Bei letzterer Krankheit ist *Cantharis* D 12 von STAUFFER gerühmt worden; er zog es dem *Rhus tox.* in solchen Fällen vor. Es wird gesagt, daß bei Erysipel große Blasen für *Cantharis,* dagegen kleinere für *Rhus tox.* sprechen. Gute Erfolge sind auch bei Herpesformen, auch bei Herpes zoster, berichtet worden. Bei zwei Fällen von Dermatitis herpetiformis verschwanden die Bläschen nach *Cantharis* D 3[25]. Selbst wenn dies nur eine zeitweilige Besserung gewesen sein sollte, ist das bei dieser schweren Erkrankung ein ebenso gutes Ergebnis, wie es durch fortlaufende Sulfapyridinbehandlung zu erzielen ist. Vielfach werden Kompressen mit 2—3 Tropfen der Urtinktur von *Cantharis* auf ein Glas Wasser bei Hautverbrennungen empfohlen. Bei der sehr unterschiedlichen Empfindlichkeit ist das aber nicht ohne Bedenken und auf keinen Fall gehört die Urtinktur in eine Hausapotheke für erste Hilfe. (Der Verf. hat die wesentlich harmlosere Urtinktur von *Urtica urens* mit gutem Erfolg für diesen Zweck gebraucht.)

Der innerliche Gebrauch von *Cantharis* D 3 (und sogar bis zur Urtinktur!) ist hauptsächlich von P. JOUSSET[26] empfohlen worden. Er wandte es bei Pleuraexsudaten an, nachdem *Bryonia* Fieber und Schmerzen beseitigt hatte. (Der Gebrauch der Urtinktur, selbst in wenigen Tropfen, kann keineswegs gebilligt werden.) JOUSSET übernahm diese Indikation von J. P. TESSIER, der durch die therapeutische Wirkung des Emplastrum vesicatorium dazu geführt worden war. GIACOMINI von Padua[27], welcher Versuche sowohl mit Canthariden-Pulver wie mit *Cantharidin* in erheblichen Gaben an Studenten und anderen gesunden Personen machte, kam, wie JOUSSET sagt, zu der Ansicht, daß *Cantharis* nicht nur als ableitender Gegenreiz wirke, sondern auch durch Resorption der wirksamen Substanz. JOUSSET erinnert ferner an die Erfahrung, daß in manchen Fällen von Pleuritis das seröse Exsudat in ein eitriges übergeht, wenn Cantharidenpflaster in einem zu frühen Stadium angewandt werden. Er erkennt an, daß der erfolgreiche Gebrauch von *Cantharis* bei Pleuritis nur durch Beobachtungen an Kranken gestützt sei; denn aus solchen Prüfungssymptomen, wie trockener, stoßweiser Husten, schwieriges und beengtes Atmen und Stiche in der Brust, läßt sich diese Indikation nicht ohne weiteres ableiten. Indes können pathologisch-anatomische Befunde bei Tierversuchen von INMAN[28] als Stütze angeführt werden: „Experimente lehren, daß Rötung und deutliche Entzündung der

Pleura und des Peritoneums auftreten, wenn man am Thorax von Hunden oder Kaninchen Blasen zieht, und daß diese fleckweise Entzündung genau dem Hautbezirk entspricht, an dem die Blasen gezogen worden sind. Dr. CAMERON hat Gefäßinfiltrationen an der Pleura von Toten beobachtet, welche den kurz vor dem Tod an dieser Seite erzeugten Hautblasen entsprachen." Die erwähnten Obduktionsbefunde einer serösen Entzündung der Hirnhäute sprechen dafür, daß seröse Membranen von der Wirkung resorbierten *Cantharidins* betroffen werden können.

Die Wirkung von *Cantharis* ist so vorzugsweise auf die Harnwege gerichtet, daß das Mittel selten homöopathisch zur Anwendung gelangt, wenn nicht wenigstens leichte Reizerscheinungen in diesen Teilen vorhanden sind. Das weitaus häufigste Indikationsgebiet ist die akute oder subakute Cystitis. Das gewöhnliche Syndrom, bei dem sich *Cantharis* (in eigener Erfahrung in D 6) immer wieder vorzüglich bewährt hat, ist: Brennende und schneidende Schmerzen, namentlich am Blasenhals, während und nach dem Urinieren, ständiges Drängen mit geringem Urinabgang, zuweilen nur Tropfen für Tropfen unter heftigsten Schmerzen und Tenesmen, mit Schleim, Eiter oder Blut im Harn. (Beispiele s. auch [25] S. 70 ff.) Es bedurfte freilich keiner besonderen Arzneiprüfungen, um solche pathognomischen Symptome kennenzulernen, sie waren von Vergiftungen und Versuchen mit massiven Gaben, wie denen GIACOMINIS, hinreichend bekannt. Aber gerade so krasse Beispiele wie dieses, daß akute Entzündungen der Harnwege durch *Cantharis* bei Gesunden hervorgerufen, bei so Erkrankten aber geheilt werden können, sind für Anfänger leicht zu verstehen und durch Anwendung zu bestätigen und daher geeignet, ein tieferes Eindringen in die homöopathische Methode anzubahnen [29].

Viel weniger ist *Cantharis* bei Nephritis gebraucht worden; auch sind dafür keine kennzeichnenden Symptome bekannt. Schmerzen in der Nierengegend schlimmer von Berührung und Druck sind dabei allzu gewöhnlich. Bei nephritischen Ödemen wird meist die verwandte *Apis* bevorzugt.

Vielfältig sind die Zeichen der Cantharis-Wirkung am Verdauungstrakt, wie sie bei Vergiftungen beobachtet worden sind: Bläschen an der Lippe und Zunge, akute Schleimhautentzündung des Rachens, der Speiseröhre, des Magens, des Dünndarms und Dickdarms in allen Graden der Heftigkeit und Ausdehnung. Schon erwähnt wurden die sehr schmerzhafte Zusammenschnürung des Halses und die Dysphagie, die das Trinken von Wasser, trotz starkem Durst, und das Schlucken überhaupt schwierig macht. Entlang den Verdauungswegen brennt es „wie Feuer"; das Erbrechen kann blutig sein, Schneiden und Kolik im Leib, Brennen und Schneiden im Mastdarm mit Tenesmus bei und nach der Stuhlentleerung, fibrinöse und blutige Stühle, —

all diese Symptome sind bei Vergiftungen beobachtet worden, sie unterscheiden sich aber nicht von den Entzündungserscheinungen, wie sie auch durch andere Kapillargifte hervorgerufen werden. Es fehlen Modalitäten, die speziell für *Cantharis* kennzeichnend sind, und deshalb ist *Cantharis* bei entsprechenden Entzündungen im Magen-Darm-Kanal, z. B. Dysenterie, auch nur selten gebraucht worden.

Bei Leuten, die mit der Herstellung von Canthariden-Pulver und -Pflaster beschäftigt waren, wurden Entzündungen des äußeren Auges beobachtet. Andererseits bemerkte einer der Studenten, die an GIACOMINIS [27] Versuchen teilnahmen, zu seiner Überraschung, daß eine chronische Blepharitis, an der er litt, bei der Prüfung von Cantharidenpulver (3 Gaben von 1 Gran) verschwand. In der homöopathischen Literatur scheinen keine entsprechenden Fälle verzeichnet zu sein.

Arzneiprüfungen mit Potenzen von *Cantharis* haben nichts Wesentliches zum Arzneiwirkungsbild beigetragen. HAHNEMANN [30a] und 7 seiner Schüler [30b] haben nicht gesagt, welche Potenzen sie angewandt haben. Vielleicht war es die Kärglichkeit der Ergebnisse, die HAHNEMANN bestimmte, die Symptomatologie von *Cantharis* nicht in seine „Reine Arzneimittellehre" aufzunehmen. Später hat BAEHR [31] noch eine kurze Prüfung mit der 3. und 1. Dilution der Urtinktur und der 2. Verreibung, sowie einem Gran Cantharidenpulver in Milchzucker verrieben, angestellt. Nach der letzteren massiven Gabe waren die bekannten Cystitis-Symptome sehr deutlich. Bemerkenswert ist, daß die Schmerzen durch schnelles Trinken von 3 Glas kalten Wassers sehr gelindert wurden. Danach können die vielfach betonte Verschlimmerung durch Wassertrinken und die Abneigung gegen Wasser für das Hauptsyndrom von *Cantharis* nicht aufrecht erhalten werden.

Die weitere Modalität, daß die Schmerzen in den entzündeten Teilen durch Berührung und Druck verschlimmert werden, ist, wie schon gesagt, allzu gewöhnlich, als daß sie als Unterscheidungsmerkmal dienen könnte; und wenn einer der Prüfer nach Kaffeetrinken ein Gefühl von Vollheit in der Brust, im Magen und Leib bemerkte, so berechtigt das doch noch nicht, die Modalität „Verschlimmerung durch Kaffee" als kennzeichnend für *Cantharis* festzuhalten, zumal Bestätigungen besonders dafür aus dem Gebrauch nicht zu finden sind.

Das Wirkungsbild von *Cantharis* ist in seinem Bereich, Entzündung der Haut und Schleimhäute und in zweiter Linie der serösen Membranen, wohlumschrieben. Wenn das Mittel nicht innerhalb kurzer Zeit hilft, ist kein Erfolg von ihm zu erwarten, und es ist dann ratsam, ein anderes Mittel zu wählen.

Skizze:

Cantharis

Die getrockneten Käfer, Lytta vesicatoria Fabr. (Cantharis vesicatoria L.)
„Spanische Fliegen"
Hexapoda: Coleoptera: Meloidae

Vesicans. Heftige Entzündung der Haut, der Schleimhäute (und seröser Häute):

1. Harnwege vorwiegend betroffen
   Brennende und schneidende Schmerzen, namentlich am Blasenhals, beim und nach dem Urinlassen;
   ständiger Drang mit spärlichem Urinabgang, Tenesmus; Schleim, Eiter oder Blut im Urin (akute oder subakute Cystitis und Urethritis);
   Schmerz in der Nierengegend, empfindlich gegen Berührung, schlimmer von Druck (Nephritis).
2. Hyperämie und Entzündung der Genitalorgane
   Schmerzhafter Priapismus, gesteigertes, an erotische Manie grenzendes Geschlechtsverlangen, Satyriasis;
   Brennen und Jucken in den weiblichen Geschlechtsteilen, entzündliche Schwellung der Ovarien (Oophoritis, Abort). (Oestrogene Eigenschaften von Cantharidin?).
3. Entzündung der Verdauungswege
   Empfindung von Brennen vorherrschend; Bläschen an Lippen und Zunge.
   Schmerzhafte Zusammenschnürung des Halses, Dysphagie, Wassertrinken erschwert, trotz starkem Durst.
   Blutiges Erbrechen, fibrinöse und blutige Stühle mit Mastdarmtenesmen (Dysenterie-artig).
4. Entzündung des äußeren Auges (Blepharo-Conjunctivitis)
5. Seröse Exsudation von Pleura und Meningen (Pleuritis? Meningitis?)
6. Blasige Entzündungen der Haut (Erysipelas bullosum, Herpes, Dermatitis herpetiformis)
   Äußerlicher Gebrauch von schwachen Lösungen der Urtinktur bei Hautverbrennungen.

Dosierung: meist D 6.

Andere Cantharidin-haltige Käfer haben keinen Eingang in den homöopathischen Arzneischatz gefunden. *Meloe majalis*, die in nördlichen Ländern leichter erhältlich ist, soll ungefähr die gleichen Wirkungen haben wie *Cantharis*. Es ist immerhin interessant, daß dieser sog. „Maiwurm" in älteren nicht-homöopathischen Pharmakologiebüchern[32a,b] als ein Bestandteil von Geheimmitteln zur Verhütung und sogar Heilung von Tollwut erwähnt wird. Eine Latwerge, in die Meloekäfer verarbeitet wurden, muß im 18. Jahrhundert einen großen Ruf dafür gehabt haben, denn Friedrich II., König von Preußen, kaufte das Rezept für dieses Arcanum von einem schlesischen Bauern und ordnete den Gebrauch dieses „Preußischen Specificums gegen den Biß toller Hunde" durch die Ärzte seines Reiches an.

Doryphora

Ein anderer Käfer, der vermutlich auch *Cantharidin* enthält, der Colorado-Kartoffelkäfer, *Doryphora decemlineata Say.*, hat einen, wenn auch sehr bescheidenen Platz im Arzneischatz erlangt. HALE [33a,b] hat einige Vergiftungsberichte und eine Prüfung von RUDEN zusammengestellt. Er selbst hat zwar von dem Mittel keinen Gebrauch gemacht, erwähnt aber Erfolge anderer bei Dysurie, Gonorrhoe und Dysenterie [33c]. Eine weitere Prüfung mit der Urtinktur ist von O. L. JENKINS [34] an sich selbst und an einem 19jährigen Mädchen angestellt worden.

Die große Ähnlichkeit der Wirkungen von *Doryphora* mit denen von *Cantharis* ist schon HALE aufgefallen. Die Vergiftungen kamen teils durch Kontakt beim Sammeln der Käfer zustande, teils beim Verbrennen der Käfer und durch die Heißwasserdämpfe aus einem Kessel, in den die Käfer geworfen worden waren; bei der letzteren Art war ein Fall bei einem Kinde tödlich. Durch den Kontakt mit einer Hautabschürfung am Handgelenk entstand ein tiefes, bösartig aussehendes Geschwür, das später bei der Abstoßung den Knochen bloßlegte. Bei den Vergiftungen durch Dämpfe standen heftige Fieber mit cerebraler Kongestion, Erbrechen und Delirium im Vordergrunde. Bei einer Kontaktvergiftung „begann der ganze Körper anzuschwellen" und in einem Fall von Vergiftung durch Dämpfe trat eine enorme Anschwellung am ganzen Körper auf, ähnlich einer Wassersucht, aber ohne daß Fingereindrücke Vertiefungen hinterlassen hätten. Vermutlich lag da eine akute Nephritis vor, aber der Urin scheint in diesen Fällen nicht untersucht worden zu sein.

Bei den Prüfungen waren Erscheinungen von den Harnwegen deutlich. Einmal wurde eine große Menge Urins von dunkelroter Farbe mit schmutzigem Sediment unter vielen Schmerzen entleert, häufiger waren Harnverhaltung und erschwertes Urinlassen.

Von den Darmwegen kamen bei den Vergiftungen die gewöhnlichen Zeichen schwerer Entzündung zur Beobachtung. In den Prüfungen sind mehrfach Durchfälle und Brennen entlang den Verdauungswegen verzeichnet, sowie einmal Appetitlosigkeit mit großem Durst und Verlangen nach Saurem.

Wenn *Doryphora* in neuerer Zeit kaum angewandt worden ist, so wohl deshalb, weil sich keine Symptome und Modalitäten ergeben haben, die sich von denen der besser bekannten *Cantharis* hinreichend unterscheiden.

Coccinella

Auch der Marienkäfer, *Coccinella septempunctata L.*, soll *Cantharidin* enthalten, wird aber gleichfalls kaum mehr als Arznei gebraucht. Im Beginn des 19. Jahrhunderts pflegte man das zerdrückte Insekt örtlich am Zahnfleisch über schmerzhaften Zähnen einzureiben, wodurch eine leichte Gingivitis und Speichelfluß hervorgerufen wurden; also zur Erzeugung eines „Gegenreizes“. Eine Tinktur des Käfers wurde aber auch innerlich für Neuralgien, namentlich des Gesichts gegeben[35]. Wohl im Hinblick darauf machte FRANZ[36] eine kurze Prüfung von *Coccinella.* In der Tat erhielt er eine Reihe von Symptomen von den Zähnen, wie Kältegefühl, ziehende und reißende Schmerzen, als ob ein Zahn ausgezogen würde, oder in Backzähnen, als ob sie hohl wären; das Zahnfleisch war geschwollen. Außerdem ist ein Blutandrang zum Gesicht, wie Hitzewallungen, und einseitiger Kopfschmerz vermerkt. Das Prüfungsfragment enthält aber nichts, was auf eine Wirkung auf die Harnwege schließen ließe.

Apis

Die Honigbiene, *Apis mellifica L.*, ist ein in der Homöopathie viel gebrauchtes Arzneimittel geworden, seit im Jahre 1853 die amerikanischen Prüfungen von HUMPHREY u.a.[37a,b] veröffentlicht wurden. Den Anlaß dazu gab anscheinend MARCY[38], der von einer Indianerin gehört hatte, daß die Eingeborenen seit langem getrocknete und gepulverte Honigbienen als Mittel bei Wassersucht verwendeten. Er selbst benutzte daraufhin die 1. Verreibung mit Erfolg in Fällen von Ascites, Hydrothorax und allgemeiner Wassersucht. Die amerikanischen Prüfungen sind bis heute unsere Hauptquelle für das Arzneibild. Das Prüfungsfragment von v. SICK[39] hat nichts Wesentliches hinzugefügt.

Auf der einen Seite sind die Wirkungen von *Apis* auf die Haut, die Schleimhäute und die serösen Membranen denen von *Cantharis* ähnlich. Man hat denn auch im Bienengift eine Cantharidin-artige Substanz vermutet, aber eine solche ist bisher unter seinen nieder-molekularen Bestandteilen nicht nachgewiesen worden. Auf der anderen Seite ist aber auch eine Wirkungsverwandtschaft zu den Schlangengiften erkennbar und als Grund dafür kann die Ähnlichkeit der in beiden vorkommenden Enzyme und anderer Proteide angeführt werden. Dabei besteht doch ein großer Abstand zwischen den Stämmen, zu denen die Tiere gehören.

Nur die weibliche Königin und die geschlechtslosen Arbeitsbienen besitzen einen Giftapparat. Für unsere Arzneibereitungen werden nur die Arbeitsbienen verwandt, entweder die ganzen Tiere in 60%igem Alkohol, oder eine Verreibung des Bienengiftes selbst, das als *Apisinum* bezeichnet wird. Die Arbeitsbiene hat, wie die Wespe, zwei Arten von Giftdrüsen, die eine gibt ein saures Sekret in ein Vorratssäckchen ab, die andere (Dufours Drüse) liefert eine alkalische, ölige Flüssigkeit, welche direkt in einen birnenförmigen Behälter oberhalb des chitinösen Stachels entleert wird. Angeblich ist nur das saure, im Giftsack aufbewahrte Sekret toxisch, während das alkalische dazu dient, den Stachel zu reinigen und geschmeidig zu halten, vielleicht auch für sonstige Zwecke des Bienenstocks. Wir haben es also hauptsächlich mit dem Inhalt des Giftsackes zu tun.

Man mag sich wohl wundern, daß die Honigbiene, die doch fast nur von Zucker lebt, in ihrem Stoffwechsel ein so starkes Gift hervorbringt, welches für ihre eigenen Artgenossen und für andere Insekten, wie Wespen, tödlich ist. Die biologische Bedeutung des Giftes und des Injektionsapparates besteht nicht nur in Selbstverteidigung des einzelnen Tieres, sondern hauptsächlich im Schutz der sozialen Gemeinschaft gegen Eindringlinge, wie Bienen eines anderen Volkes, unerwünschte Königinnen, Wespen usw. Sie alle können totgestochen werden, wenn der soziale Instinkt der Bienen zur Wut entfacht wird. Da der gestochene Feind fast sofort stirbt, ist ein neurotroper Bestandteil im Bienengift wahrscheinlich. Insofern würde das Gift dem der nicht staatenbildenden Grabwespen gleichen, welche Spinnen oder Raupen durch Einspritzen ihres Giftes in die Cervicalganglien der Opfer töten.

In den letzten Jahrzehnten ist viel Arbeit auf die Klärung der chemischen Zusammensetzung des Bienengiftes verwandt worden, aber die erlangten Kenntnisse sind bei weitem noch nicht vollständig. In dem natürlichen Gemisch muß man unterscheiden: 1. Verbindungen von niedrigem Molekulargewicht wie biogene Amine und vielleicht stickstofffreie Phenole und Carbonsäuren, 2. Proteine, Proteide und Protamine.

Schon FLURY[40] hat stickstofffreie Bestandteile im Bienengift vermutet. Eine dem *Cantharidin* ähnliche Verbindung, die man nach den *Cantharis* ähnlichen Wirkungen auf die Harnwege vermuten könnte, ist bisher nicht nachgewiesen worden. Die trotz der stark basischen Reaktion der vorhandenen Amine bestehende saure Reaktion ist noch nicht erklärt. Die früher angenommene Anwesenheit von Ameisensäure ist für das Gift nicht bestätigt worden; nur Zubereitungen vom ganzen Tier enthalten Ameisensäure. Das behauptete Vorkommen von Phosphorsäure im Gifte bedarf noch weiterer Untersuchung. Von biogenen Aminen ist Histamin gefunden worden. Man darf aber die Allergie-artigen Wirkungen des Bienenstiches nicht ohne weiteres auf dieses Histamin zurückführen; denn Histamin wird auch von den Proteinen des Organismus freigesetzt, wenn sie mit fremdem Eiweiß reagieren, und dieses ist im Bienengift ja sicher vorhanden. Serotonin (5-Hydroxytryptamin) ist bisher im Bienengift nicht gefunden worden, wohl aber im Gift von Wespen und Hornissen.

Unter den Protein-artigen Bestandteilen des Bienengiftes haben einige, z. B. Phospholipase A und Hyaluronidase, eine bestimmte Enzymwirkung, andere dagegen, die wahrscheinlich als Protamine anzusehen sind, reagieren mit den Proteinen eines anderen Organismus in unabgestimmter („unspezifischer") Weise, wahrscheinlich indem sie dieselben fällen; sie mögen einstweilen als „Toxine" im engeren Sinne bezeichnet werden. Die wichtigsten Fortschritte in der Analyse der eiweißartigen Substanzen im Bienengift sind den Arbeiten der Würzburger pharmakologischen Schule zu danken[41a-f]. Mittels Papier-Elektrophorese konnten 2 Fraktionen getrennt werden; beide wandern zur Kathode, sind also positiv geladen. Fraktion I wandert schneller als Fraktion II, und sie unterscheiden sich deutlich in ihrer chemischen Konstitution und ihren pharmakologischen Wirkungen. Fraktion II umfaßt die Enzyme Phospholipase A und Hyaluronidase. Beide Enzyme finden sich auch in den Schlangengiften. Mittels der Phospholipase hemmt Bienengift die Hitzekoagulation von Eidotter. Dieser Effekt, der zuerst von Dyckerhoff und Marx[42] gezeigt wurde, kann als Test für das Gift benutzt werden. Phospholipase A nimmt aus Lecithinen und Cephalinen deren Ölsäuren heraus und wandelt sie dadurch in Lysolecithine bzw. Lysocephaline um. Wespengift soll außerdem noch eine Lecithinase B enthalten, welche die Lecithine auch ihrer gesättigten Fettsäuren beraubt[43]. Da Phospholipase A die Zell- und Kapillarmembranen für Serum durchlässig macht, kann sie offenbar bei der Entzündungswirkung des Bienengiftes eine wichtige Rolle spielen. Dagegen kommt ihre hämolytische Wirkung und die Hemmung der Thromboplastinbildung im Wirkungsbild von *Apis* nicht so deutlich zum Vorschein. Manche Autoren geben an, daß Phospholipase A auch einige Dehydrase-Systeme hemme, insbesondere die Dehydrogenisierung der Bernsteinsäure im Endoxydations-(Krebs-)Zyklus. Daraus lassen sich aber noch keine bestimmten Schlüsse hinsichtlich der Bienengiftwirkung ziehen. Die Rolle der Hyaluronidase, des sog. „spreading factor", ist auch von anderen Tiergiften wohlbekannt.

Die schneller wandernde Fraktion I ist anscheinend ein für das Bienengift eigenartiges „Toxin". Nach Neumann enthält es 13 Aminosäuren und hat ein Molekulargewicht von etwa 30000—35000. Im Gegensatz zu Fraktion II ist es frei von Schwefel. Es fehlen darin nicht nur Cystin und Methionin, sondern auch Tyrosin, Phenylalanin und Histidin. Neumann hat also wohl recht, wenn er es als eine Art Protamin bezeichnet (d. i. ein Protein, dem gewisse essentielle Aminosäuren fehlen). Das würde seine toxischen Wirkungen beim Zusammentreffen mit normalen Proteinen erklären. Es ist anzunehmen, daß die Proteine gefällt und denaturiert werden. Das scheint auch hervorzugehen aus den elektronen-mikroskopischen Bildern von gewaschenen und Serum-frei gemachten Erythrocyten, die mit dem Pikrat gereinigten

Bienengiftes behandelt waren. Die so behandelten Erythrocyten sehen ganz anders aus als die „Schatten" bei der gewöhnlichen Hämolyse; sie sind geschrumpft, ihre Membranen erscheinen netzartig getüpfelt, das Reticulum ist lichtbrechend. Offenbar wird eine so geschädigte Membran Hämoglobin austreten lassen, um so mehr, wenn ihre Durchlässigkeit durch Lysolecithin-Bildung schon erhöht ist. Das elektronen-mikroskopische Bild deutet auf eine Fällung der Proteine in der Membran hin. Die Erythrocyten sind nur als ein Modell zu betrachten. Eine ähnliche Zusammenballung der Proteine wäre auch an anderen Zelloberflächen bzw. Zwischenflächen anzunehmen. Von einer solchen Protamin-Protein-Reaktion würden dann die immunologischen Prozesse ausgehen. Danach scheint die Fraktion I das dem Bienengift eigentümliche „Toxin" im engeren Sinne darzustellen, es wirkt nicht wie ein Enzym. Während die Fraktion II eine Eidotteremulsion aufhellt, macht Fraktion I sie sogar trüber, und das zeigt gleichfalls ihre koagulierende Wirkung an.

Im Experiment hat Fraktion I neuromuskuläre Wirkungen gezeigt, u. zw. sowohl nach Art von *Curare* wie von *Nikotin.* Kleine Gaben rufen Erregung des Ganglion cervicale superius bei der Katze hervor. Wirkungen auf ungestreifte Muskeln, auf Kreislauf und Blutdruck sind gezeigt worden. Aber von solchen Effekten unter experimentellen, künstlichen Bedingungen kann man höchstens die allgemeine Wirkungsrichtung ableiten. Welche besondere Rolle das „Toxin" spielt, wenn das komplexe Gift auf einen ganzen Organismus einwirkt, läßt sich daraus nicht ersehen; das hängt von sehr vielen variablen Umständen ab. Wenn z. B. die Biene das Gift intra- oder subcutan einspritzt, wird man von dem präzipitierenden Toxin nicht viel mehr als eine leichte örtliche Reaktion zu erwarten haben; die allbekannten Symptome lassen sich schon als Wirkung anderer Bestandteile, wie Histamin, Phospholipase A und Hyaluronidase erklären; ganz abgesehen von anderen Stoffen, die noch unerkannt vorliegen mögen. Ganz anders liegen die Dinge, wenn der Stachel zufällig in eine Venula eingedrungen ist und das Toxin in die Blutbahn gelangt. Vielleicht sind die sehr seltenen, schweren und manchmal sogar tödlichen Folgen eines Bienen- oder Wespenstiches auf ein solches Ereignis zurückzuführen, aber auch dann ist eine besondere Empfindlichkeit der Person wohl sicher mitverantwortlich. Damit kommen wir auf die Erscheinungen der Immunität und der Allergie, die in diesem Falle einige noch ungelöste Rätsel aufgeben.

Die Erfahrung der Imker geht dahin, daß es sowohl eine angeborene wie eine erworbene Immunität gegen das Bienengift gibt. Es ist aber sehr zweifelhaft, ob eine echte Immunität des Gesamtorganismus durch Bienenstiche erworben werden kann. Die fehlende Reaktion der oft von Bienen gestochenen Personen scheint vielmehr auf das so betroffene Gewebsgebiet beschränkt zu bleiben. Man hat nämlich beobachtet, daß Körpergegenden, die vorher von Stichen verschont geblieben waren, ihre Empfindlichkeit gegen das Gift behielten. Wiederholte Injektion des Giftes in die Haut würde demnach zu einer örtlichen Desensibilisierung führen können, aber keine fortlaufende Bildung von freien, im Säftestrom kreisenden Antikörpern anregen. Durch Injektion von Bienengift in die Blutbahn läßt sich natürlich eine echte Immunität gegen die Proteine des Giftes erzeugen; nicht-antigene Bestandteile, wie Histamin, niedere Carbonsäuren u. a., könnten dann allerdings immer noch Wirkungen hervorbringen. Bis zu einem gewissen Grade ist kreuzweise Immunität zwischen Bienen- und Schlangengiften beobachtet worden. Das zeigt eine Ähnlichkeit der toxischen Proteine in den Giften dieser — in der natürlichen Ordnung so weit auseinander stehenden — Tiere an. Die betreffenden Proteine sind in beiden Fällen dialysierbar, haben aber einen verschiedenen isoelektrischen Punkt, pH 8,7 für *Apis* und 7,9 für *Crotalus* [44a,b].

Die Fixierung von Antikörpern an Zelloberflächen schließt allergische und selbst anaphylaktische Reaktionen auf nachfolgende Bienenstiche nicht nur nicht aus, sondern begünstigt sie vielmehr. Nach heutigen Anschauungen setzt die Antigen-Antikörper-Reaktion an den Zellen Histamin-artige Stoffe frei. Das seltene Auftreten von anaphylaktischem Schock hängt von dem Stadium der vorhergehenden Antikörperbildung im Organismus ab. Es ist indes kaum vorauszusehen, in welchem Stadium der Immunität oder der Allergie gegenüber den Proteinen des Giftes sich eine bestimmte Person jeweils befindet.

Im Hinblick auf diese Unsicherheit und die Möglichkeit eines anaphylaktischen Schocks hat man empfindliche Personen, die wiederholten Bienenstichen ausgesetzt sind, desensibilisiert, entweder mit Toxoiden (d. i. durch Formalin oder Hitze harmlos gemachtes Gift) oder mittels Extrakten aus der ganzen Biene. Im letzteren Falle wurden Verdünnungen von zunehmender Konzentration intracutan angewandt, nachdem zuvor die Empfindlichkeit durch Hautteste geschätzt war [45].

Es gibt aber außerdem noch eine Allergie gegen flüchtige Stoffe im Bienengift. Ein derartiger Fall ist von einem Imker gut beschrieben worden, von Jucken und Kitzel am Gaumen und in den Luftwegen bis zu Asthma [46]. Es hat sich gezeigt, daß solche Fälle öfter vorkommen. Personen, die jahrelang ohne Beschwerden mit Bienen umgegangen sind, werden manchmal gegen den Geruch von Bienenstöcken überempfindlich und bekommen asthmatische Anfälle, wenn sie in die Nähe eines Bienenstockes kommen. Dr. Forster (Illertissen), der sich speziell mit der Herstellung von pharmazeutischen Präparaten von Bienengift befaßt hat, konnte verschiedene solche Fälle bei seinen Angestellten beobachten. Die allergischen Symptome, Katarrhe der oberen Luftwege, Bindehautentzündung und zuweilen Asthma und Urticaria, standen in keiner Beziehung zu der Empfindlichkeit der Personen gegenüber Bienenstichen, sie traten auf sowohl bei solchen, die in der gewöhnlichen Weise auf Stiche reagierten, wie auch bei solchen, die darauf gar nicht reagierten. Es ließ sich aber feststellen, daß die Geruchs-Allergene vom Gift selbst ausgingen; die Anfälle wurden regelmäßig hervorgerufen, wenn die betreffende Person in die Nähe von stechenden Bienen kam, ohne daß sie selbst gestochen worden wäre. Es ist nicht bekannt, ob die Ester, wie z. B. Amylcinnamat, die dem frischen Gift seinen eigenartigen Geruch verleihen, für diese erworbene Allergie verantwortlich sind. Jedenfalls ist diesen allergischen Erscheinungen, die ebenso durch verschiedene andere flüchtige Stoffe hervorgerufen werden, für das Arzneibild kaum Bedeutung beizumessen. Einmal sind diese flüchtigen Allergene wahrscheinlich in den Zubereitungen gar nicht mehr vorhanden und dann sind die Arzneiprüfungen nicht darauf eingestellt, solche Idiosynkrasien ans Licht zu bringen, die sich mit den gleichen Symptomen auch bei vielen anderen Arzneistoffen äußern. Bei Arzneiprüfungen von *Apis* an Gesunden und für seinen Gebrauch bei Kranken kommt es vielmehr auf einen anderen Empfindlichkeitsbereich an, nämlich den, der für die Einwirkung des Gesamtprodukts auf das einheitliche Ganze des menschlichen Organismus kennzeichnend ist; m. a. W. wir suchen unterscheidende Symptome und deren Modalitäten kennenzulernen, auf die man sich bei der Wahl der Arznei verlassen kann.

Die örtliche Entzündung, die ein Bienen- oder Wespenstich an der Haut oder der Schleimhaut der Lippen und des Mundes hervorruft, ist zu bekannt als daß sie beschrieben zu werden brauchte. Wenn gelegentlich der Stich im Schlunde in der Nähe der Epiglottis erfolgt, so ist die rapide Ödembildung mehr als eine Belästigung, sie kann den Tod durch Erstickung verursachen. Bei einem Mädchen, das von einer verschluckten Wespe in den Mund gestochen worden war, habe ich promptes Nachlassen der Schwellung und der Erstickungsnot nach einer Gabe von *Apis* gesehen (der angewandten Potenz erinnere ich mich nicht mehr).

Quaddeln, ödematöse Schwellungen und Erythem bleiben nicht immer auf die Umgebung der Einstichstelle beschränkt; sie können sich über den ganzen Körper ausbreiten. Brennen, Stechen, und Jucken sind meist heftig, kalte Anwendungen lindern. Urticaria und angioneurotisches Ödem sind häufige Indikationen für die Anwendung von *Apis*. Die Erleichterung setzt oft sogleich ein, aber *Apis* verhütet nicht die Wiederholung solcher Anfälle. Anschwellung der Zunge, die das Sprechen behindert, und eine sackartige Schwellung der Augenlider sind bei Fällen von Bienen- oder Wespenstichen besonders hervorgehoben worden. *Apis* ist mit Erfolg bei Glossitis mit brennender Rauheit der geschwollenen Zunge benutzt worden. Sackartige Schwellungen um die Augen weisen auf *Apis* nicht nur bei örtlicher Entzündung, z. B. bei Gesichtserysipel, hin, sondern auch wenn sie Frühzeichen einer Nephritis sind. Eine besonders gute Anzeige für *Apis* ist die intensive Chemosis bei einer Kerato-Conjunctivitis. 3 von den 10 Prüfern v. Sicks[39] beobachteten eine Augenentzündung, darunter v. Sick selbst, der allerdings zu Augenkatarrhen im Gefolge einer alten Kerato-Iritis neigte; es ist aber bemerkenswert, daß er im Laufe der Prüfung eine Besserung seines Sehvermögens beobachtete. Diese Erfahrung würde es ratsam erscheinen lassen, *Apis* bei keratitischen Trübungen und Narben zu versuchen, um sie zu reaktivieren und womöglich durchsichtiger zu machen. Noch mehr wird durch die entzündlichen Ödeme von *Apis* seine Anwendung bei frischer Netzhautablösung nahegelegt. Ein Erfolg dabei ist von A. Rouy[47] berichtet worden.

Ein anderer häufiger Sitz der Apis-Entzündung ist der Rachen: feurigrote oder rosarote wie gefirnißte Anschwellung, ausgeprägtes Ödem der Uvala, ein Gefühl der Zusammenschnürung und Verätzung, welches das Schlucken selbst von Tropfen Wassers fast unmöglich macht. Gelegentlich sind ödematöse Schwellungen an den Schamlippen berichtet worden. Auch da wurde Besserung durch kalte Anwendungen angegeben.

Allgemeines Erythem scheint nach Bienenstichen ziemlich selten, öfters aber nach Wespenstichen aufzutreten. In früheren Zeiten hat die Ähnlichkeit mit dem Scharlachexanthem, zugleich mit der Halsentzündung und der Neigung zu nachfolgender Nephritis, zur Anwendung von *Apis* bei Scarlatina Anlaß gegeben. C. W. Wolf[48] ist, wie auch sonst in seiner Monographie, in dieser Hinsicht enthusiastisch, während J. Kafka[49] aus seiner Erfahrung nur eine Erleichterung des Krankheitsverlaufs zugesteht. In neuerer Zeit war wenig Gelegenheit, zu einem Urteil in dieser Frage zu kommen. In den meisten Büchern wird aber *Apis* noch als eines der Mittel genannt, die angezeigt sind, wenn Exantheme nicht richtig zum Vorschein kommen oder unterdrückt sind und der Krankheitsverlauf innere Komplikationen, namentlich Meningismus, mit sich bringt. Der folgende Bericht über einen tödlichen Fall von Bienenstichen[50] könnte als Stütze für ein solches Vikariieren äußerlicher und innerlicher Syndrome angeführt werden: „Eine 30jährige Frau war von mehreren Bienen gestochen, die Stacheln alsbald entfernt worden. Die Stellen, wo sie gestochen worden war, schwollen nicht an, während das bei früheren solchen Vorkommnissen der Fall gewesen war, und sie fühlte sich die folgenden 5 Tage ganz wohl. Dann setzte Lähmung der oberen und später der unteren Gliedmaßen ein und 2 Tage später starb sie. Die Gewebe am Hals waren äußerlich und innerlich stark geschwollen, die Venen dort ebenfalls geschwollen und verfärbt." Derselbe Zusammenhang scheint auch aus einem neuerlich von ORDMAN[45] berichteten Fall hervorzugehen: „Ein 44jähriger Landwirt war als Knabe und junger Mann häufig gestochen worden und hatte mehr oder weniger heftige örtliche Reaktionen nach jedem Stich gehabt. Als er im Jahre 1952 wiederum gestochen wurde, war die örtliche Reaktion nur gering, aber innerhalb von 3 Minuten wurde er bewußtlos und blieb es 2 Stunden lang. Nachdem er wieder zu sich gekommen war, hatte er ein Erstickungsgefühl und für 1—2 Tage Kopfschmerz und Übelbefinden."

Resorptive Allgemeinwirkungen von Bienenstichen kommen vor, sind aber im Verhältnis zu der Häufigkeit von Bienen- oder Wespenstichen ziemlich selten. Es können auftreten: Gedankenverwirrung, verwirrtes und unzusammenhängendes Sprechen für eine kurze Weile, ein schwerer, benommener Kopf, Bewußtlosigkeit oder Ohnmacht, abwechselnde Hitze und Frostigkeit, große Angst und Atemnot, Hinfälligkeit mit Frieren und leichter Nackensteifigkeit, krampfhaftes Zusammenziehen der Beinextensoren und Zuckungen vieler Muskeln; Herzklopfen mit angestrengtem Herzschlag, während der periphere Puls schwach oder nicht fühlbar ist. Das synkopale Syndrom könnte durch eine plötzliche Verminderung des Plasmavolumens im Kreislauf infolge des Wegfalls von Kapillarschranken bedingt sein. Ein ähnliches Syndrom kann durch viele andere toxische Proteine, insbesondere durch Schlangengifte, verursacht werden. Nach Bienenstichen kommt es nur unter außergewöhnlichen Umständen vor und hört dann meist ebenso plötzlich wieder auf, wie es erschienen ist. Einige eigentümliche Symptome sind für *Apis* in gleicher Weise wie für *Lachesis* angeführt worden, z. B. „ungeschickt, läßt Gegenstände leicht aus der Hand fallen", ohne daß dafür in den Prüfungen von *Apis* ein Anhalt zu finden ist.

Es ist weder durch klinische noch durch postmortale Befunde gesichert, daß Nephritis durch Bienengift verursacht werden kann. Sektionsbefunde von den sehr seltenen Todesfällen nach Bienenstichen sind, soweit ersichtlich, nicht berichtet worden. Ein Hinweis darauf, daß die Nierenfunktion geschädigt war, kann in der Beobachtung gefunden werden, daß im akuten Stadium der Vergiftung Anurie vorhanden war und die nachfolgende Wiederherstellung mit einem reichlichen Urinabgang einsetzte. Das ist in einem genauen Bericht über einen Vergiftungsfall von CHEPMELL[51] beschrieben. In älteren Büchern, wie denen von WOLF[48] und GOULLON[50], ist wenig über die Anwendung von *Apis* bei Nephritis zu finden. Die Erfahrung hat aber gelehrt, daß *Apis* in subakuten Fällen mit Gesichtsödem, namentlich bei Kindern, von Nutzen war; in manchen Fällen war die schnelle Wiederherstellung anscheinend nicht lediglich der strengen Diät zuzuschreiben. Reizung der Harnwege ist in den Prüfungen von *Apis* durch Symptome wie „häufiger Urindrang" belegt, allerdings nicht so ausgesprochen wie bei *Cantharis*.

Bevor HUMPHREY und seine 10 Mitprüfer[37a, b] ihre Arzneiversuche anstellten, wurde von *Apis* nur ein empirischer Gebrauch gemacht; der bei den Indianern Nordamerikas wurde schon erwähnt. Außerdem ist es ein alter, auch heute noch in vielen Ländern geübter Volksbrauch, daß sich an „Rheumatismus" Leidende von Bienen stechen lassen. Bei ALLEN[52] findet man: „Nach dem Stich von Bienen kamen die früheren gichtischen Verdickungen wieder zum Vorschein, verschwanden aber dann wieder." Das könnte als Reaktivierung eines alten Leidens gedeutet werden, wie sie auch nach unabgestimmten Reizen zu beobachten ist. An Symptomen, die auf Muskelrheumatismus hinweisen, ist in den Apis-Prüfungen nicht viel zu entdecken. Gelegentliche Schwellungen um Gelenke lassen eine Beteiligung der Synovialmembranen vermuten; dazu würde die für *Apis* allgemein charakteristische Modalität „Verschlimmerung durch Wärme, Besserung durch kalte Anwendungen" passen. Die nicht sehr häufig vermerkten Empfindungen von Ziehen und Steifigkeit sind indes nicht durch irgendwelche Modalitäten gekennzeichnet. Durch die Prüfungen ist demnach die homöopathische Anwendung von *Apis* bei rheumatischen Zuständen schlecht gestützt, weniger als die von *Formica rufa* und *Ameisensäure*.

Apis ist vorzugsweise ein Mittel für akute Krankheitszustände. Die Erscheinungen setzen plötzlich und in voller Stärke ein; das gilt auch für Fälle, bei denen der Verlauf durch heftige Verschlimmerungen unterbrochen wird. Die Schmerzen sind hauptsächlich brennend und stechend, Jucken ist oft ausgeprägt, ob nun Hautausschläge herauskommen oder nicht. Die Wirkung zeigt sich vorwiegend an Haut und Schleimhäuten, seltener auch an serösen Membranen. Vermehrte Durchlässigkeit der Kapillarmembranen äußert sich in ödematösen Schwellungen. Rapide Exsudation oder Transsudation sind charakteristisch für *Apis*, nicht dagegen eitrige oder nekrotische Stadien der Entzündung. Auf eine anfängliche Herabsetzung des Kreislaufs mit Frieren folgt trockene, brennende Hitze, aber trotz Trockenheit im Mund und Rachen besteht kein Durst. Dieses Fehlen von Durst sowohl im Kälte- wie im Hitzestadium ist einem Prüfer (HERING) aufgefallen. Gelegentliches stellenweises Schwitzen ist nicht so charakteristisch wie die brennende Hitze. Als ein brauchbarer Hinweis auf *Apis* kann Oligurie oder gar zeitweilige Anurie dienen, wenn darin die plötzliche Verschiebung in der Verteilung der Körperflüssigkeit, vom Kreislauf in das interzellulare Gewebe, zum Ausdruck kommt; die einsetzende Besserung ist dann durch reichlichen Urinabgang gekennzeichnet. Eine ausgeprägte Modalität betrifft den Einfluß von Wärme und Kälte: Wärme in jeder Form verschlimmert und wird schlecht ertragen; es besteht ein Verlangen nach Kälte und die Beschwerden werden durch kaltes Wasser oder kalte Luft gelindert. Dieser Modalität entspricht auch die Beobachtung, daß Apis-Patienten, namentlich Kinder mit Entzündung der Harnwege, sich beständig bloßdecken wollen; die Prüfungen geben dafür keinen Anhalt. Es mag aber auch sein, daß das Verlangen sich aufzudecken mit einer anderen Modalität, die sich aus den Prüfungen ergeben hat, zusammenhängt: äußerste Empfindlichkeit gegen Berührung und Druck; die Kopfhaut ist empfindlich selbst gegen Berührung der Haare. Es ist nicht besonders bemerkenswert, daß die von Entzündung betroffenen Teile, namentlich am Hals und am Bauch, eine Verschlimmerung von Druck aufweisen. Mehr Beachtung verdient die Ausnahme, daß dumpfe Kopfschmerzen, oft von Verwirrung und Schwindligkeit begleitet, durch Gegendruck mit den Händen gelindert werden.

Wie für manche anderen Tierstoffe, ist auch für *Apis* eine Verschlimmerung nach Schlaf angeführt worden, aber aus den Prüfungen geht diese Modalität nicht hervor. Eine morgendliche Verschlimmerung bezieht sich da auf durchfällige Stühle und steht im Zusammenhang mit einer Verschlimmerung durch Bewegung. Es heißt da: „Mehrere dünne, gelbe Stühle, mit äußerster Schwäche und Hinfälligkeit; die Stühle treten bei jeder Bewegung des Körpers auf, als ob der After ständig offen wäre." Aber diese Beobachtung stammt von einer Frau mit Ascites, nachdem sie die 6. Dilution von *Apis* genommen hatte, darf also wohl als eine Heilreaktion angesehen werden. Lockere, plötzliche Stuhlentleerungen am Morgen sind indes auch von anderen Prüfern berichtet worden. Eine weitere Angabe „ungefärbtes Wasser geht aus dem After ab" mag darauf hinweisen, daß die gereizte Darmschleimhaut bei der Flüssigkeitsabgabe aus den Gefäßen wesentlich beteiligt ist. (Das eigenartige Symptom des „offenen Anus" erinnert an ein anderes Kapillargift: *Phosphor.)* Ein vorgeschrittenes Stadium der Entzündung der Darmschleimhaut äußert sich in Abgang von Blut und Schleim mit den Stühlen. Das hat zur Anwendung von *Apis* bei Kinderdurchfällen mit Stühlen, die „wie Tomatentunke" aussehen, Anlaß gegeben. Im großen und ganzen scheint aber *Apis* bei Darmerkrankungen nicht gerade häufig gebraucht worden zu sein.

Eine Verschlimmerung gegen 15 Uhr bezieht sich in der Prüfung auf Kreislaufsymptome, wie Frostigkeit und Kopfschmerzen. Auch diese Modalität darf wohl nicht verallgemeinert werden.

Ein Hauptzug der Wirkung des Bienengiftes ist der rapide Austritt von Serum durch die Kapillarwände. *Apis* wird daher in erster Linie in Betracht zu ziehen sein, wenn es darauf ankommt, die Reaktionen in der ödematösen Phase der akuten Entzündung anzufachen. Das gilt auch für akute Ergüsse in seröse Hohlräume, in den Subarachnoidalraum bei Meningitis, den Pleuralraum bei Pleuritis usw. In den Zeiten, als noch keine Chemotherapeutica und Antibiotica zur Verfügung standen, war *Apis* ein Hauptmittel bei akuter Meningitis. Es mag wohl sein, daß die guten Erfolge nur bei der an sich gutartigeren Meningococcen-Meningitis erzielt worden sind. Man braucht aber nicht zu bezweifeln, daß die Arznei zu der Wiederherstellung beitrug, etwa indem sie das eitrig-fibrinöse Stadium der Entzündung und damit solche Dauerfolgen wie den Verschluß des Aquaeductus verhütete. Symptome von erhöhtem intracraniellem Druck, wie „das Kind bohrt den Kopf in die Kissen und schreit auf, cri encéphalic", stammen offensichtlich aus klinischen Beobachtungen. In Fällen von akutem Hydrocephalus externus oder internus wird man, neben *Helleborus,* auch *Apis* in Betracht zu ziehen haben.

Die alte Anwendung von gepulverten ganzen Bienen bei Hydrothorax, Ascites und allgemeiner Wassersucht scheint in neueren Zeiten keine Nachfolge gefunden zu haben. Bei Pleuritis ist *Apis,* wahrscheinlich unverdient, gegenüber *Cantharis* vernachlässigt worden. Die Empfehlung bei Hydropericard und Pericarditis ist, soweit ersichtlich, in der Literatur nicht durch zuverlässige Krankengeschichten belegt. Etwas besser gestützt durch klinische Erfahrungen ist die Brauchbarkeit von *Apis* bei Hydrarthrosis, insbesondere der Kniegelenke. Als Hinweise dienen: umfangreicher Erguß ohne Änderung der Farbe über dem geschwollenen Gelenk, Linderung der spannenden Schmerzen durch kalte Anwendungen, verminderte Urinabsonderung, Fehlen von Durst; Verschlimmerung von Bewegung, von Berührung und Druck sind bei solchen serösen Gelenkergüssen gewöhnliche Modalitäten und nicht besonders geeignet, *Apis* von anderen Mitteln zu unterscheiden. Ein Rückgang der serösen Ergüsse von Ovarialcystomen nach *Apis* ist wiederholt und zuverlässig beobachtet worden. Die Wirkung soll sich vorzugsweise auf das rechte Ovarium erstrecken und in der Tat zeigte sich in den Prüfungen die rechte Ovarialgegend empfindlicher und schmerzhafter als die linke; die Zahl der Beobachtungen ist aber zu gering, um eine solche Bevorzugung einer Körperseite zu verallgemeinern.

Außer Schmerzen in der Ovarialgegend findet sich in den Prüfungen öfters ein Gefühl des Herabdrängens im Unterleib, als ob die Periode einsetzen wollte, angegeben. Erfolge von *Apis* bei Dysmenorrhoe sind aber nicht bekannt geworden. Humphrey hat davor gewarnt, bei schwangeren Frauen tiefe Potenzen von *Apis* zu geben, weil er in mehreren Fällen Fehlgeburt danach sah. Diese Wirkungstendenz sowie die gesteigerte Geschlechtserregung, die in den Prüfungen von *Apis* vermerkt ist, sind ähnlich wie bei *Cantharis* und bringen die Verwandtschaft zwischen den beiden Mitteln zum Ausdruck. Nicht minder deutlich ist die Ähnlichkeit von *Apis* und *Cantharis* in bezug auf die Reizwirkung auf die Harnwege. Sie pflegt bei *Apis* allerdings weniger heftig zu sein und *Apis* wird bei Entzündungen der ableitenden Harnwege auch seltener angewandt als *Cantharis*. Bei Nephritis wird indes *Apis* meist vorgezogen.

Die Wirkungen von *Apis* auf die Atmungsorgane sind nur von untergeordneter Bedeutung. Natürlich werden die Atmungsorgane bei manchen Krankheitszuständen, für die *Apis* in Betracht kommt, in Mitleidenschaft gezogen, z. B. Glottisödem, Pleuraergüsse; die dabei auftretenden Symptome sind aber nicht mehr kennzeichnend für die Apis-Wirkung. Es sind zwar auch Symptome einer direkten Reizung der Atemwege in den Prüfungen zum Vorschein gekommen, wie „Reiz zum Husten, in der Suprasternalgrube", „heftiger Husten, besonders nach dem Hinlegen und Schlafen", „Husten mehr in der Wärme und in der Ruhe und nach Aufwachen aus dem ersten Schlaf". Diese Symptome stehen aber vereinzelt da und haben bisher auch keine praktische Bedeutung als Indikationen erlangt.

Skizze:

Apis

Apis mellifica L., Honigbiene

Hexapoda: Hymenoptera: Apidae

Apisinum, der Inhalt des Giftsackes der Arbeitsbiene

Ödematöse Schwellungen und Erythem:
Plötzliches Einsetzen mit voller Intensität.
Brennen, Stechen und Jucken, besser von kalten Anwendungen
(Urticaria, angioneurotisches Ödem. Kerato-Conjunctivitis mit starker Chemosis. Frische Netzhautablösung).
Brennen und Roheit der geschwollenen Zunge (Glossitis).
Feurigrote oder rosarote Schwellung des Schlundes, wie gefirnist, mit Uvulaödem, Zusammenschnüren des Halses, Schlucken selbst von Tropfen Wassers erschwert.
Ödematöse Anschwellung der Schamlippen.
Scharlachartiges Erythem. Exantheme kommen nicht richtig heraus. Komplikationen: Meningismus, Nephritis usw. (Scharlach. Erysipel mit Ödemen).

Reizung der Harnwege:
Häufiger Drang (Cystitis);
akute Anurie, Besserung mit reichlichem Urinabgang einsetzend (Nephritis mit Gesichtsödem).

Durchfällige Stühle bei jeder Bewegung, schlimmer morgens, Gefühl des „offenen Anus".

Seröse Ergüsse:
in Pleural-, Synovial- und Meningealräume

(Hydrothorax, seröse Pleuritis, Hydrarthrosis, Meningitis)
(Ovarialcystom).

Allgemeinwirkungen:
(synkopales Syndrom nach Bienenstichen anaphylaktisch)
Verwirrung, Schwindligkeit, dumpfer Kopfschmerz gelindert von Druck der Hände;
abwechselnde trockene Hitze und Frösteln, gegen 15 Uhr auftretend;
kein Durst, trotz Trockenheit des Mundes;
kein Schwitzen, oder nur fleckweise.

Modalitäten:
Verschlimmerung durch Wärme in jeder Form, sie wird schlecht ertragen.
Besserung durch kalte Anwendungen, kaltes Wasser, kalte Luft, durch Aufdecken.
Empfindlichkeit gegen Berührung, besonders Kopfhaut, Hals und Ovarialgegend.
Schmerzen im allgemeinen schlimmer durch Druck, aber Kopfschmerzen gelindert durch Gegendruck.

Dosierung: meist D 3 oder D 6, aber *Apisinum* nicht niedriger als D 4.

Vespa crabro

Stiche der Hornisse werden für Haustiere und Menschen als gefährlicher angesehen als die der gewöhnlichen Wespe, Vespa vulgaris. Die schwereren Folgen mögen auf die größere Menge des eingespritzten Giftes zurückzuführen sein, selbst wenn die Zusammensetzung des Giftes nicht von der bei der kleineren Species verschieden sein sollte. Der erste, der Versuche an sich selbst mit Hornissengift angestellt hat, scheint L. C. Dufresne[53] gewesen zu sein. Er nahm, was er an Gift von 6 Hornissen sammeln konnte, auf die Zunge. Außer einem nachhaltigen, eigenartig bitteren, aromatischen Geschmack empfand er Hitze im Halse und, nach 1 Stunde, im Magen; Symptome von resorptiver Allgemeinwirkung hat er weder von dieser Anwendung, noch von einer Verreibung und einer alkoholischen Tinktur, die er auch versuchte, notiert, anscheinend weil er sich der beobachteten Symptome nicht sicher war und weitere Versuche abwarten wollte Dufresne stach sich ferner mit Nadeln, die in das Gift und eine alkoholische Lösung desselben getaucht waren, in die Fingerhaut und beschrieb die darauf folgende örtliche Entzündung. Seine Versuche haben aber nichts ergeben, was nicht schon besser aus Beobachtungen von Hornissenstichen bekannt war. Einige Versuche mit einer 30. Potenz eines durchaus zweifelhaften Präparates von Berridge[54] haben auch nichts zur Kenntnis der Wirkungen von *Vespa crabro* beigetragen; die angegebenen Symptome sind zu unbestimmt, als daß sie erwähnt zu werden brauchten. Die wenigen Berichte in der Literatur über Anwendung von *Vespa crabro* in Krankheitsfällen sind keineswegs überzeugend. Es bleibt zukünftigen Untersuchungen vorbehalten, zu zeigen, ob *Vespa crabro* eigenartige Wirkungen hat, die sie von *Apis* hinreichend unterscheiden lassen. Einstweilen hat *Vespa crabro* noch keinen eigenen Platz in unserem Arzneischatz.

Cynosbatus

Im Anhang soll hier noch eines eigenartigen Produktes einer Gallwespe gedacht werden, das hie und da noch gebraucht wird, allerdings nicht nach homöopathischen Grundsätzen. Cynips rosae (synon. Rhodites rosae) verursacht durch ihren Stich die Rosengallen Glomeres Cynosbati oder einfach „*Cynosbatus*" genannt. Die Rosengalle enthält die Eier und später die Larven von Cynips. Die Cynosbatus-Tinktur ist ein altes Mittel für Leiden der Harnwege. Für PARACELSUS war sie ein Blasenmittel und sein Nachfahre RADEMACHER[12b] fand sie hilfreich in schweren Fällen von Strangurie und Harnverhaltung. Er erwähnt ferner, daß, wenn man die Larven von Cynips zwischen Daumen und Zeigefinger zerquetscht und dann die Finger mit dem Saft an das Zahnfleisch eines schmerzhaften Zahnes bringt, die Zahnschmerzen aufhören, ebenso wie es bei der gleichen Anwendung von *Coccinella septempunctata* der Fall ist. Mögen solche Versuche, den Zahnarzt zu vermeiden, nicht mehr zeitgemäß sein, so weist doch dieser alte Gebrauch der beiden Insekten zur Erzeugung von Gegenreiz auf ähnliche Bestandteile in ihnen hin. Mit *Cynosbatus* sind keine Arzneiprüfungen gemacht worden. Nur einzelne Nachfolger RADEMACHERS machen noch Gebrauch von der Tinktur bei den genannten Harnbeschwerden.

Formica rufa

Die gewöhnliche Waldameise, *Formica rufa L.*, ist ein für Menschen harmloses Insekt, wenn auch irgendwo einmal zu lesen war, daß ein Kind, das sich in einen Ameisenhaufen gesetzt hatte, an einer Nephritis erkrankte. Die Ameise sticht nicht, ihr Stechapparat ist nur mehr ein Rudiment; andere, aggressivere Arten der Formicidae machen indes noch Gebrauch von ihrem kräftigen Stachel. *Formica rufa* beißt, aber ihre Mandibeln können nur zarte Oberflächenschichten durchdringen und nur sehr kleine Wunden setzen. In diese spritzt das Insekt den sauren Inhalt eines Giftsäckchens, in das tubuläre Giftdrüsen einmünden. Wie Bienen und Wespen besitzen die Ameisen auch eine accessorische (Dufours) Drüse; ihr Sekret vermag anscheinend die Säure, die am Körper der Ameise haften bleibt, zu neutralisieren. Wie bei Bienen und Wespen haben auch bei den Ameisen nur die Königinnen und Arbeiter einen Giftapparat. Das Gift der *Formica rufa* besteht hauptsächlich aus *Ameisensäure*, während bei den meisten anderen Ameisenarten ein toxisches Protein gefunden worden ist. Bei *Formica rufa* wechselt der Gehalt an *Ameisensäure* erheblich je nach dem Fundort; sie ist von 21% bis zu 71% in dem Gift gefunden worden, und in einzelnen Fällen soll *Ameisensäure* 18% des gesamten Körpergewichts betragen. Es ist daher nicht verwunderlich, daß Ameisen, die so leicht und reichlich aus ihren mächtigen Kolonien in Nadelwäldern zur Verfügung standen, als Quelle dieser Säure dienten, lange bevor ihre chemische Konstitution als einfachste aliphatische Säure, H.COOH, bekannt war und technisch in Mengen hergestellt werden konnte. Jahrhunderte hindurch ist *Ameisenspiritus* als „Gegenreiz" bei Lähmungen, Rheumatismus und anderen unbestimmten Leiden eingerieben worden; in manchen Gegenden ist dieser Gebrauch auch heute noch beliebt. Ein Aufguß von zerquetschten Waldameisen war als Badezusatz bei ähnlichen Leiden zu Zeiten auch sehr gebräuchlich. Erythem in wechselnder Stärke und Jucken zeigen die Hautreaktion deutlich an.

Vor etwa 130 Jahren wurde eine Tinktur von Ameisen auch innerlich bei veralteten rheumatisch-gichtischen Leiden angewandt, allerdings oft mit Zusatz von *Filix mas* und *Bryonia*[32b]. Verschiedene Fälle sollen auf diese Weise geheilt worden sein unter Ausscheidung einer klebrigen, übelriechenden Flüssigkeit und vermehrter Ausdünstung von der Haut; aber es bleibt zweifelhaft, welchen Anteil die *Ameisentinktur* dabei hatte.

Im Hinblick auf den verhältnismäßig hohen Gehalt der Waldameisen an *Ameisensäure* hat man die Säure als den wesentlichen Wirkstoff angesehen und meist die Zubereitungen von der ganzen Ameise mit denen der *Ameisensäure* für praktische Zwecke gleichgesetzt. Unsere Kenntnis von den Wirkungen beider ist aber noch viel zu gering, um eine solche Annahme zu stützen. Sie ist sogar als höchst unwahrscheinlich anzusehen, seit neuerdings aus verschiedenen Ameisenarten eine Anzahl von Terpenoiden isoliert worden sind, für die das Iridomyrmecin typisch ist:

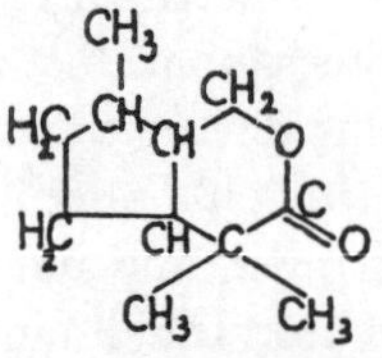

Iridomyrmecin

In seiner Konstitution hat Iridomyrmecin am meisten Ähnlichkeit mit einem Terpenoid, das im ätherischen Öl von Nepetha cataria vorkommt und wohl für dessen Geruch, der die Katzen anzieht, verantwortlich ist. Es ist wahrscheinlich, daß der Nestgeruch der Ameisen von derartigen Terpenoiden herrührt. Es würde ihnen danach eine biologische Bedeutung für die Vermittlung des instinktiven sozialen Verhaltens der Ameisen zukommen. Die Geruchstoffe werden von Drüsen im Metathorax der Ameise ausgeschieden und nicht von den Giftdrüsen. Die saure Ausspritzung der letzteren dient offenbar der Verteidigung des Individuums und der Kolonie. Für die Arzneiwirkung von Extrakten aus ganzen Ameisen können die Sekrete der übrigen Drüsen, insbesondere deren eigenartige Terpenoide, nicht ohne weiteres vernachlässigt werden, zumal eine gewisse chemische Ähnlichkeit mit *Cantharidin* zu erkennen ist.

Nun sind aber unsere Kenntnisse von den Wirkungen der *Formica rufa* auf den Menschen noch sehr gering. Einmal sind die bisherigen Arzneiprüfungen sehr dürftig, und dann ist die orale Anwendung, welche den wenigen Symptomen und Modalitäten größere Bestimmtheit hätte verleihen können, nur äußerst selten erfolgt. Dagegen sind Potenzen von *Formica rufa* häufig als Injektionen gebraucht worden, u. zw. auf die gleichen diagnostischen Indikationen hin wie Potenzen der *Ameisensäure*. Wenn es auch nicht berechtigt ist, die Wirkungen der Volldroge mit denen der Säure gleichzusetzen, so kann doch eine vorherige Erörterung dessen, was von der *Ameisensäure* bekannt ist, zu einem besseren Verständnis der von *Formica rufa* zu erwartenden Wirkungen führen.

Über die physiologische Rolle der *Ameisensäure* bei Bakterien und höheren Pflanzen, wo sie hauptsächlich in den Samen vorkommt, ist in den letzten 30 Jahren manches bekannt geworden. Diese Bakterien- und Pflanzenzellen besitzen eine Formicodehydrase, welche als Katalysator in dem Reaktionssystem Ameisensäure→Kohlendioxyd wirkt, $H.COOH \rightarrow 2H + CO_2$. Als Acceptor des aktivierten H dient bei Bakterien wahrscheinlich ein Cytochrom und bei den Pflanzen ein gelbes Enzym, Flavin. (Einige Bakterien besitzen ein weiteres Enzym, Formicohydrogenolyase, welches *Ameisensäure* in molekulare H_2 und CO_2 spaltet; die Reaktion ist umkehrbar.) Im letzten Jahrzehnt hat man mittels Isotopenmarkierung festgestellt, daß Ameisensäure auch im Stoffwechsel höherer Tiere und des Menschen eine wichtige Rolle spielt. Der menschliche Organismus scheidet regelmäßig geringe Mengen von Ameisensäure im Urin aus, etwa 30 mg im Tag. Geringe Mengen Ameisensäure können in der Leber und in den Nieren zu H_2O und CO_2 oxydiert werden. Im intermediären Stoffwechsel wird Ameisensäure — in Gegenwart von Folinsäure — zur Synthese von gewissen Aminosäuren (z. B. Serin aus Glycin) und von Purinen benutzt. Die austauschbaren Methylgruppen, die durch Methionin, Cholin, Sarkosin usw. geliefert werden, können im Organismus zu Format oxydiert und als solches im Urin ausgeschieden werden. Ameisensäure ist ferner ein Zwischenprodukt beim enzymatischen Abbau der Aminosäure Histidin. Hefe gebraucht Ameisensäure auch für die Synthese von Histidin; es ist aber nicht bekannt, ob der tierische Organismus auch dazu imstande ist. Damit ist ein erster Einblick in die Rolle der Ameisensäure im Stoffwechsel sowohl von essentiellen Aminosäuren wie auch von Nucleinsäuren gewonnen worden. Es ist eine plausible Hypothese, daß *Ameisensäure* in die gleichen Stoffwechselvorgänge bald beschleunigend, bald verzögernd eingreifen kann, wenn sie in geeigneter Form in den Organismus gebracht wird. Es würde dann nicht nur von der wirksamen Menge der *Ameisensäure,* sondern mehr noch von dem jeweils vorliegenden Zustand des reaktiven Systems abhängen, ob eine Anregung oder Hemmung der betreffenden Prozesse erfolgt.

Die örtliche Reizung der Haut und der Schleimhäute durch konzentrierte *Ameisensäure* bietet keine Erscheinungen dar, die für diese Säure eigenartig sind. Das gilt auch für den örtlichen Schmerz und die Hyperämie, die nach Injektion von selbst stark verdünnter *Ameisensäure* auftreten. Wenn im Lauf der Ausscheidung die Konzentration der Säure in den Tubuli der Nieren zu hoch wird, kann es auch da zu entzündlicher Reizung kommen. Gelegentlich ist auch Hämaturie nach *Ameisensäure* beobachtet worden, und es haben sich warnende Stimmen gegen den unbeschränkten Gebrauch der Säure zur Konservierung von Fruchtsäften usw. erhoben. Bei Kaninchenversuchen ist durch *Ameisensäure* tödliche Nephritis hervorgerufen worden; bei der Sektion erwies sich das Blut als auffallend hell. Eine Erklärung für diese anscheinende Änderung im Sauerstoffbindungsvermögen des Hämoglobins ist nicht gegeben worden. Der schon erwähnte Einzelfall einer Nephritis bei einem Kind mag wohl durch ungewöhnlich große Mengen der durch viele kleine Verwundungen der zarten Haut einverleibten *Ameisensäure* entstanden sein. Besondere, unterscheidende Symptome für die Wahl von *Ameisensäure* bei Nephritis haben wir einstweilen nicht. Empirisch sind aber Injektionen von Potenzen der *Ameisensäure,* wie für so viele andere Leiden, auch bei Nephritis angewandt worden; ob die Angaben über Erfolge sich als zuverlässig erweisen, läßt sich noch nicht beurteilen.

Eine Arzneiprüfung mit *Ameisensäure* in D 3—D 6, subcutan injiziert, ist von SCHEIDEGGER[55] an 10 Versuchspersonen angestellt worden. Die meisten Symptome weisen auf die Muskeln des Rumpfes, der Arme und Beine, die Gelenke, sowie auf Neuralgien hin, aber es sind nur wenige kennzeichnende Modalitäten vermerkt. Schlaffheit wurde namentlich in Armen und Beinen empfunden, ein eigentümliches Vibrieren ging dem Gefühl des Eingeschlafenseins von Stellen an den Extremitäten voraus; diese Erscheinungen waren schlimmer morgens beim Erwachen. Schmerzen entlang den Knochen der Arme und Beine und in verschiedenen Gelenken wurden als tief-sitzend beschrieben, wie ein Auseinanderpressen in Unterarmen und Händen, als Druckempfindlichkeit entlang den Knochen und an Stellen, an denen Nerven aus dem Skelett austreten, z. B. Trigeminusäste und Occipitalis. Das Gefühl der Müdigkeit in den Schenkeln war schlimmer beim Treppensteigen. Sonst ist aber kein Einfluß von Ruhe oder Bewegung, oder von Kälte und Wärme vermerkt worden. Aus den Angaben läßt sich daher nicht viel mehr als eine allgemeine Wirkungsrichtung auf Muskeln, Gelenke und Nervenstämme entnehmen.

Von anderen Symptomen der Prüfung verdienen die von der Haut Beachtung im Hinblick auf den häufigen Gebrauch von Ameisensäure-Injektionen bei Urticaria, chronischem Ekzem und Psoriasis. Jucken, namentlich nachts, sowie urticarielle Ausschläge wurden beobachtet. *Ameisensäure* ist auch mit Erfolg bei anderen allergischen Zuständen benutzt worden, wie Bronchialasthma und Heufieber; dafür sind aber in der Prüfung keine Hinweise zu finden. Auch die Beschreibung von Kopfschmerzen durch die Prüfer ist nicht besonders bezeichnend für Migränen, für die *Ameisensäure* ebenfalls empfohlen worden ist. Die Ärzte, welche die Ameisensäure-Behandlung bei so vielen und so verschiedenen Arten von Leiden befürwortet haben, bei Arthritis, Gicht, Muskelrheumatismus, Neuralgien, Migräne, Urticaria, chronischem Ekzem, Psoriasis, Bronchialasthma, Tuberkulose der Lymphdrüsen und der Knochen, selbst für Frühstadien der Lungentuberkulose und des Carcinoms, gaben sich mit der vagen Theorie einer unabgestimmten Gewebsreizwirkung zufrieden[56a,b,c,d]. Nun bezieht sich diese Theorie zunächst nur auf parenteral zugeführte makromolekulare Verbindungen. Die Steigerung der Reaktivität von Zellen und Geweben wird dann im Sinne einer Sensibilisierung durch Antigene bzw. Allergene aufgefaßt. Wenn man eine ähnliche Wirkungsweise für eine so einfache Verbindung wie *Ameisensäure* bei parenteraler Anwendung annimmt, so wird man an eine indirekte Wirkung über Proteine oder Nucleoproteide zu denken haben; m. a. W. daß diese in ihrer Aminosäure- bzw. Nucleinsäure-Zusammensetzung durch das Eingreifen von *Ameisensäure* so verändert werden können, daß sie zu Antigenen bzw. Allergenen werden. Die jüngsten Ergebnisse über die physiologische Rolle der *Ameisensäure* im Stoffwechsel der Aminosäuren und Nucleinsäuren mögen eine Lösung dieses Problems wohl näher bringen.

Aus der Prüfung der *Ameisensäure* verdienen noch folgende Symptome erwähnt zu werden, wenn sie auch bisher noch nicht als therapeutische Indikationen verwertet worden sind: ein eigenartiger Körpergeruch, den man durch Waschen und Baden kaum loswerden konnte; stark riechender Schweiß, Schwitzen der Füße und Unterschenkel morgens beim Erwachen; Nachtschweiß; Neigung zum Schwitzen bei geringer Anstrengung; starker Geruch des Urins. Solche Symptome weisen auf Ausscheidung abnormer Stoffwechselprodukte hin und können als Zeichen einer Stagnation in gewissen Stoffwechselprozessen betrachtet werden. Das würde zu unseren heutigen Kenntnissen von der Wirkungsweise der *Ameisensäure* passen. „Unangenehmer Schweiß, während der Nacht; erwachte mit klebriger Haut" ist von HERING[57] berichtet worden bei einem Mann, dem *Spiritus formicarum* für rheumatische Schmerzen gegeben worden war.

Eine weitere Arzneiprüfung von *Ameisensäure* ist im Jahre 1926 vom Rheinisch-westfälischen Verein homöopathischer Ärzte an 14 Versuchspersonen durchgeführt worden[58]. Leider liegt nur eine kurze Zusammenfassung der Ergebnisse vor. Daraus ist nicht ersichtlich, ob die als „tiefe Dilutionen" bezeichneten Potenzen oral oder parenteral gegeben wurden, ob das unwissentliche Verfahren eingehalten wurde. Es scheint, daß 10 Prüfer männlich und 4 weiblich waren. Die Hälfte aller Prüfer berichtete rheumatische Beschwerden, die sich in allen Gliedmaßen äußerten, teilweise von einem lähmenden Gefühl begleitet. Kennzeichnende Modalitäten wurden nicht gefunden, da nur zwei Prüfer eine deutliche Verschlimmerung bei feuchtem Wetter und abends angaben und nur eine Prüferin Besserung von Druck (also keine Übereinstimmung mit der SCHEIDEGGERschen Prüfung). Die von allen Prüfern beobachtete außerordentliche Müdigkeit mag, wenigstens zum Teil, dieser Wirkung auf die Muskulatur zugerechnet werden. Bei 4 Prüfern war die starke Müdigkeit von Depressionen mit Angst- und Schuldgefühlen begleitet; andererseits empfanden 4 Prüfer, bei denen die Müdigkeit erst in der dritten Versuchswoche auftrat, in der ersten Woche eine gesteigerte Arbeitsfähigkeit, große Lebendigkeit und Lebensfreudigkeit. 3 Prüfer vermerkten Schwitzen, aber eine Erleichterung durch Schwitzen ist nicht angegeben; 1 Prüfer mußte wegen auftretenden Fiebers mit Schüttelfrösten die Versuche aufgeben.

Von der Haut wurde Jucken an wechselnden Stellen, schlimmer im Bett von 5 Prüfern angegeben. Aknepusteln traten ebenfalls bei 5 Prüfern auf und bei 2 bildeten sich am Ende der Versuchszeit Furunkel. Bei 1 Prüfer heilte ein chronisches Ekzem nach vorangehender Aktivierung. In diesem Zusammenhang ist in einem Falle auch das Aufflackern einer vor 10 Jahren überstandenen Mittelohrentzündung mit eitrigem Ausfluß und heftigen Stichen zu erwähnen.

Reizerscheinungen von den Verdauungswegen waren vielfältig, aber ohne unterscheidende Merkmale. Am häufigsten sind Beschwerden in der Oberbauchgegend angegeben, Völle und Schmerzen unabhängig vom Essen und oft von Brechreiz, Übelkeit und Aufstoßen begleitet. Rötung und Schwellung der Gaumenbögen und des Rachens gingen bei vier Prüfern mit Zusammenschnürungsgefühl, Schluckbeschwerden und Gefühl eines Knotens im Halse einher. Von den Harnwegen ist das Auftreten von Hämaturie mit drückenden, pressenden Schmerzen in der Urethra- und Dammgegend bei 1 Prüfer bemerkenswert. 2 von 4 Prüferinnen beobachteten ein verfrühtes Einsetzen der Menstruation.

In dieser Prüfung findet sich auch ein erster, wenn auch noch unbestimmter Hinweis in der Richtung auf Asthma. 4 Prüfer klagten über starke Atemnot, begleitet von einem leisen Stechen in der Brust.

Angesichts der großen Mannigfaltigkeit von Leiden, bei denen Injektionen von Ameisensäure-Potenzen mit Erfolg gebraucht worden sind, und des Fehlens kennzeichnender Symptome und Anzeigen für die Wahl im besonderen Krankheitsfall, hat man das Wirkungsfeld der *Ameisensäure* gewissen konstitutionellen Krankheitstypen zugeordnet: den sog. arthritischen und exsudativen Diathesen. Insofern dadurch nur die verschiedenen Arten von Erkrankungen, welche sich praktisch einer Behandlung mit *Ameisensäure* als zugänglich erwiesen haben, durch gemeinsame Tendenzen beschrieben und gruppiert werden, ist damit freilich nicht viel gewonnen. Eine homöopathische Wahl eben dieses Arzneimittels bleibt ja auf spezielle Symptome und Modalitäten einer solchen allgemeinen Wirkungstendenz angewiesen. In der alten Prüfung von HERING[57] findet sich nur eine solche Modalität: nach einigen Tropfen *Ameisensäure:* „vor Schneefall Schmerz in den Aponeurosen und Muskeln des Kopfes, Nackens, der Schultern und des Rückens." Eine Verschlimmerung vor Schneesturm bedarf für die Wirkungen der *Ameisensäure* auf den Bewegungsapparat noch der Bestätigung durch weitere Prüfungen und in der Anwendung; sie ist aber immer wieder auch für *Formica rufa* angeführt worden.

Eine „Prüfung" von *Formica rufa* mit einzelnen Gaben von Hochpotenzen durch LIPPE[59] begegnet schon methodisch ernstlichen Bedenken, sie hat aber auch nichts ergeben, was für die Wirkung von *Formica* als charakteristisch angesehen werden könnte. Somit bleiben HERINGS[57] spärliche Versuchsergebnisse mit *Spiritus formicarum,* als Tropfen (bis zu 60 Tropfen) und als Inhalation angewandt, bislang unsere Hauptquelle für ein Wirkungsbild von *Formica rufa.* Diese unbefriedigende Sachlage wird indes dadurch etwas verbessert, daß wenigstens für die allgemeinen Wirkungsrichtungen unsere bisherigen Kenntnisse von den Wirkungen der *Ameisensäure* zugrundegelegt werden dürfen.

Als hauptsächliches Wirkungsfeld sowohl von *Formica* wie von *Ameisensäure* kann der periphere Bewegungsapparat, Muskeln mitsamt Aponeurosen und Sehnen, sowie periphere Nerven, als gesichert angesehen werden. Mannigfache Schmerzen und Funktionsstörungen weisen in diese Richtung. Von Modalitäten ist Verschlimmerung durch Bewegung belegt durch Beobachtungen wie: „Muskeln sind schmerzhaft bei Anstrengung; heftiger Schmerzanfall quer über der Iliosacral-Gegend, jede Bewegung rief heftigen Schmerz hervor; konnte nur mit großer Schwierigkeit aus dem Stuhl aufstehen oder gehen oder den Körper irgendwie bewegen; ein Gefühl, als ob die Muskeln überdehnt und nahe daran wären, von ihren Ansatzstellen weggezogen zu werden." Der wandernde Charakter der Schmerzen ist durch einen Prüfer betont worden: „Schmerz im Arm und Bein der rechten Seite; Schmerzen hauptsächlich in den Gelenken; tiefsitzende Schmerzen, als ob in den Knochen; die Schmerzen wanderten umher und blieben nicht lange an einem Fleck." HERING hat der Modalität eine bestimmtere Form gegeben: „Die Patienten verlangen nach Bewegung, trotzdem diese die Schmerzen mehr akut macht." Das ist anscheinend aus den Beobachtungen desselben Prüfers entnommen, welcher die Schmerzen in der Iliosacral-Gegend durch Bewegung verschlimmert fand und außerdem notierte: „ein unangenehm schmerzhaftes Gefühl in den Hüften und Oberschenkeln mit einem Verlangen, beim Sitzen häufig die Lage zu wechseln." Ein anderer Prüfer gab an: „Schmerzen in den Kniegelenken (rheumatisch), schlimmer im rechten, verstärkt beim Gehen; Schmerzen in den Hüften (wie gequetscht) nachts im Bett, die ihn veranlaßten, von einer Seite auf die andere überzuwechseln." In beiden Fällen betrafen demnach die Bewegungsverschlimmerung einerseits und das Verlangen nach Lagewechsel andererseits nicht den gleichen Sitz und dieselbe Art von Schmerz. Es bedarf jedenfalls noch der Bestätigung durch Erfahrungen, bevor diese Verknüpfung der beiden Modalitäten als kennzeichnend für *Formica rufa* angesehen werden kann.

In die gleiche Wirkungsrichtung weist die Angabe „Allgemeine Schwäche der gesamten Muskulatur; die Muskeln fühlen sich an wie gelähmt." Eine genauere Beobachtung lautet: „Die ganze linke Seite des Gesichts und der Wange fühlt sich wie gelähmt an, als ob alles lose herabhinge" (nach Inhalation von Ameisenspiritus). Das könnte eine Anzeige für den Gebrauch von *Formica* bei rheumatischer Facialislähmung sein. Ein vereinzelt dastehendes Prüfungssymptom, das noch der Bestätigung bedarf, ist „Krämpfe in den Fußsohlen nachts." Gleichfalls muß einstweilen noch dahingestellt bleiben, ob die angegebene Verschlimmerungszeit zwischen 2 und 4 Uhr morgens eine wertvolle Modalität ist.

Sensibilisierung der Haut kommt in den Prüfungen von *Formica* deutlich zum Vorschein in heftigem Jucken an verschiedenen Stellen des Körpers, bald hier, bald da. Auch Reizung der Schleimhäute in den verschiedenen

Organwegen äußerte sich in Symptomen; doch boten diese keinerlei unterscheidende Züge dar.

Eine durch die Prüfungen gut belegte Modalität ist die Empfindlichkeit gegen Kälte und eine Verschlimmerung der Symptome durch kaltes Wetter und Wind. Dagegen ist die ursächliche Modalität „Folgen von Kälte und Nässe, von kaltem Bad und feuchtem Wetter", wie sie von HERING angegeben und seitdem oft wiederholt wurde, nicht durch die Prüfungen belegt; sie scheint hinzugefügt worden zu sein, um die „rheumatisch-arthritische" Tendenz des Mittels zu unterstreichen. Ebensowenig läßt sich die Angabe „Schwitzen ohne Erleichterung" in den Prüfungen finden; vermutlich hat HERING das aus Krankheitsfällen entnommen.

Wenn *Formica rufa* bisher im homöopathischen Gebrauch ein Arzneimittel von untergeordnetem Range geblieben ist, so ist das auf die noch mangelhafte Kennzeichnung durch eigenartige Symptome und Modalitäten zurückzuführen. Hinwiederum ist der seltene interne Gebrauch von *Formica* nicht dazu angetan gewesen, die wenigen zur Unterscheidung von anderen Mitteln geeigneten Hinweise durch Erfahrung zu bestätigen.

Skizze:

Formica rufa

Waldameise, Formica rufa L.

Hexapoda:Hymenoptera:Formicidae

Extrakt von zerquetschten Ameisen

Wirkungen einstweilen noch ungenügend von denen der *Ameisensäure* unterschieden; beide bisher vorwiegend als unabgestimmte Reizmittel angewendet.

Hypothetische Wirkungsweise: Eingreifen in den Protein- und Nucleoproteid-Stoffwechsel.

Hauptwirkungsrichtung:

Muskeln nebst Sehnen und Aponeurosen, Gelenke, periphere Nerven (arthritisch-rheumatische Diathese);
Schmerzen schlimmer von Bewegung, nötigen zum Wechseln der Lage;
Schmerz wandert von einer Seite zur anderen;
Verschlimmerung durch Kälte;
Schwitzen ohne Erleichterung?
Schwäche, wie gelähmt, in der Muskulatur, namentlich der Beine (rheumatische Facialislähmung?).

Reizung der Haut und der Schleimhäute:

Ausgeprägtes Jucken der Haut an wechselnden Stellen
(Empirischer Gebrauch bei allergischen Zuständen)
(Exsudative Diathese).

Dosierung: D 3, D 6, D 12, D 15 und D 30 meist als intracutane, subcutane oder intravenöse Injektion, in Intervallen von wenigen Tagen bei akuten Zuständen, bis zu mehreren Wochen bei chronischen Leiden. Erfahrungen über interne Anwendung gering.

Arachnoidea

Skorpione:

Buthus (Prionurus) australis

Die Skorpione gehören zur Klasse der Arachnoidea, stehen also systematisch den Spinnen nahe. Sie unterscheiden sich von diesen aber schon auf den ersten Blick durch ihr langes, gegliedertes Abdomen (vulgo: Schwanz). Das letzte der abdominalen Segmente enthält die von einem Drüsenpaar beschickte Giftblase, die in den am Ende gebogenen Stachel ausläuft. Wenn ein Skorpion stechen will, so faßt er den Gegenstand mit den „Scheren" am Ende der kräftigen palpi maxillares, biegt den „Schwanz" nach vorn über den Rücken und stößt seinen Giftstachel wiederholt und ruckweise ein, wobei er das Drüsensekret in die Wunde entleert. Die biologische Bedeutung dieser Gifteinspritzung ist in erster Linie jedenfalls die, Beutetiere wie Insekten, Spinnen und auch Skorpione selbst zu lähmen. Das läßt schon eine Neurotropie des Giftes vermuten. Der Gebrauch des Giftes gegen Menschen ist offenbar eine Notwehrreaktion, zu der oft genug von Menschen unbeabsichtigte und unbemerkte Gelegenheit gegeben ist. Die etwa 500 Arten von Skorpionen, die in warmen und heißen Ländern aller Erdteile leben, variieren, wie in Länge (von 2—20 cm), so auch in ihrer Giftigkeit. Es ist seit langem bekannt, daß Euscorpio europaeus ziemlich harmlos ist, aber der Stich von afrikanischen Buthusarten für Kinder häufig tödlich ist. In besonders üblem Ruf stehen die mexikanischen Skorpione in der Gegend von Durango, die wahrscheinlich dem genus Centrurus angehören. Cavaroz[60] berichtete, daß dem 5½ cm langen Skorpion von Durango, aus einer Bevölkerung von 15 000, jährlich 200—250 Menschen zum Opfer fallen; der Stich sei für Kinder fast immer tödlich; die Vergiftungserscheinungen beständen in Starrkrampf, der besonders die Nacken- und Brustmuskeln ergreife. Cavaroz vermutete daher die Anwesenheit von *Strychnin* im Skorpionengift.

Skorpione haben von den ältesten Zeiten her die Aufmerksamkeit der von ihnen geplagten Völker auf sich gezogen. Dioscorides im 2. Jh. schildert schon ausführlich die Folgen des Skorpionenstiches (vielleicht der am Schwarzen Meer und in Kleinasien vorkommenden Arten?). Aus seinen Angaben verdient das Kältegefühl und die Kälte der distalen Teile hervorgehoben zu werden, weil es sich auch später vielfach als charakteristisch für die Wirkung von Skorpionen, ebenso wie für die von Spinnen, herausgestellt hat. AETIUS von Amida in Mesopotamien (Ende des 5. oder Anfang des 6. Jh.) beschreibt ebenfalls, wie auf den äußerst heftigen Wundschmerz Kälte, Gespanntheit und Stupor folgen, und, was in Hinsicht auf das später zu erwähnende „Eisnadelgefühl" bemerkenswert erscheint, schildert das mit Stechen verbundene Kältegefühl über den ganzen Körper so, „daß die Gestochenen sich wie vom Hagel getroffen glauben." Schon DIOSCORIDES weiß zu berichten, daß der zerriebene, auf die Stichstelle gelegte Skorpion das Heilmittel seiner eigenen Verwundung sei, was er durch einen Zwiespalt in den natürlichen Beschaffenheiten erklärt, die man Antipathie nenne. Die Anwendung des auf der Stelle verriebenen Skorpions oder einer vorbereiteten Mazeration in Alkohol ist noch heute bei vielen Völkern üblich. Da die Mehrzahl der Skorpionenstiche ohnedies in einigen Stunden oder Tagen symptomlos werden, braucht man die angeblichen Erfolge wohl kaum damit zu erklären, daß der Skorpion Antikörper für die Antigene seines Sekretes enthalte.

MATTHIOLUS[61] berichtet, daß manche Ärzte die Asche von lebend verbrannten Skorpionen zum Urintreiben benutzten, besonders bei Obstruktion durch Nieren- oder Blasensteine. MESUE habe ein daraus bereitetes Öl, das zu MATTHIOLUS' Zeit noch in den Apotheken gehalten wurde, auf die Nierengegend und Pubes zu legen empfohlen. MATTHIOLUS selbst hat aus Skorpionenöl mit anderen Ingredientien ein Antidot für den Biß giftiger Tiere und gegen die Pest hergestellt. HAHNEMANN[62] bemerkt hinsichtlich des alten Gebrauchs: „Man rühmte es (das Skorpionenöl) innerlich genommen und äußerlich eingerieben in der Nierensteinkolik, wofür es aber allerdings einfachere und bessere Mittel gibt. Die Alten haben vom Pulver des getrockneten Skorpions Harn und Schweiß treibende Kräfte wahrgenommen."

Von einer rechtmäßigen Vertretung der Skorpione in der homöopathischen Materia medica kann man erst sprechen, seit H. AZAM[63] *Buthus* (Prionurus) *australis* einer Arzneiprüfung unterzogen hat. Vorher lagen nur Berichte über die Folgen von Skorpionenstichen vor. So zahlreich diese auch über die Jahrhunderte und aus geographisch weit auseinanderliegenden Ländern waren, konnten sie schon deswegen kein eindeutiges Wirkungsbild geben, weil sie sehr verschiedene Arten subtropischer und tropischer Skorpione betrafen, die gar nicht oder ungenügend gekennzeichnet waren. Daraus ließen sich zwar allgemeine Hinweise auf die Wirkungsrichtung dieser Gifte entnehmen, aber keine unterscheidenden, die Arzneiwahl bestimmenden Symptome und Modalitäten. Die spärlichen und überaus vagen Angaben über den früheren Gebrauch von Skorpionen können daher außer Betracht gelassen werden. Das wenige, was ALLEN[44] über die Folgen des Stiches verschiedener Skorpione anführt, ist dürftiger als das, was schon DIOSCORIDES und AETIUS zu berichten wußten.

Die örtlichen Entzündungserscheinungen und die Schmerzhaftigkeit variieren nach den Beschreibungen je nach der Skorpionenart erheblich. Bei den nordafrikanischen Buthus-Arten nimmt man wegen der oft starken entzündlichen Schwellungen und der Neigung zu Blutungen in innere Organe die Anwesenheit von Proteolysinen und Hämolysinen im Gift an. Für die hauptsächlichen Allgemeinwirkungen werden aber auch bei diesen Arten Neurolysine verantwortlich gemacht. Das durchschnittliche Bild der resorptiven Vergiftung ist in der ersten Phase gekennzeichnet durch Steigerung der Sekretionen, insbesondere durch starken Speichelfluß, Tränenabsonderung und ständiges Niesen, zuweilen auch Bronchorrhoe, Übelkeit, Erbrechen und blutige Durchfälle; dabei ist ein Kältegefühl sehr ausgesprochen, ferner reichliche, meist kalte Schweiße, Gefäßverengerung und Blutdrucksteigerung. Gelegentlich ist auch Mydriasis angegeben und bei manchen Skorpionenarten ist eine mäßige Zuckerausscheidung im Urin gefunden worden. Insgesamt deutet dieses Syndrom auf eine vermehrte Adrenalin-Ausschüttung hin; die autonome Regulation ist im Sinne einer Erregungssteigerung des Sympathicus gestört.

Vom Stich verschiedener Skorpione sind Störungen der Motorik beschrieben, welche auf eine Wirkung auf die subcorticalen Zentren hinweisen, an das Parkinson-Syndrom erinnernd. In einem Fall heißt es, daß der obere Teil des Gesichts unbeweglich war, wie erstarrt; also ein Anklang an das Maskengesicht des Parkinson-Kranken. Ferner wurde ein eigentümliches Erstarrungsgefühl und eine Schwere der Zunge beschrieben, wodurch das Sprechen verlangsamt und mühsam war. Hierher gehören auch die Schluckstörungen, die AZAM nach der oralen Einnahme des Giftes von *Buthus australis* beobachtete. Man darf annehmen, daß, wie beim Parkinson-Syndrom, der für die Skorpiongiftwirkung charakteristische Speichelfluß nicht lediglich eine Hypersekretion darstellt, sondern mehr noch auf das Ausbleiben der halbautomatischen Schluckbewegungen zurückzuführen ist. Der im Vergiftungsbild öfters erwähnte Tremor ist nicht genauer gekennzeichnet, so daß man nicht sagen kann, ob er, dem beim Parkinson-Syndrom entsprechend, in der Ruhe auftrat und bei Bewegung und im Schlaf aufhörte. Wenn ferner der Gang als unsicher und taumelnd geschildert wird, so ist nicht gesagt, ob die Koordinationsstörungen der Gehbewegungen von derselben Art waren, wie sie für Parkinson-Kranke charakteristisch sind. Wir werden aber in der Arzneiprüfung AZAMS einige positive Anhaltspunkte in diesem Sinne finden. Man darf natürlich nicht übersehen, daß diese Symptome bei der Skorpionenvergiftung nur gelegentlich vorkommen und dann reversibel und kurzfristig sind, während sie im Parkinson-Syndrom typisch und chronisch sind, weil eine irreversible Schädigung von Zellen der Basalganglien, der Substantia nigra und der Formatio reticularis des Mittelhirns zugrunde liegt. Bei der Beurteilung der Symptome im Zusammenhang muß man sich vergegenwärtigen, daß diese Zentren im Mittelhirn wohl in erster Linie der Koordination der dem Willen unterliegenden Bewegungen dienen, aber auch mit den autonomen Zentren im Thalamus in physiologischer Verbindung stehen, und daß dadurch der Zustand des Wachseins bzw. Schlafes und des Gemütes einen Einfluß auf die betreffenden Funktionen hat.

Mehrfach ist unter den Folgen von Skorpionenstichen Schwindel erwähnt, jedoch ohne nähere Angaben, aus denen sich über Art und Herkunft bestimmte Aussagen machen lassen. „Leichtes Schielen“ ist nur einmal, in dem von Allen[64] zitierten Bericht, angeführt. Im Hinblick auf die später von Azam[63] vermerkten Änderungen der Geschmacksempfindungen ist es von Interesse, daß Abstumpfung des Geschmacksinnes auch von Posada Arango beobachtet wurde, als er sich im Selbstversuch von columbianischen Skorpionenarten stechen ließ[65]. In diesem Selbstversuch ist auch das Gefühl von prickelnder Kälte „als ob der ganze Körper mit kaltem Wasser berieselt würde“ aufgefallen, ähnlich wie es als Wirkung auch von anderen Skorpionenarten beschrieben worden ist.

Eine bedrohliche Phase der Skorpionengiftwirkung wird durch tetanische Muskelkrämpfe eingeleitet. Schon Aetius beschrieb sie „nach Art des Opisthotonus“. In späteren Berichten heißt es, daß eine schmerzhafte Kiefersperre und tetanische Krämpfe folgen können; in der Tat, ein an die Strychninwirkung erinnerndes Bild. Im weiteren Verlauf wurden auch klonische Konvulsionen beobachtet; es ist aber nicht klar, ob darin eine direkte neuromuskuläre Wirkung des Skorpionengiftes zu sehen ist, vielmehr könnte auch die zunehmende Anoxie der nervalen Zentren dafür verantwortlich sein, denn die tödlichen Ausgänge werden zumeist auf Atemlähmung zurückgeführt. In einem tödlichen Fall wurde aber auch Lähmung der Beine und der Bauchmuskulatur sowie Blasenlähmung mit Harnverhaltung beobachtet und postmortal eine Myelitis des Sacralmarks festgestellt. Lähmungen mit Parästhesien und Hyperästhesien sollen auch bei solchen Fällen zurückgeblieben sein, welche die Vergiftung überstanden.

Die vielen Tierversuche an Kalt- und Warmblütern haben nichts Wesentliches zur Klärung der Wirkungsweise der Skorpionengifte beigetragen, es sei denn daß die beobachtete Aufhebung des Curare-Blocks an Muskeln durch Skorpionengift einen Rückschluß zuläßt. Die Wirkung des Skorpionengiftes beruht jedenfalls nicht auf Hemmung der Cholinesterase.

Über die chemische Konstitution der wirksamen Substanzen im Skorpionensekret ist noch nichts Bestimmtes bekannt. Der wesentliche, neurotrope Wirkstoff ist anscheinend eine niedermolekulare Stickstoffverbindung, die ihre Wirksamkeit durch 1stündiges Erhitzen auf 70° und selbst kurzes Erhitzen auf 100° nicht einbüßt. Im natürlichen Sekret ist dieser Stoff aber offenbar an Protein gebunden. Dafür spricht das Verhalten bei der Dialyse und gegenüber Lösungs- bzw. Fällungsmitteln und ferner seine Antigeneigenschaft. Denn man hat antitoxische Sera von guter Spezifität für Skorpionengift gewinnen können. Allerdings ist auch berichtet worden, daß Crotaliden-Antivenine in 2 Fällen von Skorpionvergiftung erfolgreich waren[66]. Die chemisch noch nicht bestimmte Substanz von niedrigem Molekulargewicht wäre demnach als Hapten anzusehen. Seine Wirkung auf glatte Muskulatur soll derjenigen von 5-Hydroxytryptamin(Serotonin) ähnlich sein; beider Kontraktionswirkung wird durch *Atropin* und *Cocain* inhibiert. Für die geäußerte Vermutung, daß die aktive Substanz des Skorpionengiftes auf dieselben Strukturen wirke wie 5-Hydroxytryptamin, liegen aber bisher keine Anhaltspunkte vor, so verlockend eine solche Hypothese für die Erklärung der Skorpionengiftwirkung auf das Zentralnervensystem auch erscheinen mag.

Gegen diesen historischen und toxikologischen Hintergrund muß AZAMS Beitrag[63] als ein erster Schritt zu einer eigentlichen homöopathischen Anwendung von Skorpionengift gesehen werden. Die Forderung, daß die Arzneiprüfung mit dem Produkt einer eindeutig bestimmten Species angestellt wird, ist erfüllt. Darüber, ob die Herstellung der 6. C-Potenz — bis zu C 3 in bidestilliertem Wasser, die 3 folgenden C-Potenzen in 95%igem Alkohol — die zweckmäßigste ist, kann man verschiedener Meinung sein. Im allgemeinen wird für derartige Sekrete die Verreibung bis zur C 3 vorgezogen.

Dem Bericht über seine Prüfung von *Buthus* (Prionurus) *australis* schickt AZAM die sehr genauen Beobachtungen eines 50jährigen, von einem großen gelben Skorpion gestochenen Mannes voran. Die Folgeerscheinungen dauerten hier nur 1 Tag und die Skorpionenart ist nicht gesichert. Einige markante mehrfach wiederkehrende Symptome werden sehr anschaulich beschrieben, insbesondere das eigenartig stechende Kältegefühl „wie von sich rasend bewegenden Eisspitzen, wie eingefroren und gestochen von Eisspitzen, Eindruck von feinem Eisregen auf dem ganzen Körper, kalter Regenschauer am ganzen Körper“. Man wird an den Hagel bei AETIUS erinnert. Das prikkelnde Kältegefühl erstreckte sich auch auf Mund und Schlund, frisches Wasser wurde wie kaltes Mineralwasser oder Brauselimonade empfunden. Ein nachhaltiger Geschmack von Pfefferminz im Munde kann aber wohl als eine Störung des Geschmacksempfindens angesehen werden. Alle Symptome dieses Falles gehören der ersten, leichten Phase von Allgemeinwirkungen an. Verstärkte Nasenabsonderung, nicht aber Tränen- und Speichelfluß sind vermerkt.

Es ist immer wieder behauptet worden, daß oral zugeführtes Skorpionengift unwirksam sei. Es ist aus der Literatur nicht ersichtlich, ob diese Behauptung durch Versuche an Menschen erhärtet ist oder nur auf der Annahme beruhte, daß die aktive Substanz ein dem Verdauungsabbau unterliegendes Eiweiß sei. Letztere Annahme ist aber hinfällig, wenn die spezifische Wirkung von einer niedermolekularen Verbindung ausgeht, die aus ihrer Proteidbindung freigesetzt werden kann. Der Selbstversuch AZAMS mit dem reinen Gift von *Buthus australis* spricht jedenfalls deutlich für die Wirksamkeit auf den Menschen und kann durch negative Befunde an Tieren, bei denen die subjektiven Symptome wegfallen, nicht widerlegt werden.

Sogleich nach der Einnahme eines Tropfens des Giftes trat im Munde der Geschmack einer Zitrone auf, der 2 Stunden anhielt und nach 4 Stunden wiederkehrte. Hitzewellen über den ganzen Körper, besonders zur Herzgegend, ein Schwindelgefühl wie betrunken und Beängstigung waren schnell vorübergehende Anfangssymptome. 2 Stunden nach dem Einnehmen wurde Schwäche in den Beinen mit einem Gefühl, als ob sie in Watte steckten, beobachtet und es trat reichlicher Speichelfluß auf. Nach 2 weiteren Stunden kamen Schluckstörungen mit Beengung des Halses hinzu, so daß der Speichel nur mühsam geschluckt werden konnte, „Gurgel wie aus Holz, nichts gleitet mehr hinunter vom Ansatz der Zunge bis zum Niveau des Brustbeinansatzes". Die Zuschnürung der Gurgel hörte nach 10 Minuten auf. Gegen Ende des Versuchstages wurden noch plötzliches allgemeines Ermüden, außergewöhnliche Schlaffheit, Lust zu nichts, Ekel vor allem vermerkt.

An den Prüfungen der C 6 nahmen einschließlich von Dr. AZAM selbst 8 Personen (3 weibliche und 5 männliche) teil, aber nur 4 hielten den Versuch 30 Tage (tgl. 10 Tropfen C 6) bis zu Ende durch. Ein Mangel der Versuchsanordnung war, daß die Teilnehmer den Prüfstoff kannten. Trotzdem sind die Ergebnisse dieser erstmaligen Prüfung beachtenswert.

Es kann kaum Zufall oder Suggestion sein, wenn 4 Prüfer reichlichen Speichelfluß beobachteten, eine Erscheinung, die aus der Toxikologie anderer Skorpione wohlbekannt ist. AZAM hat darin denn auch ein charakteristisches Symptom gesehen, das ihn zu seinen ersten erfolgreichen Anwendungen von *Buthus australis* C 6 veranlaßte. In den beiden mitgeteilten Fällen war der Speichelfluß offenbar zentralnervösen Ursprungs. Vermehrte Tränen- und Nasenabsonderung mit Niesen war weniger häufig und weniger deutlich. Die im Vergiftungsbild der Skorpione so häufig wiederkehrenden Kältegefühle wurden von 3 Prüfern vermerkt, einmal als „Eisspitzen“, von 1 Prüferin als „eiskalte Extremitäten, die Zähne klappern, Zittern“; bei dem 3. Prüfer waren eiskalte Hände, wobei die Nägel auf Druck schmerzhaft waren, Frieren und Schlottern die Vorboten eines kurzen aber hohen Fieberanfalls, der unter heftigem Schwitzen zurückging. Diese Symptome deuten auf eine Wirkung auf die vasomotorischen und Temperatur-Zentren hin.

In der motorischen Sphäre weisen einige Angaben auf gestörte Koordination der halb-automatischen Bewegungen hin. 1 Prüfer bemerkte „schwere Zunge“, 1 Prüferin „Schluckbeschwerden mit Zusammenschnüren des Halses“, andere ein Zusammenziehen und Starregefühl in der Brust, 1 Prüferin Zusammenziehen der Kiefer und unangenehme Steifigkeit des Nackens. Vielleicht gehört hierher auch die Angabe von 1 Prüferin, daß sie (am 7. Tag) für 20 Minuten unfähig war, zu sprechen, während sie (am 1. und 9. Tag) unwiderstehliche Neigung zu sprechen notierte. Dieselbe Prüferin beobachtete „mühsames Gehen, die Beine scheinen rückwärts zu gehen anstatt vorwärts“. Es mag dahingestellt bleiben, ob hier eine zentrale Koordinationsstörung der Gehbewegungen vorlag oder eine mangelhafte Rückmeldung von den peripheren Muskelsinnesorganen. Azam selbst berichtet von sich: „Taumelnder Gang, Anstrengung nötig, um gerade zu laufen, in stehender Stellung ist eine Stütze willkommen.“ Diese Unsicherheit imponierte als Vertigo. Schwindel wurde in der Tat von 5 Prüfern angegeben; es läßt sich aber nicht ersehen, welcher Art und Herkunft er war.

Eine Beeinträchtigung psychischer Funktionen kam am deutlichsten als Unfähigkeit zu geistiger Arbeit zum Ausdruck, sie wurde von 6 Prüfern angegeben. Geistige Betätigung war mühsam, mit größerer Willensanstrengung oder gar mit Widerwillen verbunden. 2 von diesen Prüfern bemerkten aber auch Phasen von „großer Leichtigkeit zu geistiger Arbeit“. Große Müdigkeit und Schläfrigkeit berichteten 5 Prüfer, 2 davon auch körperliche Erschöpfung sowie „Unempfindlichkeit“, womit anscheinend mangelnde Apperzeption von Sinneseindrücken gemeint war („Gefühl, in einer Wolke zu leben, nichts zu sehen, nichts zu hören“). Eine eindeutige Wirkung auf das Gemütsleben ist aus den Angaben nicht zu entnehmen. Sowohl Gereiztheit und Zorn, wie Traurigkeit und Neigung zu weinen wurden von 2 Prüfern berichtet, wohl mehr charakteristisch dafür, wie diese Personen auf die Störung ihres Allgemeinbefindens reagierten, als für eine bestimmte Arzneistoffwirkung.

Azam selbst war sich darüber klar, daß seine Versuche mit *Buthus* (Prionurus) *australis* nur den Beginn eines richtigen Arzneiwirkungsbildes darstellen. Therapeutische Erfahrungen und erneute Prüfungen müssen sich stetig ergänzen, um Symptome und Modalitäten herauszuarbeiten, die das Wirkungsbild dieses Mittels von denen anderer Arzneistoffe wohl zu unterscheiden gestatten.

Spinnen (Araneidae)

Von den Spinnen kommen für die Arzneimittellehre nur Arten aus den zwei Unterordnungen der Weberspinnen in Betracht: 1. Aranomorphae oder Dipneumones mit 1 Lungenpaar, und 2. Mygalomorphae oder Tetrapneumones mit 2 Lungenpaaren. Die meisten Arten gehören den Aranomorphae an; sie werden auch als „echte Spinnen" bezeichnet oder als *„Tarantulen"*. *Tarantula* bezeichnet in der neueren Nomenklatur weder eine Familie noch eine Gattung. Die Namen *Tarantula hispanica* und *Tarantula cubensis* unserer Arzneibücher bedürfen einer Revision, weil sie die Verschiedenheit der gemeinten Arten nicht erkennen lassen. *Tarantula hispanica* gehört zur Familie der Wolfsspinnen, Lycosidae, und hat jetzt den Namen *Lycosa* (Hogna) *hispanica;* es besteht keine Einigkeit darüber, ob „Hogna" als eine echte Untergattung von Lycosa anzusehen ist, und der alte Name *Lycosa Tarantula hispanica* ist noch gebräuchlich. *Tarantula cubensis* gehört dagegen zu einer Familie der Mygalomorphae und heißt *Eurypelma spinicrus Latr.* Der Name *Tarantula* ist für diese Art unrichtig.

Die Aranomorphae werden als „echte" Spinnen unterschieden, weil die meisten echte Netze weben. Für die Wolfsspinnen, Lycosidae, trifft das aber nicht zu; sie wohnen in Erdlöchern, die sie röhrenförmig mit ihrem Seidengespinst austapezieren, ähnlich wie die Mygalomorphae. Letztere leben durchweg in trichter- oder röhrenförmigen Erdlöchern und manche versehen die Öffnung ihres mit Spinngewebe ausgekleideten Baus noch mit einem Deckel, der wie eine Falltür gebraucht wird. Viele Arten der Aranomorphae, wie z. B. die Kreuzspinne, spinnen und weben die allbekannten in der Luft schwebenden Netze, deren Kunstfertigkeit von jeher das Staunen der Naturbeobachter über den hochentwickelten Instinkt dieser kleinen Tiere erregt hat. Die zarten, klebrigen Seidenfäden des Spinngewebes (Tela araneae) wurden schon im Altertum zur Wundbehandlung benutzt, wie schon Dioscorides berichtet[67]. Es mag wohl sein, daß sich die Fibrinbildung an den feinen Fäden leichter vollzieht. Jedenfalls ist dieser alte Brauch weniger seltsam als die innerliche Anwendung einer Tinktur von Spinngewebe durch die Eklektiker des 19. Jh. in Amerika (Jones u. a.). Sie machten einige Versuche mit der Tinktur von *Tela aranearum,* fanden, daß sie den Puls herabsetzen würde, und daß sie beruhigend und schlaffördernd wirke. Bei einem alten Asthmatiker soll dadurch ein ähnlicher Zustand wie nach Lachgas bewirkt worden sein. Das Spinnen und Weben von scheinbar ausgeklügelten Netzen und Fallen für ihre namentlich aus Insekten bestehende Beute ist offenbar ein aufs höchste spezialisiertes Erbe der Spinnen. Die Gespinste dienen auch anderen biologischen Zwecken, wie der Umhüllung und Befestigung der Eier. Die Variationen in den Baugewohnheiten sind der Lebensweise der einzelnen Arten angepaßt. Die Verschiedenheit dieser (a posteriori!) Produkte ihrer instinktiven Tätigkeit erweist sich als ein gutes Einteilungsmerkmal; die farbigen Markierungen am Abdomen vieler Arten sind weniger gute Kennzeichen, weil sie im Laufe der Entwicklung sowohl bei männlichen wie weiblichen Tieren derselben Species erheblichen Änderungen unterliegen. Eine andere Spezialisierung der Spinnen betrifft die Einrichtungen für ihre Ernährung (a priori!). Zu diesen gehören auch die besonderen Drüsensekrete, auf denen ihre arzneiliche Verwendung vornehmlich beruht. Die Werkzeuge zum Ergreifen, Lähmen und Töten ihrer Opfer sind die Chelizeren, ein Paar von Zangen oder Klauen, die als umgewandelte Antennen anzusehen sind. Sie sind keine Kiefer. Jede Greifzange endigt in einem scharfen Chitinhaken. In den Chelizeren befinden sich die Ausführungsgänge der beiden Giftdrüsen im Cephalothorax der Spinne; die Ausführungsgänge münden nahe der Spitze der Klauen, so daß das Gift unmittelbar mit der Verwundung eingeflößt wird. Man kann also weder von einem eigentlichen Biß noch Stich sprechen; die Drüsen sind keine Speicheldrüsen. Die Giftdrüsen und Ausführungsgänge sind bei den Aranomorphae länglich und die Klauen bewegen sich zangenartig in horizontaler Ebene; die Mygalomorphae haben kurze Drüsen und Ausführungsgänge und ihre Klauen bewegen sich in der vertikalen Ebene. In der Weise wie die Spinnen ihre Beute überwältigen und töten, bestehen zwischen den einzelnen Arten große Unterschiede. *Latrodectus mactans,* volkstümlich „black widow" (Schwarze Witwe) genannt, fesselt die ihm an Größe und Gewicht oft vielfach überlegenen Opfer durch Umspinnen mit einem festen Mantel, sucht sich nach dieser Sicherung eine geeignete Stelle für das Einsetzen der Chelizeren aus, zieht sich dann wieder zurück und wartet das Ergebnis ab. Nach einigen Minuten, wenn das Todesringen des Opfers aufgehört hat, kehrt die Spinne gemächlich zurück, hüllt die Tierleiche nun vollends in Gespinst ein und zieht sie an die gewünschte Stelle in ihrem Gewebe, um ihr die Körperflüssigkeit auszusaugen. Nach solcher Fütterung kann das Abdomen der Spinne doppelt so groß sein wie vorher. Später schneidet die Spinne die trockene Hülle aus dem Gewebe aus und läßt sie fallen[68]. Andere Spinnen gehen rapider vor: Sie springen auf das sich im Gespinst verfangende Insekt, „beißen" es in den Nacken nahe den Cervicalganglien unter gleichzeitiger Entleerung ihres Giftes in die Wunde, so daß das Opfer gelähmt wird. Dieser Effekt läßt auf eine vorwiegend neurotrope Wirkung des Giftes schließen. Bei manchen Spinnenarten muß das Neurotoxin sehr stark wirksam sein; nicht nur kleine Schlangen, Eidechsen und Vögel, sondern auch Säugetiere wie Mäuse, Schafe, Ziegen, Hunde und sogar Menschen werden gelegentlich dadurch vergiftet. Die Zusammensetzung des Giftes ist indes bei den einzelnen Spinnenarten verschieden. Das läßt sich aus der Verschiedenheit der Folgeerscheinungen nach „Bissen" schließen.

Nach den Folgen des Bisses von Spinnen bei Menschen zu urteilen, muß man 2 Typen von Spinnengift unterscheiden. Eine Reihe von Spinnenarten, namentlich südamerikanische, rufen örtliche Entzündung und mehr oder weniger ausgedehnte Gewebsnekrose hervor; davon kann dann ein intermittierendes, septisches Fieber ausgehen. Arachnidismus der Haut, sog. chilenische Gangränflecken (gangraenous spot of Chile), d. s. schwere nekrotische und gangränöse Gewebsschädigungen ohne direkte Allgemeinwirkungen werden z. B. durch den Biß von *Loxosceles laeta* hervorgerufen[69]. Andere Arten, deren Gifte hauptsächlich nekrotisch wirken, sind *Lycosa raptoria, Araneus audax, Ctenus nigriventer* und *Eurypelma spinicrus* (die *Tarantula cubensis* der Arzneibücher). Es wird angenommen, daß ihre Gifte ein kräftiges proteolytisches Enzym enthalten, das dem Trypsin ähnlich wirkt; durch menschliches Serum wird seine Wirkung gehemmt. Diese nekrotisierenden Wirkstoffe werden durch Hitze und ultraviolette Strahlen eher inaktiviert als die sog. Neurotoxine; die beiden eiweißartigen Wirkstoffe sind demnach verschiedener Art. Wie bei vielen anderen Tiergiften scheint auch bei denen der Spinnen das Enzym Hyaluronidase gewöhnlich vorzukommen.

In der Körperflüssigkeit der Spinnen, insbesondere von befruchteten Weibchen und in ihren Eiern, findet sich noch ein anderer Giftkomplex, das sog. Araneilysin (oder Aranolysin), welches von dem Gift der Chelizerendrüsen verschieden ist; es soll hämolytisch wirken und ferner Thrombokinase enthalten. Beobachtungen über einen Einfluß von Auszügen aus ganzen Spinnen auf die Blutgerinnung sind aber nicht bekannt geworden; nur in v. Grauvogls Lehrbuch[70] findet sich ein Hinweis auf Hämorrhagien als Wirkung von *Aranea diadema.* Es ist wohl sicher, daß zwischen den Chelizerengiften und Extrakten aus ganzen zerriebenen Spinnen Unterschiede der Wirkungen bestehen. Daher können Beobachtungen über Bißfolgen nur beschränkt als toxikologische Basis für die Kenntnis der Wirkungen von Zubereitungen aus ganzen Spinnen herangezogen werden.

Nur wenig braucht über die beiden Arten der Mygalomorphae gesagt zu werden; sie werden in der Homöopathie selten gebraucht. *Eurypelma spinicrus* (als *Tarantula cubensis,* gelegentlich auch *Mygale cubensis* aufgeführt) ist nicht geprüft. Die Anwendung bei nekrotischen Karbunkeln, Phlegmonen und Panaritien gründet sich lediglich auf die örtlichen Zeichen infolge des Bisses dieser Spinne. Überzeugende Erfolgsberichte sind in der zugänglichen Literatur nicht zu finden. Weder unter dem alten, noch dem neuen Namen hat diese Species einstweilen einen rechten Platz im Arzneischatz.

Die Vogelspinne *Avicularia avicularia* erscheint in der Arzneimittellehre unter den Namen *Mygale lasiodora* und *Mygale avicularis.* Es liegt davon nur eine äußerst dürftige Prüfung durch eine junge Frau vor[71], die 3 Tage lang 10—20 Tropfen (der Urtinktur?) nahm. Die Symptome waren: „Abneigung gegen Essen, Übelkeit mit starkem Herzklopfen, Sehtrübung, allgemeine Schwäche und Hinfälligkeit, traurige Stimmung, Zittrigkeit über den ganzen Körper abends, Ruhelosigkeit die Nacht über, mit lächerlichen Träumen, Schmerzen im Rücken, die sich rundum nach der Vorderseite erstrecken." Bei einem von „*Mygale avicularis*" gebissenen Manne folgte den örtlichen Entzündungserscheinungen Lymphangitis mit Fieber, Zittern und Dyspnoe. Aus diesen Angaben lassen sich keine bestimmten Hinweise auf „*Mygale*" gewinnen. Der gelegentliche Gebrauch des Mittels bei Chorea kann sich nicht darauf berufen und ist wohl nur eine von *Tarantula hispanica* übertragene Indikation; so erprobt wie bei letzterer ist sie aber keinesfalls.

Die übrigen Spinnen, die für die Arzneimittellehre in Betracht kommen, sind sämtlich Aranomorphae, u. zw. aus den 3 Familien Theridiidae, Lycosidae und Epeiridae.

Latrodectus mactans

Über *Latrodectus mactans* und die Folgen ihres Bisses bei Menschen gibt es eine umfangreiche Literatur. Diese Spinnenart kommt in den Südstaaten Nordamerikas häufig vor. Ihr volkstümlicher Name „black widow" spielt auf das eheliche Verhalten des Weibchens an, das alsbald nach der Befruchtung das kleinere und schwächere Männchen zu töten pflegt. Ein anderer Name „Stundenglas-Spinne" bezieht sich auf die rote, sanduhrförmige Markierung auf schwarzem Grund an der ventralen Oberfläche bei der erwachsenen Spinne, der Name „Schuhknopf" auf das glänzende Schwarz des kugeligen Abdomens. *Latrodectus mactans* scheint auch die Species zu sein, die in Südamerika heimisch ist. Andere Arten von *Latrodectus* sind: L. tridecimguttatus, die „Malmignatte" Südeuropas, L. lugubris, die „Karakurt" Rußlands, und L. Hasselti, die „Katipo" Neuseelands.

Das örtliche und das allgemeine Vergiftungssyndrom bei Menschen, die von *Latrodectus mactans* gebissen wurden, ist aus zahlreichen Fallberichten gut bekannt. E. BOGEN[72] hat eine Übersicht von 400 Fällen gegeben, unter denen mehr als ein Dutzend tödlich waren; er konnte schon auf mehrere hundert Arbeiten in der Literatur verweisen. Besondere Aufmerksamkeit ist dem Teilsyndrom zugewandt worden, welches durch die bretth arte Steifigkeit der Bauchdecken zu Verwechslungen mit „akutem Abdomen" Anlaß geben könnte. Das Fehlen von örtlicher Schmerzempfindlichkeit ist aber ein unterscheidendes Kennzeichen, welches die Fehldiagnose und einen chirurgischen Eingriff verhüten sollte. Andere Syndrome, die nach Latrodectus-Biß beobachtet werden, ähneln tabischen Krisen und Angina pectoris.

Ein Selbstversuch von A. W. BLAIR[73] hat den Ablauf der Erscheinungen nach dem Biß von *Latrodectus mactans* deutlich dargestellt. BLAIR ließ sich von der Spinne 10 Sekunden lang beißen; das mag wohl der Grund sein, warum die Entzündung an dem gebissenen Finger und die aufsteigende Lymphangitis so heftig waren. In der ersten Phase der „lymphatischen Resorption" erschien innerhalb 15 Minuten eine leichte Taubheit entlang der ulnaren Seite der Hand, die sich schnell aufwärts in den Arm ausdehnte (von anderen Beobachtern ist „Brennen" angegeben). Nach 33 Minuten bemerkte BLAIR eine Schmerzhaftigkeit über dem Präcordium. Die zweite Phase, die BLAIR „vasculäre Ausbreitung" nannte und die man wohl als erste Phase der resorptiven Wirkung auffassen darf, dauerte ungefähr 2 Std.; sie begann mit einem dumpfen Gefühl von Benommenheit und Lethargie. Die Haupterscheinungen in dieser Phase waren zunehmende Schmerzen in Verbindung mit krampfhafter Steifheit der Muskeln, von der eine Region des Rumpfes nach der anderen und dann die Extremitäten ergriffen wurden, ferner ein schockartiger Zustand. Schmerzhaftigkeit im Epigastrium breitete sich über das gesamte Abdomen aus, die Bauchwände waren gespannt und wurden mehr und mehr steif, bretthart. Schmerzen in den Nackenmuskeln breiteten sich in die Lumbalgegend aus, dann zur Brust mit einem Gefühl von Zusammenschnüren, das Sprechen war schwierig und ruckweise, die Atmung beschleunigt und mühsam. Die Schmerzen wurden qualvoll, „es war eine Qual, still auf dem Rücken zu liegen, während EKGs angefertigt wurden." (Diese erwiesen sich als normal. Dagegen hat BULLMAN[74] Veränderungen im EKG. nach Latrodectus-Biß gesehen.) Schmerz und Steifigkeit breiteten sich in die Beine und dann in die Unterarme und Hände aus: „unfähig, sich aufzurichten und zu stehen, starre Beugung der Beine, Zittern, Krampf der Beugemuskeln der Unterarme und der Daumen-Adduktoren (Geburtshelferhand)". Ein heißes Bad und später Heißwasserflaschen verschafften Erleichterung. Sogar die Lippen wurden gespannt und zusammengezogen, so daß der Mund eine ovale Form annahm. Der schockartige Zustand war durch einen Blutdruckabfall auf 75 Hg, Senkung der Körpertemperatur und einen zuerst schwachen und langsamen, dann beschleunigten, unzählbaren, schwachen und fadenförmigen Puls, äußerste aschgraue Blässe und kalten, klebrigen Schweiß gekennzeichnet; in Händen und Füßen bestand ein Gefühl von Kribbeln; dazu im Kopf Klopfen und leichte Schwindligkeit. Profuser Schweißausbruch beendigte dieses Stadium.

Die dritte Phase der „Elimination“, wie Blair sie nennt, zeigt, wie die Reaktivität des Organismus allmählich die Oberhand über das Versagen des Kreislaufes gewann und die Hyperreflexie sich zurückbildete; zugleich machten sich aber Zeichen der Nierenschädigung bemerkbar. Die subjektiven Symptome sind wahrscheinlich durch zwei Morphium-Einspritzungen verdeckt worden. Der Blutdruck stieg auf 154/92 Hg an, die Körpertemperatur etwas über die Normallage, die Leukocytenzahl auf 18200 und 19150; dafür dürfte die von dem entzündeten Finger ausgehende Lymphangitis verantwortlich gewesen sein. Der Puls wurde kräftiger. Acht Stunden nach dem Biß war der Patient sehr unruhig, hatte immer noch heftige Schmerzen im Bauch, in der Lumbalgegend und in den Beinen, scharfe Schmerzen im gebissenen Finger, trank große Mengen und schwitzte ausgiebig; die Augen waren rot und wässerig, das Gesicht schien geschwollen, die Bauchwand war noch starr, die Atmung flach und etwas mühsam. In der folgenden Nacht war er ruhe- und schlaflos, schwitzte stark und war von Muskelschmerzen und Kältegefühlen geplagt. Er geriet in einen solchen Aufregungszustand, daß er befürchtete, irrsinnig zu werden, falls keine feste Kontrolle ausgeübt würde. (Leider ist keine genauere Beschreibung des psychischen Zustandes gegeben.) Am folgenden Morgen wurden die ersten Zeichen der Nierenschädigung beobachtet: Spuren von Eiweiß, einige Leukocyten, viele Erythrocyten und Epithelzellen, granulierte und Erythrocyten-Zylinder, später auch hyaline und leukocytäre; am 6. Tag des Versuchs war der Urin wieder normal. Der Urinabgang war in den ersten fünf Tagen stark verringert, aber das mag, wenigstens teilweise, dem profusen Schwitzen und den (nach einer Gabe von Magnesiumsulfat!) flüssigen Stuhlentleerungen zuzuschreiben sein. Äußere Zeichen der Nierenschädigung waren: ein geschwollenes, gedunsenes Gesicht an 2 Tagen und ein leichtes Ödem an den Fußgelenken in den ersten Tagen beim Umhergehen.

Akute Nephritis mit Anurie ist auch sonst in einigen schweren Fällen von Latrodectus-Biß beobachtet worden. Es mag sein, daß in diesen, wie in Blairs Fall, eine außergewöhnlich starke Entzündung der Bißstelle den Ausgangsherd bildete. Eine besondere Affinität des Spinnengiftes zu den Nieren ist nicht festgestellt, so daß aus dem Vorkommen von groben Nierenschädigungen sich keine Indikation für die Wahl von *Latrodectus* ableiten läßt.

In der dritten Phase, der einer gesteigerten Reaktivität des Organismus, verminderte sich die schmerzhafte Spannung der Muskulatur allmählich, aber Frostigkeit war stärker ausgeprägt. Starke Kältegefühle finden sich in der Symptomatologie vieler Spinnengifte betont und können als ein gemeinsames Merkmal angesehen werden. Während dieses Stadiums dauerte auch das Schwitzen an und die Schwäche war erheblich. Zittern der Hände mag teilweise mit dieser frostigen Schwäche, teilweise mit der Angespanntheit der Muskeln in Verbindung gestanden haben.

Während der Erholungsphase trat für einige Zeit allgemeiner Pruritus auf und etwa 3 Wochen lang schälte sich die Haut an den Händen und Füßen. Die Sensibilisierung der Haut mag mit den papulösen Ausschlägen an der Innenseite des gebissenen Fingers und längs der ulnaren Seite der Hand zusammenhängen, die etwa 26 Std. nach dem Biß aufgetreten sind. Welcher Bestandteil des Giftes, etwa eine Proteinase oder Hyaluronidase, als Allergen dafür verantwortlich zu machen ist, muß offengelassen werden. Da die gleichen Reaktionen durch irgendein Antigen ausgelöst werden können, sind sie nicht als bezeichnend für ein bestimmtes Tiergift anzusehen und können daher nicht als therapeutische Anzeigen dienen.

Blairs mutiger Selbstversuch hat die toxischen Wirkungen des Latrodectus-Giftes auf den Menschen deutlich herausgebracht. Die vielen Berichte über Unfälle durch den Biß dieser Spinne haben noch einige Züge des Wirkungsbildes hervorgehoben oder hinzugefügt. Vail[75] z. B. beschreibt eine charakteristische Körperhaltung der Patienten: vornübergebeugt, die Hände gegen den Bauch gestemmt, die Bewegung der Beine kann nur langsam und mühsam vollzogen werden. Er betont stärker die Präcordialschmerzen, die an Angina pectoris erinnern, auch hat er extrasystolische Unregelmäßigkeiten beobachtet; ferner in seinen beiden Fällen Augentränen und Urinverhaltung. Als Spätfolgen führt er an: Taubheitsgefühl und Kribbeln, allgemeine Schwäche und vorübergehende Muskelspasmen, über Wochen und Monate hin in einem Falle; in einem andern war die Haut in der Lumbosacralgegend, über den Hüften und Oberschenkeln auf die leiseste Berührung hin äußerst schmerzhaft, so daß die Patientin vor Schmerzen schrie.

Greer[69] betont in seinem Bericht über 6 Fälle ebenfalls die Überempfindlichkeit der Haut; er meint, daß ein Gefühl von Brennen an den Fußsohlen besonders kennzeichnend sei. Bemerkenswert waren in seinen Fällen ferner: außer den krampfartigen Schmerzen in der Bauchwand, in den Beinen, Armen und im Rücken, ein allgemeines Gefühl äußerster Schwäche, Ruhelosigkeit und große Angst, oft „Hysterie", ferner Kopfschmerz, Schwindel, Übelkeit und Erbrechen. Zwei seiner Patienten erlitten tiefen Schock, Blutdruckwerte waren nicht mehr feststellbar; in diesen beiden Fällen war

Albuminurie vorhanden. GREER erwähnt, daß bei Kindern, die von der Spinne gebissen werden, schwer zu kontrollierende Krämpfe auftreten können.

SEMPLE[76] hat einen Fall beschrieben, in dem das Angina-pectoris-artige Syndrom sehr ausgeprägt war: „Heftige Präcordialschmerzen, die sich in die Achsel und den linken Arm hinab zum Unterarm in die Finger erstrecken, mit Taubheit der Extremitäten und Apnoe, der linke Arm ist fast gelähmt, Puls 130, sehr schwach; die Haut kalt wie Marmor, Gesichtsausdruck äußerster Angst."

Dieses Syndrom ist bislang die Hauptindikation für den homöopathischen Gebrauch von *Latrodectus.* In einigen wenigen schweren Fällen von Angina pectoris, bei denen der schockartige Zustand, Eiskälte der Haut, namentlich an den Extremitäten, große Angst und Furcht, durch Atemnot zu sterben, einen frischen Herzinfarkt vermuten ließ, habe ich *Latrodectus* D 12 nützlich gefunden.

Eine Arzneiprüfung mit oralen Gaben von *Latrodectus* in verschiedenen Potenzstufen wäre sehr zu wünschen, um dem markanten toxischen Wirkungsbild feinere Züge, namentlich seitens des Sensoriums und der Psyche, einzufügen.

Skizze:

Latrodectus mactans

Arachnoidea: Araneideae: Aranomorphae: Theridiidae

Hyperreflexie:

Spasmen, Spannung und Steifheit der Muskeln mit qualvollen Schmerzen, Bauchwandmuskulatur bretthart.

Zusammenschnüren der Brust, die Schmerzen erstrecken sich in die linke Schulter und den linken Arm entlang, Atmung beschleunigt und mühsam mit großer Angst; eiskalte Extremitäten. (Angina pectoris, Myocardinfarkt).

Sprechen erschwert.

Krämpfe in den Muskeln des Nackens, des Gesichts, Beugekontraktion der Bein- und Armmuskeln.

Schmerzen gefolgt von Taubheitsgefühl, Kribbeln und lähmiger Schwäche.

Überempfindlichkeit gegen Berührung.

Schockartiger Zustand:

Frostigkeit und Körperkälte, besonders der Extremitäten, ausgeprägt; zuerst Senkung, später Anstieg des Blutdrucks und der Körpertemperatur.

Ruhelosigkeit, große Angst und Furcht, den Verstand zu verlieren.

Modalitäten:

Spasmen und Schmerzen durch heißes Bad gelindert.

Dosierung: Eigene Erfahrung nur mit D 12.

Theridion curassavicum

Die Orangespinne von Curaçao und den westindischen Inseln wurde von C. Hering *Theridion curassavicum* genannt. Sie ist aber eine Latrodectus-Art, nach W. Bücherl (persönliche Mitteilung) höchstens eine Varietät von *Latrodectus mactans*. Die Spinne lebt angeblich auf Orangenbäumen, Dividivibäumen (Caesalpina coriaria) und in Maisfeldern. Sie hat etwa die Größe unserer Kreuzspinne, ist in der Jugend schwarz-samten mit Längslinien, die von weißen Punkten gebildet werden. Auf der Rückseite finden sich drei orange-rote Flecken und an der Bauchseite ein großer, quadratischer gelber Fleck. Sie gehört wie *Latrodectus* zur Familie der Theridiidae, aber ist keine Theridionart. Die Arten der Gattung *Theridion* gelten durchweg als harmlos. Sicher ist sie eine Art der Gattung *Latrodectus*, vielleicht die von einigen Autoren als *Latrodectus curassavicus* bezeichnete. Im westindischen Archipel steht sie im Rufe, sehr gefährlich zu sein.

Das war wohl der Grund, warum C. Hering[77] im Jahre 1832 eine Prüfung dieser Spinne unternahm. Da diese Prüfung nur mit der 30. Potenz gemacht wurde, begegnen die Ergebnisse starken Einwänden hinsichtlich ihrer Zuverlässigkeit. Das Verzeichnis enthält aber eine Reihe von Symptomen, die auch von anderen Spinnengiften bekannt sind, und es ist sehr wahrscheinlich, daß Hering auch solche Symptome aufgenommen hat, die nach dem Biß der Spinne beobachtet worden sind.

Wie bei *Latrodectus mactans* ist auch für *Theridion* ein anginoides Syndrom deutlich beschrieben: „Angstgefühl um die Herzgegend, scharfe Schmerzen strahlen in Arm und linke Schulter aus; heftige Lanzinationen im oberen Teil der Brust unter der linken Schulter, muß tief Atem holen und seufzen.“ Man wird die lanzinierenden Schmerzen indes nicht immer mit anoxämischen Herzanfällen in Verbindung bringen dürfen. Vielmehr können sie bei *Theridion*, ebenso wie bei anderen Spinnengiften, auch auf eine sog. Radiculitis zurückzuführen sein. Dafür spricht ein anderes Symptom der Prüfung: „Große Empfindlichkeit zwischen den Wirbeln, sitzt seitwärts auf dem Stuhl, um Druck gegen die Wirbelsäule zu vermeiden.“ Die „empfindliche Wirbelsäule“ kann freilich sehr verschiedene Ursachen haben.

Die cardio-vasculären Symptome deuten auch bei *Theridion* auf eine reflektorische, schockartige Wirkung über die autonomen Zentren. Wie bei anderen Spinnengiften ist ein Gefühl von Kälte, eine zittrige Frostigkeit ausgeprägt; dem entspricht eine allgemeine Verschlimmerung durch Kälte und Besserung durch Wärme. Auch ein akutes Schocksyndrom ist für *Theridion* beschrieben: Eiskalter Schweiß über den ganzen Körper, Synkope, Hypothermie, Schwindel und Übelkeit. Störungen von seiten des Sensoriums und Hyperästhesie, wie sie ebenfalls für Spinnengifte typisch sind, haben im Arzneibild von *Theridion curassavicum* eine besondere, praktisch bewährte Note: Schwindel mit Übelkeit oder gar Erbrechen, schlimmer von Bücken und von der geringsten Bewegung und schlimmer von Lärm und Geräuschen, namentlich aber verschlimmert beim Schließen der Augen. Die letztere Modalität hat sich geradezu als Leitsymptom erwiesen; „Schwindel beim Schließen der Augen" hat sich auch mir als Hinweis bei einigen erfolgreichen Anwendungen von *Theridion* D 12 bewährt. Hyperästhesie der Sinne äußert sich bei *Theridion* vornehmlich als akustisch-vestibulare: „Schrille, widerhallende Laute und Geräusche gehen durch den ganzen Körper, sie werden besonders in den Zähnen gespürt." Verschlimmerung des Schwindels und der Übelkeit durch Geräusche weisen in dieselbe Richtung. Aber auch Überempfindlichkeit für Licht ist angeführt. Sehstörungen, Flimmern, Trübung und Störung der Akkommodation, mit nachfolgenden heftigen Stirnkopfschmerzen oder Bandgefühl um den Kopf legen den Gebrauch bei Migräne nahe, wenn solche Modalitäten wie Verschlimmerung von Geräusch u. a. darauf hinweisen; jedoch scheinen da noch keine sicheren Erfahrungen vorzuliegen. Ein seltsames Symptom verdient noch erwähnt zu werden: „gesteigertes Verlangen nach Tabakrauchen"; das kehrt nämlich in der Prüfung von *Aranea diadema* und in der jüngsten Prüfung von *Aranea ixoloba* wieder. Man könnte daran denken, dieses sonderbare Reizbedürfnis mit der den Spinnengiften und dem Nikotin gemeinsamen Affinität zum Sensorium in Verbindung zu bringen.

Skizze:

Theridion curassavicum

(wahrscheinlich Varietät von *Latrodectus mactans*)

Ähnliche Wirkungen wie *Latrodectus mactans*, aber Muskelspasmen bisher nicht festgestellt.

Anginoides Syndrom (noch nicht klinisch erprobt).

Hyperästhesie:

besonders schrille Geräusche „gehen durch Mark und Bein", Wirbelsäule zwischen den Wirbeln sehr empfindlich (Radiculitis), Überempfindlichkeit auch gegen Licht.

Sensorium:

Schwindel schlimmer beim Schließen der Augen, von Bücken und Bewegung.
Kopfschmerzen mit vorhergehenden Sehstörungen (Migräne).
Gesteigertes Verlangen nach Tabakrauchen.

Hypothermie:

Zittrige Frostigkeit; Schocksyndrom mit eiskaltem Schweiß, Übelkeit und Erbrechen.

Modalitäten:
Allgemein schlimmer von Kälte.
Sensorielles Syndrom, besonders Schwindel, schlimmer von Schließen der Augen.

Dosierung: D 12 und höhere Potenzen.

Tarantula hispanica

Tarantula hispanica sollte, wie schon gesagt, richtiger mit dem Gattungsnamen *Lycosa* benannt werden. Sofern über die Species Einigkeit besteht, mag hier der alte Name beibehalten werden. Dank der ausgezeichneten Monographie von J. NUÑEZ[78], in der auch ein weibliches Exemplar der Spinne abgebildet ist, hat *Tarantula hispanica* den ersten Platz unter den Spinnenmitteln in der Arzneimittellehre und im homöopathischen Gebrauch. NUÑEZ hat auch über die Geschichte des Tarantulismus einen eingehenden Bericht gegeben, aus dem besonders BAGLIVIS Studie[79] vom Ende des 17. Jh. bemerkenswert ist. Eine weitere klassische Schilderung hat P. A. MATTHIOLUS[80] in seinem Kommentar zu DIOSCÓRIDES gemacht; sie mag hier in Übersetzung wiedergegeben werden. „Außer den erwähnten Gattungen (d. i. den von ARISTOTELES, PLINIUS und AETIUS beschriebenen) findet man hier und da auch eine andere, u. zw. die gefährlichste von allen, *Tarantula* genannt nach der Stadt Tarantum in Apulien, wo sie in großen Mengen zur Sommerzeit in den Feldern umherschwärmen. Leute, die von ihnen gestochen werden, leiden in mannigfacher und verschiedener Weise: Während manche fortwährend singen oder lachen oder weinen oder schreien, andere aber schlafen oder von Schlaflosigkeit betroffen sind, viele unter Erbrechen leiden, wieder andere tanzen, schwitzen und zittern, findet man einige von Angst und anderen Beschwerden besessen, die wie von panischem Schreck erfaßte, tolle Irrsinnige erscheinen. Diese Symptome sind so wechselnd und verschiedenartig, daß man annehmen muß, sie seien entweder auf Verschiedenheiten des Giftes dieser Spinnen zurückzuführen oder auf die Konstitution der gebissenen Personen. Denn bei denen, die zu Melancholie (schwarzer Galle) neigen, haben wir alles dieses wegen ihrer Konstitution erscheinen sehen. Andere aber glauben, daß das Gift der *Tarantel* täglich und gar stündlich sich verändere und daß dies der Grund sei, warum die von der Spinne Gebissenen unter so mannigfaltigen Symptomen leiden. *Taranteln* finden sich auch häufig an unseren Sienesischen Gestaden des Tyrrhenischen Meeres und in der römischen Landschaft, wenn auch nicht so zahlreich wie in Apulien. Sie sind versteckt im Getreide in Bodenlöchern, aus denen sie gelegentlich herauskommen und oft die Schnitter stechen, die, der Gefahr unkundig, ihre Beine nicht durch Gamaschen geschützt haben. Ich habe solche gestochenen Leute zuweilen in den Höfen oder in Herbergen liegen und von den genannten Beschwerden leiden sehen. Es ist aber erstaunlich, wie die Kraft dieses Giftes durch Musik gemildert wird. Denn in der Tat werden, wie ich selbst bezeugen kann, die von der *Tarantel* Gestochenen aus ihrer benommenen Mattigkeit herausgebracht und fangen an zu stampfen und zu tanzen, sobald sie die Töne von Saiteninstrumenten oder Flöten hören, und solange damit fortgefahren wird, scheinen sie gesund und nicht mehr unter Schmerzen zu leiden. Wenn aber die Flötenspieler einmal eine Pause machen und schweigen, fallen die Kranken alsbald wieder zu Boden und verfallen wieder in ihren früheren Zustand von benommener Mattigkeit, falls nicht, während sie zu der Musik tanzten und auf dem Boden stampften, das Giftvirus entwichen und sich verflüchtigt hat, teils unmerklich durch die Hautporen, teils durch Schwitzen. Die Flötenspieler werden daher gegen einen Lohn gedungen und lösen einander ab, so daß die gebissenen Personen tanzen können, bis sie völlig geheilt zur Ruhe kommen. Freilich gibt es manche, welche dem Verfahren mit Antidoten, wie *Theriak, Mithridat* und anderen Mitteln, die gegen giftigen Biß wirken, nachhelfen wollen."

In Baglivis Abhandlung[79] bezeichnet „*Tarantula*" offenbar verschiedene Spinnenarten, nicht nur von der Gattung *Lycosa,* sondern auch von *Latrodectus* und wohl auch *Epeira.* Es heißt da über die Folgen des Bisses: „Der Biß der *Tarantel* erzeugt dieselbe Empfindung wie der einer Ameise oder Biene; in manchen Fällen wird der gebissene Teil schmerzhaft, in anderen ist er taub und der Sitz einer gewissen Unempfindlichkeit; im allgemeinen verfärbt er sich purpurn, schwarz oder gelb, er kann auch anschwellen und eine schmerzhafte Geschwulst hervorbringen, welche mit den übrigen Symptomen wieder verschwindet.

Wenige Stunden nach dem Biß entsteht heftiger Schmerz nahe dem Herzen und große Niedergeschlagenheit, aber vorher große Schwierigkeit beim Atmen. Die Kranken jammern mit einer kläglichen Stimme, und wenn sie nach dem Sitz der Schmerzen gefragt werden, antworten sie nicht oder zeigen mit der Hand nach der Brust oder der Präcordialgegend. Diese Symptome können oft im Beginn der Unpäßlichkeit da sein, aber sie sind nicht ständig oder mit der gleichen Heftigkeit in allen Fällen vorhanden; das wechselt je nach dem Temperament, nach den atmosphärischen Bedingungen und nach der Varietät von *Tarantula;* man hat nämlich gefunden, daß die aus dem Norden Apuliens giftiger und die Folgen ihres Bisses ernster sind. Die Kranken zeigen ein gewisses Wohlgefallen, wenn sie bestimmte Farben, wie rot, grün oder himmelblau sehen, hingegen werden sie durch andere Farben so in Schrecken versetzt, daß sie diejenigen schlagen, welche diese

Farben darbieten. Im übrigen verursacht der Biß der weißlichen *Tarantel* (*Aranea*?) einen leichten Schmerz mit Jucken, Ziehen im Magen und Durchfall; die *Tarantel* mit einem sternartigen Muster (*Lycosa*?) verursacht einen akuteren Schmerz, Schwere im Kopf, Stupor, Erregung des ganzen Körpers usw.; die schwarze (*Latrodectus*?) bewirkt alle diese Symptome, sowie heftige Schwellung des gebissenen Teiles, Spasmen, Steifheit, kalten Schweiß über den ganzen Körper, Verlust der Stimme, Neigung zu Erbrechen, Auftreibung des Leibes und andere Symptome."

Baglivi versichert, daß die Beschwerden jedes Jahr um den Monat Juli wiederkehren, und daß, wenn nicht das einzig bewährte Mittel, Musik, angewandt werde, schwere Folgen zurückbleiben: Gelbwerden der Haut, Angstzustände, Appetitverlust und schleichende Fieberzustände, die nie ganz verschwinden.

Über den Einfluß der Musik auf Personen, die von *Tarantula* gebissen wurden, erzählt Baglivi: „Die Kranken beginnen ihre Hände, ihre Füße und dann alle ihre Glieder zu bewegen, allmählich nehmen diese Bewegungen zu, die Kranken stehen auf und beginnen zu tanzen und zu springen, ohne das Gleichgewicht zu verlieren und ohne ermüdet zu werden; im Gegenteil, sie fühlen sich viel entspannter und kräftiger, je länger sie tanzen, selbst wenn es 12 Std. hintereinander fortgesetzt wird. Wenn ein falscher Ton gespielt wird, halten die Kranken inne, seufzen tief und klagen über Schmerz am Herzen; ihr Unbehagen vergeht erst, wenn die Musik wieder harmonisch wird und sie wieder anfangen zu tanzen. Seltsam genug, in diesem Zustand merkt der ungebildetste Bauer oder sonst sehr dummes Volk die geringste Fehlerhaftigkeit in der Musik. Für diese Art der Behandlung läßt sich keine bestimmte Frist geben, manche brauchen sie, bis sie von allen Symptomen frei sind, durchschnittlich etwa 3—4 Tage. Im allgemeinen stoßen die Kranken während des Tanzes Seufzer aus, jammern, verlieren den Gebrauch ihrer äußeren und inneren Sinne, wie Betrunkene; sie können ihre Eltern nicht von Fremden unterscheiden, können sich nicht an ihre Vergangenheit erinnern; sie haben eine Vorliebe für Wasser, glitzernde Gegenstände, grüne Blätter, lebhaft gefärbte Kleider usw. Die von einer *Tarantel* Gebissenen werden aber nicht alle durch die gleichen Instrumentenklänge, auch nicht durch die gleichen Melodien zum Tanzen gebracht. Wesentlich ist ein sehr rascher Rhythmus, ähnlich dem als Tarantella bekannten; das diente zu Zeiten, um zwischen echtem Tarantulismus und simuliertem zu unterscheiden. Denn es kam oft vor, daß vergnügungssüchtige Frauen vorgaben, von der Spinne gestochen worden zu sein, um Gelegenheit zum Tanzen zu haben, und zwar zu irgendeiner gerade gebotenen Musik; was bei den von der *Tarantel* Gebissenen nie vorkommt."

Nuñez hat ausführlich über den Tarantulismus, die Folgen des Tarantel-Bisses, und seine Behandlung mit Musik, insbesondere der des Tarantella-Tanzes, bei den Mittelmeervölkern berichtet. Die Erscheinungen, die dieser Behandlung durch Musik folgen, bezeichnet er als „Tarantismus." Dabei werden die von der *Tarantel* Gebissenen aus einem apathischen, schläfrigen Zustand aufgerüttelt durch diese musikalischen Rhythmen, seien sie auf Gitarren, Violinen oder anderen Instrumenten gespielt; sie werden erregt, fangen an zu tanzen, der Tanz wird wilder und wilder, bis sie in Schweiß gebadet und erschöpft sind. Ob nun die belebende Wirkung der Tanzmusik oder die Körperbetätigung und das Schwitzen die Besserung herbeiführe, darüber könne man verschiedener Meinung sein. Aber nicht jede Art von Musik habe den gewünschten Erfolg, nur die Rhythmen der Tarantella oder ähnlicher Tänze, wie Fandango und Menuett, seien imstande, die vom Tarantel-Biß schwer leidenden Personen aufzurütteln. Andererseits sollen die endemischen Ausbrüche von Tanzraserei im Mittelalter ihren Ursprung im Tarantulismus gehabt haben. Das bizarre, hysteriforme Verhalten der wirklich oder nur angeblich von *Taranteln* Gebissenen mag wohl auf viele andere suggestible Personen ansteckend gewirkt haben.

In den alten Berichten ist wohl zu großes Gewicht auf den Einfluß der Tanzmusik auf die Tarantelbißvergiftung gelegt worden, so daß die Symptome des „Tarantulismus" gegenüber denen des „Tarantismus" nicht deutlich werden. In wesentlichen Zügen lassen aber die Schilderungen des Tarantulismus eine Übereinstimmung mit dem bei *Latrodectus* beschriebenen „Aranismus" erkennen. Die örtlichen Entzündungserscheinungen bieten nichts Bemerkenswertes dar, es sei denn, daß auch hier Kribbeln, ein eigenartiges Kältegefühl, sowie Taubheitsgefühl von der gebissenen Stelle sich aufwärts ausbreiten können, ein Zeichen, daß die sensible Erregungsleitung frühzeitig gestört werden kann. Die Allgemeinerscheinungen kündigen sich mit einem ängstlichen Unbehagen an, das sich zu tödlicher Angst steigern kann, es folgen Unruhe mit leichten Muskelkrämpfen, Beklemmung in der Herzgegend mit Angst und Seufzen; in anderen Fällen sind Schwindel und Schwäche so stark, daß die Patienten sich nicht allein aufrechthalten und fortbewegen können. Eine zunehmende Niedergeschlagenheit drückt sich in dem fahlen Gesicht und starren Blick aus; die Patienten werden unruhig, wechseln dauernd ihre Lage, klagen über heftige Schmerzen, ohne den Sitz genauer bestimmen zu können. In den Gliedern besteht anfangs eine lähmige Schwäche, später eine Muskelunruhe mit krampfhaftem Zittern, in anderen Fällen auch schmerzhafte Steifheit und Kontraktur der Beugemuskeln (die Bauchmuskelkontraktur von *Latrodectus* ist nur in einem Fall, bei einem 15jährigen Knaben berichtet, aber es ist nicht sicher, ob es sich da um den Biß einer *Tarantula hispanica* handelte). Angeblich sind auch partielle klonische Krämpfe beobachtet worden. In schweren Fällen — tödliche sind nicht bekannt — soll die Atmung mühsam und stoßweise werden, mit Erstickungsangst. Schmerzhaftes Zusammenpressen am Herzen, schwacher, unregelmäßiger, aussetzender oder kaum fühlbarer Puls und Ohnmachten sind ebenfalls beobachtet worden.

Die einzigen Arzneiprüfungen, die bisher von *Tarantula hispanica* vorliegen, sind die von Nuñez[78] angeführten; sie fanden im Jahre 1846 statt. Als Versuchspersonen nahmen daran 10 Ärzte und 8 andere, darunter 7 weibliche, teil. Geprüft wurden hauptsächlich die C 6 und C 12, nur bei einer Frau die C 3-Verreibung. Der Prüfstoff war den Versuchspersonen nicht bekannt.

In dem Arzneibild, das sich für *Tarantula hispanica* ergeben hat, stehen Störungen der motorischen und sensorischen Funktionen im Vordergrund. „Von der *Tarantel* gestochen" heißt es, wenn man eine eigenartig bizarre motorische Unruhe bezeichnen will. Eine solche scheinbar unmotivierte und unkontrollierte Bewegungsunruhe, die stark an die bei Chorea erinnert, ist in der Tat in den Prüfungen beschrieben. Schon Nuñez hat in seinem Buch 10 Fälle von Chorea minor beschrieben, die erfolgreich mit *Tarantula hispanica* behandelt worden waren, und seither ist diese Indikation des Mittels immer wieder betont worden. Ich muß allerdings gestehen, daß in 2 schweren Fällen von Chorea minor auf der Kinderabteilung *Tarantula hispanica* in verschiedenen Potenzen ohne Erfolg war. Es ist aber nicht zu bezweifeln, daß sich *Tarantula hispanica* oft bei unruhigen, zerstörungssüchtigen, schwer kontrollierbaren Kindern ausgezeichnet bewährt hat.

Auf sensorischem Gebiet ist eine übermäßige Empfindlichkeit aller Sinne betont. Licht und grelle Farben wirken erregend und verschlimmern die Beschwerden; jedoch haben angeblich gewisse Farben einen beruhigenden, wohlgefälligen Einfluß. Geräusche erschrecken und verschlimmern ebenfalls. Über den günstigen Einfluß von Musik, namentlich bestimmter mitreißender Rhythmen, ist genug gesagt worden. In den Prüfungen finden sich aber auch Angaben, daß Musik Unbehagen, Verdruß und Unruhe hervorrief, mit Kontraktion und automatischen Bewegungen der Finger, z. B. Rollbewegungen. Es ist jedenfalls ein bemerkenswerter Zug des Arzneibildes, daß Musik und Rhythmus, ähnlich wie Farben, das Verhalten und die Beschwerden zu beeinflussen vermögen; ob dieser Einfluß anregend und günstig oder aber unangenehm und verschlimmernd ist, wird ebensosehr von dem Gemütszustand des Patienten, wie von dem Rhythmus der Musik abhängen. Durch diese Modalität wird die extreme Affektlabilität bestimmter gekennzeichnet. Es wird auch Überempfindlichkeit des Tastsinnes und Verschlimmerung von Beschwerden durch Berührung für *Tarantula* angegeben, und die Wirbelsäule soll, wie bei *Theridion,* sehr empfindlich gegen Druck sein; aber das geht nicht aus den Prüfungen hervor.

Wie bei anderen Spinnengiften ist auch bei *Tarantula hispanica* Schwindel ein sehr gewöhnliches Symptom; es sind aber offenbar ganz verschiedene Arten, die da als Schwindel beschrieben werden, die einen deuten auf vestibularen oder cerebellaren Ursprung hin: „der Schwindel kommt in plötzlichen Anfällen und ist so heftig, daß der Pat. zu Boden fällt, aber ohne das Bewußtsein zu verlieren; plötzlicher Schwindel in frischer Luft oder beim Treppabgehen." Anderer Art ist die „Schwindligkeit" im Zusammenhang mit Kopfschmerzen, Blutandrang zum Kopf, Sehstörungen, Übelkeit und Brechneigung, also innerhalb eines Migränesyndroms. Weder die eine noch die andere Art von Schwindel hat für *Tarantula hispanica* bisher eine führende Indikation abgegeben, die angeführten Modalitäten sind noch nicht genügend erprobt. In das Gesamtbild des Arzneimittels fügen sich indes diese Prüfungsbeobachtungen leicht ein, z. B.: „Kopfschmerzen mit Schwindligkeit beim Fixieren von Gegenständen mit den Augen; Schmerz tief im Kopf mit Unbehagen und innerer Ruhelosigkeit und Bewegungsunruhe, die ihn nicht an einer Stelle ruhig bleiben lassen, mit Unpäßlichkeit und innerer Angst wie beim Beginn eine schweren Krankheit; der Schmerz erstreckt sich einmal in die Stirn und dann wieder in den Hinterkopf, mit Lichtscheu, Licht ruft sogleich Beschwerden und Aufschreien hervor." Kopfschmerz kommt unter den Symptomen bei NUÑEZ in etwa 90 Variationen vor; es ist nicht zu sehen, warum gerade „Schmerz im Hinterkopf wie von Hammerschlägen" als charakteristisch angeführt zu werden pflegt; eine Bestätigung aus der Anwendung bei Kranken ist dafür nicht zu finden. Die Angabe „Kopfschmerz verschlimmert durch Berührung, welche ein sehr unangenehmes Gefühl hervorruft" ist nur ein Beispiel der auch sonst bezeugten Hyperästhesie, und „schmerzhaftes Gefühl, als ob kaltes Wasser auf den Kopf über den Körper geschüttet würde" zeigt das auch durch andere Angaben belegte Vorherrschen von intensiven Kälteempfindungen an, was für die Spinnengifte typisch ist. Eine Verschlimmerung von kaltem Wasser ist für Schmerzen und andere Beschwerden angegeben.

Von den überaus zahlreichen und mannigfaltigen Schmerzen am Rumpf und an den Extremitäten, die von den Prüfern angegeben sind, lassen sich nach Art und Sitz keine als für *Tarantula hispanica* charakteristisch herausheben; sie können nur im Zusammenhang mit der Hyperreflexie, der Steifheit und den Krämpfen der Muskulatur, der lähmigen Schwäche und der großen sensiblen Empfindlichkeit gedeutet werden, nicht aber als „rheumatisch-arthritisch", wie J. PERRY (der Übersetzer des NUÑEZschen Buches) gemeint hat. Eine Verschlimmerung von Neuralgien durch Bewegung ist nur insofern bemerkenswert, als sie einer für die motorische Unruhe geltenden Verschlimmerung in der Ruhe, namentlich im Bett, gegenübersteht.

Die gesteigerte und der Kontrolle entratene Erregbarkeit, welche *Tarantula hispanica* auf sensorisch-motorischem Gebiet kennzeichnet, läßt sich nicht minder in der psychischen Symptomatik wiederfinden. Es ist nichts damit gewonnen, wenn man das irrationale, affektiv und triebhaft übersteigerte und unbeherrschte Verhalten als „hysterisch" oder „an Tollheit grenzend" abtut. Die überreizten Sinneseindrücke steigern sich in die „Einbildung", werden affektgeladen, zu Illusionen oder Halluzinationen verfälscht: „Visionen von geisterhaften Schatten, Gestalten, Lichterscheinungen, schrecklichen Ungeheuern, von Insekten, von fremden Leuten im Haus usw." Die aufgeregte Phantasie macht sich in äußerst lebhaften Träumen geltend. Nicht der Inhalt dieser oder jener Sinnestäuschung, sondern nur die allgemeine Tendenz dazu hat einige Bedeutung für das Arzneibild. Kennzeichnender für *Tarantula hispanica* sind die abnormen Schwankungen und scheinbar unmotivierten Ausbrüche des affektiven und triebhaften Verhaltens. Aggressive Triebe entladen sich in plötzlichen Impulsen, Gegenstände zu zerstören, andere oder auch sich selbst zu schlagen (letzteres erinnert an die Flagellanten des Mittelalters). Solche Entladungen des Mutwillens oder der Bosheit bei Kindern, die zum „sich Verstellen", zum „Verhehlen" und zu „Verstohlenheit" neigen, haben sich als ausgezeichnete Hinweise auf *Tarantula hispanica* erwiesen; die „Verstohlenheit" kann auch als Kleptomanie manifest werden. Bei Erwachsenen ist der sexuelle Hintergrund des neurotischen Verhaltens bei Tarantula-Patienten mehr oder weniger offenbar. Übermäßige Erregung des Geschlechtstriebes selbst, obszönes Verhalten, Nymphomanie und Exhibitionismus sind in den Prüfungen zum Vorschein gekommen. Scheinbar unmotiviert schlägt die Gemütsstimmung von einem Extrem ins andere um: von Ausgelassenheit mit Lachen, Singen, Kreischen und Tanzen zu tiefer Niedergeschlagenheit mit düsteren Phantasien und Todesgedanken oder Gleichgültigkeit und Schweigsamkeit, die an Stupor grenzen. Auch da läßt das undisziplinierte, irrationale Verhalten manchmal den Eindruck der Verstellung oder Schaustellung aufkommen. Die psychischen Ursprünge werden durch die Modalität betont „Heftige und plötzliche Gemütsbewegungen, wie Schreck usw., verschlimmern."

Gegenüber den Symptomen in der sensorischen, motorischen und psychischen Sphäre treten die von den inneren Organen weit an Bedeutung zurück.

Wohl finden sich in der Prüfung eine Reihe von Angaben, aus denen man auf ein anginoides Syndrom, ähnlich dem von *Latrodectus*, schließen könnte: „Präcordialangst, große Beklemmung in der linken Brustseite, die Atmung behindernd, Herzklopfen, lanzinierende Schmerzen vom Herzen in den linken Arm; Kälte der unteren Extremitäten mit Krampfschmerz in Verbindung mit Schmerz am Herzen, Beklemmung und Seufzen." Erfahrungen mit *Tarantula hispanica* bei Angina pectoris liegen aber nicht vor.

Beachtenswert ist aber die klinische Empfehlung von *Tarantula hispanica* als Euthanasiacum, wenn Jactationen, Zuckungen und Krämpfe in der Agonie beruhigt werden sollen.

Nach alten Angaben (s. Baglivi) sollen die Symptome alljährlich nach dem Biß von *Taranteln* wiederkehren, wie das auch von anderen Spinnen- und manchen Schlangenbißvergiftungen behauptet wird. Durch neuere Beobachtungen sind solche nachhaltigen Wirkungen des Spinnengiftes nicht gestützt. Ebenso zweifelhaft sind die Angaben einer periodischen Wiederkehr, täglich gegen Abend, von fieberhaften Zuständen. Die der *Tarantula hispanica* nachgesagte Periodizität hat jedenfalls keine praktische Bedeutung erlangt.

Skizze:

Tarantula hispanica

Lycosa (Hogna) hispanica

Araneideae: Lycosidae

Motorisch:
Bewegungsunruhe; ungezielte, choreiforme Bewegungen (Chorea).

Sensorisch:
Übermäßige Empfindlichkeit und Empfänglichkeit für Sinneseindrücke;
Geräusche erschrecken und verschlimmern;
Licht und grelle Farben erregen und verschlimmern;
Kopfschmerz mit Lichtscheu, schlimmer von Berührung, Kopfschmerz mit Schwindel beim Fixieren von Gegenständen;
Plötzliche Anfälle von Schwindel, in frischer Luft und beim Treppabgehen.
Intensive Kälteempfindungen.
Starker Einfluß von musikalischen Rhythmen.

Psychisch:
Illusionen und Halluzinationen;
Plötzliche Impulse, Gegenstände zu zerstören, zu schlagen;
Abrupter Wechsel der Affektlage von einem Extrem ins andere;
Heftige und plötzliche Gemütsbewegungen, z. B. Schreck, verschlimmern;
Übermäßige Erregung des Geschlechtstriebes.

Modalitäten:
Schlimmer von starken Sinneseindrücken.
Ursächlich: starke und plötzliche Gemütsbewegungen, Schreck.

Motorische Unruhe schlimmer in der Ruhe, im Bett; Neuralgien schlimmer von Bewegung.
Schlimmer von kaltem Wasser.
Allgemein besser in frischer Luft, Schwindel aber schlimmer.

Dosierung: D 6, D 12, D 30 und C 30.

Aranea diadema

Aranea diadema ist die gewöhnliche Kreuzspinne aus der Familie der Epeiridae. Ein älterer Name ist Epeira diadema L. Von toxischen Wirkungen durch „Biß" dieser Spinne beim Menschen ist nichts bekannt. Einer älteren Angabe von LAVILLE DE LA PLAIGNE[81] zufolge enthalten die Körpersäfte der Kreuzspinne ein für Vögel tödliches Krampfgift: wenn man eine Lanzette irgendwo in den Körper der Spinne einsteche und dann damit einen Sperling unter dem Flügel impfe, so sterbe der Vogel bald unter Krämpfen. Die in den Körpersäften von Spinnen enthaltenen „Aranolysine" gelten im allgemeinen als hämolytisch. Neuere Tierversuche mit dem Körpergift der Kreuzspinne scheinen nicht gemacht worden zu sein. Da für die Arzneizubereitung die ganze Spinne verwandt wird, kommen diese Toxine für die Wirkungen auf den Menschen ebensosehr in Betracht wie die Gifte der Chelizerendrüsen.

Die Arzneiprüfungen von *Aranea diadema* sind dürftig. Die ersten wurden 1832 von einem Medizinstudenten und einem Arzt an sich selbst gemacht, indem sie über einige Tage eine wechselnde Anzahl von Tropfen der Urtinktur nahmen. Die Ergebnisse sind von GROSS[82] berichtet. Später hat sich hauptsächlich v. GRAUVOGL[70] mit *Aranea diadema* beschäftigt, aber nur eine kärgliche Prüfung an einer Frau berichtet, ohne über die Zubereitung, Potenz und Häufigkeit der Gaben etwas zu sagen. v. GRAUVOGL scheint aber von *Aranea* ausgedehnten Gebrauch gemacht zu haben, und die meisten seiner Angaben sind offenbar von Beobachtungen an Kranken abgeleitet. Im Hinblick auf die schon erwähnte Blutwirkung des Araneilysins ist die Bemerkung v. GRAUVOGLS (a. a. O. S. 302) von Interesse, daß *Aranea diadema* in manchen Fällen „sehr starke Blutflüsse erzeugen könne, namentlich auch Bluthusten, welcher Umstand bei dem Gebrauch dieses großen Heilmittels zur Vorsicht mahne." Sonst ist über diese Wirkung aber nichts bekannt geworden.

v. GRAUVOGL ließ sich bei der Anwendung von *Aranea* von den beiden Modalitäten leiten, welche die sog. hydrogenoide Konstitution kennzeichnen:

die Verschlimmerung durch Kälte und Nässe in irgendeiner Form, z. B. von Baden, von feuchter Wohnung, von Aufenthalt in der Nähe von Seen usw., und zweitens die periodische Wiederkehr der Beschwerden. Nun geben die Prüfungen allerdings keinen Anhalt für die erste Modalität, die Verschlimmerung durch nasse Kälte. Die für *Aranea* wie für andere Spinnengifte bezeugten intensiven Kältegefühle sind nicht in diesem Sinne zu bewerten. Die Periodizität geht aus einer Beobachtung v. GRAUVOGLS „Plötzliche heftige Schmerzen in den Zähnen des ganzen Ober- und Unterkiefers nachts beim Niederlegen" auch nicht deutlich hervor, eher schon aus den Angaben der Prüfer aus dem Jahre 1832: „Gefühl von Schwere in den Oberschenkeln, so daß sie kaum fortbewegt werden konnten, mit Verwirrtheit im Kopf, kehrt am nächsten Tag, wie intermittierendes Fieber, zur gleichen Zeit zurück, dauert eine halbe Stunde", sowie „empfindliches Kältegefühl in den unteren Schneidezähnen rechts, besonders beim Einziehen der Luft, kam am nächsten Tag zur selben Stunde wieder, wie intermittierendes Fieber". Sollte da eine dunkle Erinnerung an DIOSCORIDES mitgespielt haben, nach dessen Angabe Spinnen bei Wechselfiebern angewandt wurden? Sonst findet sich in dieser Richtung noch die Angabe „Frostschauer treten meist gegen Abend auf." Für die klinische Indikation „periodisch wiederkehrende Beschwerden infolge von Malaria, mit Milzschwellung" bildet nur eine Krankengeschichte v. GRAUVOGLS (a. a. O. S. 303) eine Unterlage, soweit aus der Literatur ersichtlich ist; das ist zu wenig.

Frostigkeit ist bei *Aranea* in starken Ausdrücken geschildert worden, wie „Frostigkeit, als ob die Knochen aus Eis wären, selbst im Sommer" oder „Kälte in den langen Knochen, die durch nichts behoben werden kann, der Schlaf wird dadurch verhindert".

Außer den schon erwähnten Trigeminusneuralgien sind in den Prüfungen Parästhesien beschrieben; bei v. GRAUVOGL im Gebiet der Nn. ulnares: „Am vierten und fünften Finger beider Hände ein Gefühl von Eingeschlafensein und Ameisenkribbeln." Bemerkenswerter ist die Schilderung in den älteren Prüfungen: „Ruheloser Schlaf, aus dem er wiederholt erwacht, und immer mit dem Gefühl, als wären die Hände und Vorderarme stark geschwollen, gleichsam noch einmal so stark und groß, als im natürlichen Zustand. Sie schienen so schwer zu sein, daß er sie nicht heben zu können meinte." Das sieht dem bekannten Syndrom der Brachialgia paraesthetica nocturna sehr ähnlich und deutet auf eine cervicale „Radiculitis" hin. Eine gewisse Bestätigung kann darin gefunden werden, daß ähnliche Erscheinungen auch bei anderen Spinnengiften beobachtet worden sind. Erfahrungen über die Anwendung von *Aranea* bei diesem Syndrom liegen aber noch nicht vor.

Eine eigenartige Modalität verdient noch aus der älteren Prüfung vermerkt zu werden: „Kopfschmerz und Eingenommenheit des Kopfes lassen bei Tabakrauchen nach". Das darf wohl im Hinblick darauf, daß sowohl bei der Prüfung von *Theridion curassavicum* wie von *Aranea ixoloba* „starkes Verlangen nach Tabakrauchen" aufgefallen ist, mit der den Spinnengiften und dem Nikotin gemeinsamen Affinität zum Sensorium in Verbindung gebracht werden. Soweit die allzu spärlichen Prüfungssymptome erkennen lassen, hatten die Kopfschmerzen einen Migränetypus; denn sie waren von einer unangenehmen, zitternden, flimmernden Empfindung in Stirn und Augen begleitet und wurden durch Lesen und Schreiben ärger, im Freien gebessert.

Das Arzneibild von *Aranea diadema* ist noch in einem ungenügend bestimmten Anfangsstadium. Weder aus der neueren Literatur noch aus den, allerdings wenigen, eigenen Anwendungen läßt sich v. GRAUVOGLS Annahme bestätigen, daß *Aranea diadema* ein für die „hydrogenoide Konstitution" passendes Mittel sei.

Skizze:

Aranea diadema

Epeira diadema L., Kreuzspinne

Araneideae: Epeiridae

Eiskälte „bis in die Knochen gefühlt", selbst im Sommer; hindert am Schlafen. Periodizität? Frostschauer gegen Abend?

Gefühl, als ob die Hände und Unterarme stark angeschwollen und schwer wären, beim Aufwachen aus ruhelosem Schlaf (Brachialgia paraesthetica nocturna?)

Kopfschmerz und Eingenommenheit, besser vom Tabakrauchen; Kopfschmerz mit Flimmern vor den Augen, schlimmer beim Lesen und Schreiben, besser in frischer Luft (Migräne?).

Dosierung: üblich, im Anschluß an v. GRAUVOGL, niedere Potenzen, D 2—D 4.

Aranea ixoloba

Der unbefriedigende Zustand unserer Kenntnisse von den Wirkungen der *Aranea diadema* auf den Menschen war ein Grund, weshalb im Jahre 1952 mit Teilnehmern der vierteljährlichen Ausbildungskurse am Robert-Bosch-Krankenhaus in Stuttgart eine neue Prüfung mit einer Aranea-Art angestellt wurde. Ein weiterer Grund war, daß damals G. POOCH[83] das Chelizerengift von *Aranea ixoloba* isoliert gewonnen und im Tierversuch standardisiert hatte. J. MEZGER[84], der die Prüfungen geleitet und die Ergebnisse veröffentlicht hat, konnte daher einen zuverlässigen Ausgangsstoff verwenden. Auch erschien es wünschenswert, das Chelizerengift ohne Araneilysin und sonstige Beimengungen, die in Zubereitungen von ganzen Spinnen vorhanden sind, am Menschen zu prüfen. Zugleich sollte der Frage nachgegangen werden, ob und inwiefern die Wirkungen von Injektionen des verdünnten Giftes von denen oral verabreichter Potenzen verschieden waren.

Die in Amerika und Europa heimische *Aranea ixoloba* wird als eine der gewöhnlichen Kreuzspinne ähnliche, aber etwas größere Species beschrieben. Schädliche oder auch nur unangenehme Erscheinungen beim Menschen vom „Biß" sind auch von dieser Kreuzspinne nicht bekannt. Daß auch ihr Chelizerengift vornehmlich neurotoxisch wirkt, läßt sich aus der Weise entnehmen, wie die Spinne ihr Opfer lähmt und tötet.

An den Prüfungen nahmen 32 Ärzte teil, 25 männliche und 7 weibliche. Von diesen bekamen 21 eine Verdünnung des Giftes 1:1000000 in isotonischer Kochsalzlösung subcutan injiziert, u. zw. jeden Tag oder jeden zweiten Tag, 5—13 Injektionen in einer ersten Serie. (Eine zweite Serie von Injektionen nach einer Pause von 3—5 Wochen war im großen und ganzen ergebnislos. Das darf wohl darauf zurückgeführt werden, daß sich inzwischen Antikörper auf die proteinischen Wirkstoffe gebildet hatten. Von immunologischem Interesse ist, was ein Prüfer bei der zweiten Injektionsserie beobachtete: daß nach jeder Injektion die Umgebung der Einstichstelle für 24 Std. gerötet wurde; also offenbar ein Arthus-Phänomen!) 11 Prüfer nahmen D 12, 3mal tgl. 5 Tropfen, für 2—3 Wochen, und dann, nach einer Pause von 2—3 Wochen unter Placebogaben, erhielten 7 Prüfer die D 6 Verreibung und 2 andere die D 12 Dil. für weitere 1—2 Wochen. Der Prüfungsstoff war den Versuchspersonen unbekannt.

Wenn man eine Übersicht über die Prüfungsergebnisse gewinnen will, so ist es zweckmäßig, die Allgemeinsymptome der vom Zentralnervensystem regulierten Funktionen voranzustellen. Symptome von seiten der Psyche und des Sensoriums sind zahlreich und deutlich. 8 Prüfer hoben Ruhelosigkeit mit wechselnden Begleiterscheinungen hervor, z. B.: „Große Unruhe, Nervosität; innere Unruhe, starke Beeinträchtigung der Konzentrationsfähigkeit und ein Bedürfnis nach Bewegung, Besserung an der frischen Luft" (unter D 12); „nach vollständig schlafloser Nacht keine Müdigkeit, jedoch innere Unruhe und Hast, ich konnte nichts schnell genug tun, die Zeit verging zu langsam" (unter D 6); „innere Unruhe und Angstgefühl" (unter D 12); „große innere Unruhe und Rastlosigkeit, die sich durch autogenes Training nicht beherrschen ließ" (nach Inj.); „Unruhe und Schlaflosigkeit. Die innere Unruhe nahm an den folgenden Tagen zu; Gefühl, als ob er unter elektrischem Strom stünde, oder Gefühl von innerem Zittern. Die Konzentrationsfähigkeit war deutlich herabgesetzt, geistige Arbeit ermüdete stark und verschlimmerte die Unruhe und Nervosität" (nach Inj.). Die innere Unruhe, meist in Verbindung mit Schlafstörungen und Herabsetzung der geistigen Arbeitsfähigkeit, trat also ebensowohl nach oralen Gaben wie nach Injektionen auf. Bei 2 Prüfern war ein starkes Verlangen nach Zigarettenrauchen auffallend (nach Inj.), wohl als Ausdruck der inneren Unruhe. Indirekt werden dadurch die ähnlichen Angaben aus den weniger gründlichen Prüfungen von *Theridion* und *Aranea diadema* bekräftigt. Nahezu alle Prüfer vermerkten ungewohnte Veränderungen der Gemütsstimmung. 6 Prüfer (nach Inj.) waren zunächst euphorisch, empfanden ein Leichtigkeitsgefühl im Körper, ein ausgesprochenes Wohlgefühl mit Rededrang und Witzelsucht, aber bei 5 von diesen schlug die Stimmung später in Depressionen und Reizbarkeit um, öfters mit mangelnder Konzentrationsfähigkeit einhergehend. 6 weitere Prüfer, darunter auch 2 unter D 12 oral, kamen ohne vorhergehende Euphorie in eine depressive, gereizte Stimmungslage; Gereiztheit im Umgang mit Menschen wurde mehrfach betont.

Mit der Ruhelosigkeit und gesteigerten Reizbarkeit standen offenbar die häufigen Schlafstörungen mit außergewöhnlich lebhaften, meist unangenehmen Träumen in Zusammenhang. 16 Prüfer berichten davon; ein Beispiel: „Seit dem 2. Prüfungstag haben sich Schlafstörungen gezeigt, der Schlaf ist sehr unruhig, und es sind allnächtlich schreckliche und beunruhigende Träume aufgetreten (Träume in normalen Zeiten nie). Tagsüber besteht Müdigkeit und eine teilweise ärgerlich-gereizte, teilweise deprimierte und labile Stimmung sowie große Vergeßlichkeit." Ein Unterschied zwischen parenteraler und oraler Darreichung ist auch in bezug auf die Schlafstörungen nicht festzustellen.

Überempfindlichkeit der Sinne, wie sie sonst bei Spinnengiften so oft betont ist, erscheint in den Prüfungen von *Aranea ixoloba* nur vereinzelt: „Oberflächlicher Schlaf mit Geräuschempfindlichkeit" und eigenartiger Überempfindlichkeit gegen Gerüche; Geruchstäuschung; meint es rieche nach Seziersaal, was aber von anderen nicht bestätigt wird" (D 12). Im Hinblick auf die bei anderen Spinnengiften häufigen Schwindel-Syndrome, sollte die folgende Beobachtung nicht übergangen werden, obwohl sie erst am 7. Tag der Nachbeobachtung einer 17tägigen Prüfung von D 12 gemacht wurde: „Ein Anfall von Gleichgewichtsstörung, schlimmer im Dunkeln, nach geistiger Arbeit. Einzelne Buchstaben und Silben verschwimmen. Konzentrationsstörung, muß einen Satz 2- bis 3mal lesen, um ihn zu begreifen. Es tritt noch Übelkeit und Brechreiz hinzu, ich muß mit der Arbeit aufhören und mich ins Bett legen. Die

Zimmerdecke beginnt zu schaukeln und sich zu drehen." Rauschartige Benommenheit und Schwindelgefühl wurden sonst noch einige Male im Zusammenhang mit kongestiven Kopfschmerzen beschrieben. Einmal ist auch eine Akkommodationsstörung angedeutet, wie sie ähnlich auch bei anderen Spinnengiften vorkam: „Fixieren entfernter Gegenstände scheint Mühe zu machen" (D 12).

Die häufigen Schmerzempfindungen, die in die peripheren Nerven, Muskeln oder Gelenke verlegt werden — 18 von 32 Prüfern berichten davon in mannigfaltiger Weise —, sind wohl durchweg als Äußerung einer gesteigerten neuro-muskulären Erregbarkeit, im Sinne einer Hyperreflexie zu deuten; sie als „rheumatisch" oder gar „arthritisch" aufzufassen, liegt nach den Schilderungen kein Anlaß vor. Wenn gelegentlich Prüfer von „rheumatischen" Symptomen sprechen, so kann das nur beschreibend gemeint sein, sicherlich nicht als Diagnose eines entzündlichen Zustandes in mesenchymalen Geweben. Eine falsche Deutung dieser Symptome ist geeignet, die therapeutische Anwendung des Mittels auf eine falsche Fährte zu lenken. Von der sensiblen Seite des Reflexbogens ist von einem offenbar guten Beobachter ein Syndrom geschildert worden, das ganz ähnlich von *Aranea diadema* beobachtet wurde und auf Brachialgia paraesthetica nocturna hinweist: „Gefühl, als ob die rechte Hand viel schwerer wäre als die linke, auch als ob die rechte Hand viel größer und ungelenker wäre als die linke" (Inj.). Ein anderer Prüfer (Inj.) notierte „Taubheitsgefühl im linken Unterarm und in der linken Hand", ein anderer (D 12) „Taubes bis schmerzhaftes Gefühl am lateralen Fußknöchel links". In zwei Fällen sind die Schmerzen als Ischialgien beschrieben, mit Besserung von Bewegung. Für Hyperreflexie von seiten der Muskulatur sprechen Angaben wie: „Nackensteifigkeit plötzlich auftretend, über die Mm. trapezii nach den Schultern ausstrahlend" (Inj.). „Vom 7. Prüfungstag an (Inj.) traten zunehmende rheumatische Beschwerden besonders im Nacken, in beiden Schultern und Armen, auch im Kreuz, auf. Gefühl wie schwerer Muskelkater nach starker körperlicher Anstrengung" (der Nachsatz korrigiert offenbar die Beschreibung als „rheumatisch"); ferner „Zuckungen der linken unteren Bauchmuskulatur" (D 12). Auf Krampf in den Rückenmuskeln deutet auch bei einem anderen Prüfer (D 12): „am 11. Tag erwachte ich morgens mit einem so heftigen Hexenschuß im Kreuz, daß ich einige Tage nicht arbeitsfähig war; Ausstrahlung dieser Schmerzen in Schultern und Oberschenkel; teilweise unfähig zu Bewegung". Der Einfluß von Bewegung oder Ruhe war bei diesen neuro-muskulären Syndromen nicht eindeutig. Besserung durch Wärme wurde mehrfach festgestellt, aber auch einmal Auftreten von ziehenden Schmerzen nur in der Wärme.

Im Bereich der vegetativ kontrollierten Funktionen sind zuerst die auf das Gefäßsystem zu beziehenden Symptome zu betrachten. Wie bei fast allen Prüfungen nehmen Kopfschmerzen auch hier einen breiten Raum ein, 13 Prüfer berichten davon. Art und Sitz der Kopfschmerzen wechselten von Fall zu Fall, im allgemeinen waren sie kongestiv; darauf weist die durchgängige Besserung in frischer Luft hin. Ein Unterschied zwischen den parenteralen und den oralen Versuchen ist wiederum nicht festzustellen. Bei 3 Prüfern (Inj.) hatten die Kopfschmerzen den Typus einer Migräne; einmal endeten sie mit der Ausscheidung von 1½ l hellgelben Urins am Morgen, nachdem während der von Hitzewallungen und Stirnschweißen begleiteten Kopfschmerzen trotz vermehrten Harndranges auffallend wenig Urin gelassen war. Für *Aranea ixoloba* eigenartige Modalitäten der Kopfschmerzen haben sich nicht ergeben.

Wenn auch nicht so stark wie bei anderen Spinnengiften, hat die Prüfung des Chelizerengiftes dieser Aranea-Species doch deutlich Frostigkeit und Kältegefühle herausgestellt. 6 Prüfer berichten davon, z. B. „Es traten erstmals am 5. Tag nach Injektionsbeginn Symptome auf: Frostigkeitsgefühl wie vor einer Erkältung, ohne katarrhalische Erscheinungen; Frostigkeit trotz Aufenthalt im warmen Zimmer, kalte Füße, die auch in Bewegung nicht warm werden wollen; verstärkt wurden diese Erscheinungen am 9. Prüfungstag bemerkt". Eine andere Prüferin (Inj.): „Ständiges Frieren und Frösteln", in diesem Falle aber auch: „2 Std. nach der Injektion strömendes Wärmegefühl im linken Arm und linken Bein, gleichgültig ob die Injektion rechts oder links vorgenommen wurde; Wärmegefühl um den Mund; an einem der injektionsfreien Tage wird der rechte Arm wärmer als der linke wahrgenommen bzw. der linke Arm kälter als der rechte." Im ganzen haben die vasomotorischen Störungen eine parasympathische Tendenz. Gelegentliche Hitzewallungen an umschriebenen Körperstellen widersprechen einer solchen Deutung ebensowenig wie die partiellen oder allgemeinen Schweiße, die von 4 Prüfern angegeben sind. Für eine parasympathische Tendenz der Reaktionen auf *Aranea* sprechen auch die Änderungen des weißen Blutbildes, die allerdings nur in 1 oder 2 Fällen deutlich genug waren: Anstieg der Lymphocyten und ein sowohl relativer wie absoluter Abfall der polynucleären Leukocyten. Bei den übrigen Prüfern war in den Blutbildern vor und nach parenteraler oder oraler Darreichung kein bemerkenswerter Unterschied festzustellen. Blutdruckmessungen wurden leider bei dieser Prüfung nicht gemacht.

7 Prüfer vermerkten Erscheinungen, die auf das Herz und die großen Gefäße zu beziehen waren, z. B. einer: „Am auffälligsten waren die Herzsensationen, wie heftiges Klopfen mit leichtem Engegefühl. Das Herzklopfen erstreckt sich bis in die Carotiden und in den Oberbauch. Dieses

trat meist um die Mittagszeit und hier besonders beim Liegen auf, ohne daß Magenüberladung stattgefunden hätte. Leichtes Druckgefühl in der linken Brust, besser durch Reiben. Bei schnellem Gehen oder Treppensteigen keinerlei Herzbeschwerden der genannten Art. Am 17. Tag, nachdem er sich 10 Tage völlig wohl befunden hatte, wieder Herzdruck mit kräftigem Pulsieren bis zum Hals, besonders in der Ruhe, mehr beim Liegen, besser in Bewegung. Schweregefühl in der linken Brustseite, leicht anginoid. Am 18. Tag vormittags und mittags Engigkeitsgefühl am Hals, heftige Pulsationen wie Wallungen zum Kopf, aber ohne Röte; am 19. Tag ebenso, Puls 90 statt 70." (Am 18. Tag erneute Inj.) Bei einem anderen Prüfer (unter D 12): „Nächtlich, besonders vor dem Einschlafen eine Beklemmung auf der Brust, verbunden mit Angstgefühl und zeitweiligem Stechen in der Herzgegend. Puls am Ende des Versuchs 90 statt früher 70." (Ein Anfall von Tachycardie mit Extrasystolien bei einem anderen Prüfer unter D 12 ist als eine Exacerbation nach einer Myocarditis aufzufassen, die der Prüfer 2 Jahre zuvor durchgemacht hatte.) Keiner der Prüfer berichtete über Zusammenschnürungsgefühle und ausstrahlende Schmerzen, die auf echte Angina pectoris hinweisen könnten, höchstens kann aus den Symptomen auf eine verminderte coronare Durchblutung geschlossen werden, wie sie dem Überwiegen des Parasympathicus entspricht.

Dieselbe Deutung drängt sich auf für die von 8 Prüfern angegebenen Symptome von den Atemwegen und die von 25 Prüfern auf die Darm- und Gallenwege bezogenen Symptome. Soweit katarrhalische Symptome angeführt sind, lassen sich keine bestimmten Kennzeichen und Hinweise daraus entnehmen. Wenn ein Prüfer (Inj.) einmal nach Alkoholgenuß und zweimal im geheizten Zimmer (Kohlengas) ein asthmoides Beklemmungsgefühl hinter dem Brustbein verzeichnete, so darf dem kein großes Gewicht beigelegt werden, weil er solche Erscheinungen auch sonst gelegentlich in überheizten Räumen hatte. Mehr Beachtung verdient vielleicht die Angabe eines anderen Prüfers (Inj.): „Der Husten nahm rasch an Intensität zu, war schlimmer im Bett, beim Niederlegen, nachts und beim Übergang von Kälte nach Wärme sowohl, wie umgekehrt." Da stimmt die Modalität „schlimmer im Bett, beim Niederlegen" mit der von anderen Prüfern für die Herzsymptome angegebenen überein und mag wohl den größeren Anforderungen an den Lungenkreislauf in dieser Lage zuzuschreiben sein.

Von den Bauchorganen wurden am meisten Symptome von Meteorismus angeführt. Auffällig war, daß 10 Prüfer Vollheitsgefühl, Druck, ziehende, stechende oder kolikartige Schmerzen in den rechten Oberbauch verlegten oder sie direkt auf die Gallenblase bezogen. In 3 Fällen waren deutliche Zeichen von Störung des Gallenflusses vorhanden, aber in einem konnte nur eine Exacerbation durch die Injektionen angenommen werden, da seit einer vor 8 Jahren durchgemachten Hepatitis auch sonst gelegentlich solche Störungen aufgetreten waren; und in einem anderen Fall schlossen sich die Gallenblasenerscheinungen an dyspeptische Störungen nach einer unzuträglichen Mahlzeit an. Eine spezielle Affinität von *Aranea* zu den Gallenwegen oder gar zur Leber kann aus den Prüfungsergebnissen wohl kaum abgeleitet werden. Fast alle so mannigfaltigen Symptome von den Verdauungswegen, die von 25 Prüfern angegeben wurden, weisen auf eine Steigerung des Tonus und der Peristaltik der glatten Muskulatur hin, also wiederum auf überwiegend parasympathische Erregung. In einem Fall war das noch betont durch eine Verschlimmerung zwischen 3 und 5 Uhr, die für Vagotoniker typische Verschlimmerungszeit. Mehrfach ist für die meteoristischen Beschwerden Besserung durch Strecken und Rückwärtsbeugen angegeben, aber umgekehrt auch Besserung durch Zusammenkrümmen und Anziehen der Beine gegen den Bauch. Bestimmte Merkmale für *Aranea* haben sich auch in diesem Funktionsbereich nicht ergeben. Unterschiede zwischen parenteraler und oraler Versuchsanordnung waren auch hier nicht festzustellen.

Bei 3 von 7 Prüferinnen trat die Periode 1—2 Wochen vor der gewohnten Zeit ein, aber bei einer von ihnen mag die psychische Konfliktsituation, in der sie sich befand, die Hauptrolle gespielt haben; diese und nur diese Prüferin hatte deutliche Symptome von der Schilddrüse, ein Gefühl, als ob der Hals dicker werde und der Hals zu eng sei, sowie sichtbare Vergrößerung der Schilddrüse. Das kann unter den obwaltenden Umständen nicht der Aranea-Wirkung zugeschoben werden.

7 Prüfer notierten verschiedenartige Hautsymptome: akneiforme Effloreszenzen an den Haargrenzen, Haarausfall und verstärkte Schuppenbildung, flohstichartige Erytheme, Rhagaden an Lippen und Fingern. 1 Prüfer, der gegen wollene Kleidung überempfindlich war, beobachtete unter D 12: „Hautabschuppung an beiden Händen wie nach Scharlach und an der Nase, dort mehr seborrhoisch; allgemeines Hautjucken, schlimmer nach Kratzen und Druck." Wenn die Disposition zu allergischer Hautreaktion durch die D 12 des Spinnengiftes manifest wurde, so ist das wohl bemerkenswert, aber therapeutische Indikationen lassen sich daraus nicht ableiten.

Ob der einmaligen Angabe eines Prüfers „Sensorium, besonders an feuchtwarmen Tagen und bei Föhneinfluß, etwas beeinträchtigt, Benommenheit, Unwirklichkeitsgefühl" irgendwelche Bedeutung beizumessen ist, mag dahingestellt bleiben. Jedenfalls ist das nicht im Sinne der „hydrogenoiden" Konstitution nach der Definition v. Grauvogls. Auch von dem anderen Merkmal dieses Konstitutionstypus, der Periodizität des Auftretens von Symptomen, ist in den Prüfungsberichten von *Aranea ixoloba* nichts zu finden.

Die Prüfung hat keinen Anhalt dafür ergeben, daß die parenterale Verabreichung des Spinnengiftes vor der oralen den Vorzug verdient. Die Prüfung des Chelizerengiftes hat auch keine deutlichen Unterschiede gegenüber den Wirkungen, die von den Extrakten ganzer Spinnen anderer Art bekannt sind, herausgestellt. Die Neurotropie ist bei allen ausgeprägt.

Diese Arzneiprüfung von *Aranea ixoloba* ist den früher mit anderen Spinnengiften angestellten in der Versuchsanordnung zweifellos überlegen. Was sie als Bestätigung der von früher her bekannten Wirkungen der Spinnengifte auf den Menschen erbracht hat, ist darum um so wertvoller. Für die praktische Anwendung kann man indes von einer erstmaligen Prüfung nur Anhaltspunkte und Anregungen erwarten. Es ist nun Sache der Beobachtung an Kranken, die besonderen Indikationen für die Wahl dieses Arzneimittels herauszuarbeiten und zu sichern.

Vorläufige Skizze:

Aranea ixoloba

Psyche und Sensorium:

Ruhelosigkeit, Hastigkeit; geistige Arbeit verschlimmert die innere Unruhe. Mangelhafte Konzentrationsfähigkeit.

Starkes Verlangen nach Tabakrauchen (vgl. *Aranea diad., Theridion).*

Unruhiger Schlaf mit außergewöhnlich lebhaften, meist unangenehmen Träumen.

Euphorie mit Rededrang, umschlagend in Depression mit Gereiztheit.

Überempfindlichkeit gegen Gerüche, Geruchstäuschung; geräuschempfindlich.

Schwindelgefühl und rauschartige Benommenheit im Zusammenhang mit kongestiven Kopfschmerzen; Anfall von Drehschwindel mit Übelkeit.

Neuro-muskuläre Erregbarkeit:

sensibel: Partielle Taubheits-, Schwere- und Vergrößerungsgefühle; Neuralgien: besser von Bewegung.

muskulär: Steifigkeit, Krampf, Zuckungen in Muskelgruppen.

Vegetative Funktionen:

Parasympathische Tendenz:

Frostigkeit und Kälte, dabei aber auch Hitzewallungen und Schweiße an umschriebenen Stellen;

Beklemmung, Druck, heftiges Pulsieren am Herzen, schlimmer in der Ruhe beim Liegen, besser von Bewegung.

Husten schlimmer beim Niederlegen, im Bett.

Meteorismus, drückende, ziehende, stechende und kolikartige Schmerzen in der rechten Oberbauchgegend, mit Störung des Gallenflusses.

Dosierung: Auf Grund der Prüfung liegt es nahe, zunächst Erfahrungen mit D 12 zu sammeln.

Milben (Acarina)

Psorinum

Der Ausgangsstoff dieses seltsamen Arzneimittels, *Psorinum* genannt, ist der serös-eitrige Inhalt frischer Krätzebläschen von der menschlichen Haut. Es handelt sich also um ein Krankheitsprodukt, eine sog. Nosode. Wenn *Psorinum* hier unter die Tierstoffe eingereiht wird, so nur wegen der systematischen Stellung des Erregers, der Krätzemilbe Sarcoptes scabiei. Es ist damit aber nicht gesagt, daß die wirksamen Stoffe von *Psorinum* Bestandteile der Milbe sind. Die Milben sind „arme Verwandte" der Spinnen, sie sind infolge ihrer parasitischen Lebensweise in ihrer Organisation stark zurückgebildet.

Auch abgesehen von der unbestimmten Zusammensetzung des Ausgangsstoffes, erheben sich für die Beurteilung von *Psorinum* als Arznei einige heikle Fragen. Hahnemann[85] ging bei der Gewinnung und Prüfung von *Psorinum* von seiner Psoratheorie aus, nach der die Unterdrückung und das „Nachinnenschlagen" der Hautausschläge der Krätze zu einer Disposition des Organismus für eine Unzahl chronischer Erkrankungen führe. Diese „spezielle" Psoralehre wird wohl heute niemand mehr aufrechterhalten. Daraus folgt aber nicht, daß *Psorinum* als Arzneimittel vollends aufgegeben werden müsse. Es ist durchaus möglich, ja, Beobachtungen sprechen dafür, daß *Psorinum,* wie andere sog. „Antipsorica", chronisch gewordene Krankheitsvorgänge in akute umlenken und dabei die äußerlichen Zeichen der ursprünglichen Störung wieder zum Vorschein bringen kann. Eine Auffassung, welche das Entstehen eines „circulus vitiosus" im Zusammenwirken der irgendwie und irgendwann einmal gestörten Prozesse für das „Chronischwerden" verantwortlich macht und die Durchbrechung eines solchen circulus vitiosus durch gezielte Reize als eine wichtige und lösbare Aufgabe der Therapie chronischer Krankheiten sieht, ist sicherlich nicht absurd. Dieses hohe Ziel einer Therapie schwebte Hahnemann schon 1796 vor, als er schrieb: „Man ahme der Natur nach, welche zuweilen eine chronische Krankheit durch eine andere hinzukommende heilt." 20 Jahre später hat Hahnemann das Problem der chronischen Krankheiten, ihrer Entstehung, der Mannigfaltigkeit ihrer Erscheinungsweisen, des Erscheinungswechsels in der Geschichte einer Person, durch einen Gewaltstreich zu lösen versucht, indem er sie auf einige wenige ursächliche Geschehnisse zurückführte. Das eigentliche Problem, die Rolle der inneren, konstitutionellen Faktoren beim Entstehen, Unterhalten, Unterbrechen oder Aufhören der fehlgesteuerten Funktionskreise, ist dadurch beiseite geschoben. Die als „Psoratheorie" unhaltbare Lösung der Probleme, welche von den chronischen

Krankheiten aufgegeben werden, darf nun nicht darüber hinwegsehen lassen, daß es sich um wirkliche, aus der ärztlichen Beobachtung und Erfahrung sich ergebende Probleme handelt. Wenn man die irgendwie verhinderte Elimination abnormer Stoffwechselprodukte und ihre chronischen Folgen als „psorisch", das Aufhören chronischer „innerer", in den Erscheinungen wechselnder Krankheitszustände bei wiedereinsetzender Elimination dagegen als „antipsorisch" bezeichnen will, so ist dagegen nichts einzuwenden, solange der Begriff „Psora" nur einen allgemeinen Zusammenhang zwischen gewissen Krankheitserscheinungen und -vorgängen zum Inhalt hat, ohne jede Verquickung mit einem bestimmten Erreger, geschweige denn der Krätze. Der Name *Psorinum* für die Krätze-Nosode ist aber nun einmal da; ob das Mittel, wie manche andere, sich als „antipsorisch" erweist, muß der Beobachtung seiner Wirkung bei chronischen Krankheiten überlassen bleiben; Herkunft und Name des Mittels ist dafür ohne Bedeutung.

Nun erhebt sich aber die Frage, ob die Aufnahme von *Psorinum* in die Arzneimittellehre überhaupt gerechtfertigt ist, oder ob man, Hughes und anderen Autoren folgend, es beiseite lassen soll. Hahnemanns [85] Prüfung ist bisher die einzige und diese ist lediglich mit der 30. Potenz an nur 2 Personen angestellt, begegnet also starken Einwänden. Die Prüfung von Gross [86] bezieht sich nicht auf den gleichen Ausgangsstoff; dieser war den „Efflorescenzen von Pityriasis" entnommen, also unbestimmter Herkunft. Symptome, die in dieser Prüfung denen der Hahnemannschen ähnlich vorkommen, dürfen allenfalls Produkten der entzündeten Epidermis zugeschrieben werden, nicht aber Stoffen, die für die Krätzemilben oder die Krätzebläschen eigentümlich sind. Wenn man die Symptome der Prüfung mit der 30. Potenz von *Psorinum* anerkennen will, so muß man bei den Versuchspersonen eine hochgradige Empfindlichkeit gegenüber diesem minimalen Reiz annehmen. Unter der gleichen Voraussetzung ist *Psorinum* bisher auch nur in hohen Potenzen angewandt worden.

Ein weiterer Einwand ist die Unsicherheit und Ungleichmäßigkeit eines solchen Produktes. Hinsichtlich wirksamer Stoffe ist man auf Vermutungen angewiesen. Offenbar gebraucht die Milbe ein keratolytisches Enzym, wenn sie ihre Gänge in und unter der Epidermis bohrt; man weiß aber nicht, ob dieses — und etwa sein Antikörper — noch in dem Exsudat vorhanden ist, aus dem das Präparat gewonnen wird. Wenn man die dem *Psorinum* zugeschriebenen Symptome als echte Wirkungen annimmt, ist es wahrscheinlicher, daß ein Abbauprodukt des Keratins der hauptsächlich wirksame Stoff ist; denn Keratin ist besonders reich an *Schwefel* und die Symptomatologie von *Psorinum* ist der von *Schwefel* außerordentlich ähnlich. Es ist sogar schwer, aus der Prüfung von *Psorinum* irgendein Symptom oder eine Modalität herauszufinden, welche nicht auch in der von dem sehr viel besser geprüften *Sulfur* ebenfalls vorkommen. Die wenigen Unterschiede, die angeführt werden, sind von Beobachtungen an Kranken abgeleitet, bei denen *Psorinum* mit Erfolg gegeben war, nachdem *Sulfur* versagt hatte. Aber solche Krankengeschichten sind zu selten, als daß die behaupteten Unterschiede gesichert wären. So mag man wohl Zweifel hegen, ob es wirklich notwendig ist, *Psorinum* als Arzneimittel beizubehalten. Nur die weitere Erfahrung kann darüber entscheiden.

Einstweilen kann man sich nur an die für *Psorinum* angegebenen Indikationen halten und dazu Stellung nehmen. Nach den Prüfungen zu urteilen, zeigen sich die hauptsächlichen Wirkungen an der Haut und den Schleimhäuten. In der HAHNEMANNschen Prüfung treten die Hautsymptome allerdings nicht so stark hervor, wie in der von GROSS; die erstere führt eine ungewöhnliche Rauheit der Haut, Knötchen, Bläschen und Pusteln sowie einiges Jucken auf, in der letzteren waren Bläschen, Pusteln und Jucken noch stärker ausgeprägt. In die späteren Schilderungen sind nicht nur die Symptome von der „Pityriasis-Nosode" eingegangen, sondern es sind auch viele Einzelheiten hinzugekommen, die von Beobachtungen an Kranken stammen, namentlich durch C. HERING. Das Bild stellt sich dann etwa so dar: Die Haut ist trocken, unheilsam, sieht schmutzig aus, ist rauh und, besonders im Winter, rissig, übelriechend, unerträglich juckend, schlimmer in der Bettwärme, Kratzen erzeugt Brennen und Bluten; bevorzugte Stellen für Jucken und Ausschläge sind: zwischen den Fingern, um die Fingernägel, in den Gelenkbeugen und auf der Kopfhaut. Das ist nun alles wie bei *Sulfur;* ein Unterschied soll angeblich nur darin bestehen, daß Psorinum-Patienten empfindlicher gegen Kälte sind, so frostig, daß sie selbst im Sommer sich mit warmer Kleidung bedecken. In dieser Hinsicht würde *Psorinum* also mehr *Hepar sulfuris* gleichen.

In dieselbe konstitutionelle Richtung weisen die Symptome von den Schleimhäuten: Conjunctivitis mit dem Gefühl von Sand in den Augen, trockener oder fließender Nasenkatarrh, entzündete Nasenscheidewand, zäher Nasenschleim, trockene, brennende, schmerzhafte und geschwollen erscheinende Lippen, eine trockene, belegte Zunge, Trockenheit des Mundes oder zäher Schleim im Munde von ekelerregendem Geschmack, verschiedene Perversionen des Geschmacksinnes, wunder Hals, anhaltender Husten, entweder trocken von Kitzel in der Luftröhre oder mit Wundheitsgefühl unter dem Brustbein, oder mit grünem, schleimig eitrigem Auswurf; Kurzatmigkeit im Freien, besser beim Liegen. Insgesamt deuten demnach die Haut- und Schleimhautsymptome auf eine exsudative Diathese hin, die durch hinzukommende Infektionen sich als Skrofulose manifestieren mag. Auch geschwollene Submaxillar- und Nackendrüsen sind in der Prüfung von *Psorinum* aufgeführt. Es wird gewiß niemand behaupten wollen, daß *Psorinum* eine exsudative Diathese „verursachen" kann, geschweige denn Skrofulose. Die Frage ist nur, ob es genügend gesichert ist, daß *Psorinum* Symptome der genannten Art zum Vorschein zu bringen vermag, wenn eine latente Disposition in dieser Richtung schon vorhanden ist. Die Grenze zwischen gesundem und ungesundem Zustand ist nicht scharf bestimmt. Die Angaben der Prüfung können ergänzt und bekräftigt werden durch Beobachtungen an Patienten, die nach der Verabreichung von *Psorinum* durch das Erscheinen oder Wiedererscheinen solcher Haut- und Schleimhautsymptome eine Aktivierung chronischer Krankheitsprozesse anzeigen. Eine solche Anfangsverschlimmerung ist dann als günstiges Zeichen für eine nachfolgende Besserung des chronischen Leidens anzusehen; man könnte sich das wohl als Eliminierung blockierender Stoffwechselprodukte erklären. Eine solche Reaktivierung ist von verschiedenen Gewährsmännern für *Psorinum* in Anspruch genommen worden, ich selbst habe sie in den wenigen Fällen, in denen *Psorinum* wegen des besonders üblen Geruchs von Hautausdünstung oder Absonderungen dem *Schwefel* vorgezogen wurde, allerdings nicht beobachten können.

Wenn in der Prüfung von *Psorinum* „Absonderung stinkenden Eiters aus dem Ohr" erscheint, so kann das nur bedeuten, daß eine solche Absonderung bei einer schon bestehenden chronischen Otitis media in Gang gebracht wurde. Der üble Geruch der Absonderung ist als Kennzeichen und Hinweis für *Psorinum* verallgemeinert worden. Im Prüfungsbericht finden sich noch die Angaben: „Stuhl dunkelbraun, sehr flüssig und übelriechend" und „Aufstoßen mit dem Geschmack von faulen Eiern". Übler Geruch der Hautausdünstung findet sich indes in der Prüfung nicht angegeben. Ebenso scheint „stinkender Weißfluß" nach Beobachtung an Kranken von HERING dem Symptomenbild hinzugefügt worden zu sein.

Die mangelnde Vitalität des kränkelnden, frostigen Psorinum-Typus wird noch in mannigfachen anderen Symptomen geschildert, die für sich selbst aber nicht besonders kennzeichnend sind. Körperliche Schwäche äußert sich in partiellen oder allgemeinen Schweißen schon bei geringer Anstrengung, wie Umhergehen, „eine sehr geringe Anstrengung erschöpft seine Kräfte"; „Unpäßlichkeit, er fühlt sich übermüdet"; „die Sonne erschöpft sie". (Die „Verschlimmerung vor und während stürmischen Wetters" ist eine Modalität, die aus der Prüfung der „Pityriasis-Nosode" von GROSS stammt.) Mangelnde Widerstandskraft kann auch in den psychischen Symptomen gefunden werden: „Sehr niedergeschlagen, melancholisch und kummervoll, übellaunig, verzweifelt, wünscht zu sterben; Ängstlichkeit, voller Ahnungen; reizbar und streitsüchtig; schwaches Gedächtnis, vergeßlich." Aus dieser Skala allgemeiner Gemütssymptome zeichnet sich nichts ab, was gerade für *Psorinum* charakteristisch erscheint. Aus der männlichen Geschlechtssphäre führt die Prüfung an: „Mangelndes Geschlechtsverlangen, Abneigung gegen Geschlechtsverkehr und sogar vollkommene Impotenz." Auch darin wird man höchstens Zeichen für die mangelhafte Vitalität des Typus erblicken, keineswegs aber spezielle Indikationen für die Anwendung von *Psorinum*.

Eine Reihe von Symptomen in der Prüfung deuten auf Verdauungsschwäche hin. Belegte Zunge, zäher Schleim im Mund von ekelhaftem Geschmack und üblem Geruch wurden schon erwähnt. Ferner sind angegeben: „Starker Hunger, aber geringer Appetit, ist schnell gesättigt; große Abneigung gegen Schweinefleisch; viele Symptome, namentlich die der Verdauungsschwäche, werden durch Essen verschlimmert." Mangelhafte Assimilation der Nahrung mag wohl eine Rolle bei dem circulus vitiosus spielen, der in dem frostigen, blassen, kränklichen, lebensschwachen, niedergeschlagenen und mutlosen Typus offenbar wird. Gewöhnlich wird auch eine Tendenz zu Abmagerung für *Psorinum* angegeben. Das paßt zwar in das Bild, stammt aber aus der Prüfung der „Pityriasis-Nosode", wo es heißt: „Er sieht blaß, erschöpft und magerer als gewöhnlich aus." Auch die Beobachtung „Hartnäckige Verstopfung" findet sich nur in der letztgenannten Prüfung, wird aber von manchen Autoren als ein guter Hinweis auf *Psorinum* angesehen.

Die Indikationen für *Psorinum* können nicht durch das eine oder andere Syndrom umrissen werden, welches gerade zur Zeit der Beobachtung bei einem Patienten sich darbietet. Wichtiger ist der konstitutionelle Hintergrund, auf dem die jeweiligen Symptome erscheinen, zurücktreten und durch andere ersetzt werden oder wieder zum Vorschein kommen. *Psorinum* pflegt nur bei chronischen Leiden eingesetzt zu werden, und da gibt die Vorgeschichte des Kranken durchweg bessere Anhaltspunkte als das gerade gegenwärtige Syndrom. Man mag solche Arzneimittel, welche als Reize in die konstitutionell gewordene Fehlsteuerung bei chronischen Leiden einzugreifen vermögen, als „konstitutionelle Mittel im engeren Sinne" bezeichnen, um den durch die Verquickung mit der Psoratheorie mißverständlichen Ausdruck „antipsorisch" zu vermeiden. Wenn *Psorinum* einen solchen konstitutionellen Rang hat, so müßte sich das darin zeigen, daß es äußerliche Haut- und Schleimhautsymptome, die latent oder unterdrückt waren, wieder zum Vorschein bringt und daß darauf eine Besserung des chronischen Leidens erfolgt. Das wird nun zwar behauptet, ist aber für *Psorinum* durch Beobachtungen keineswegs so gesichert, wie es etwa für *Sulfur* gesagt werden kann. Ebenso wie für *Sulfur*, wird auch für *Psorinum* in Anspruch genommen, daß es nach erschöpfenden akuten Krankheiten von Nutzen sei, wenn sich die Rekonvaleszenz hinschleppt.

Soweit man aus diesem Wirkungsbild schließen darf, brauchen in *Psorinum* keine für die Krätzemilbe eigenartigen Stoffe als wirksame Prinzipien angenommen zu werden. Wahrscheinlicher ist, daß eine aus dem Keratin der Epidermis stammende Schwefelverbindung als auslösender Faktor in Betracht kommt. Angeblich soll sich *Psorinum* hauptsächlich durch 2 Modalitäten von *Sulfur* unterscheiden: die größere Empfindlichkeit für Kälte und den penetranteren, üblen Geruch des Körpers und der Ausscheidungen. Aber das ist nur ein Unterschied des Grades, kein Gegensatz, und die Gültigkeit solcher Unterscheidungsmerkmale muß noch durch Beobachtungen von Fällen gesichert werden, in denen *Psorinum* sich dem *Schwefel* überlegen erwiesen hat. Die bisher vorliegenden Angaben genügen nicht, um darüber ein Urteil zu fällen.

Skizze:

Psorinum

(Serös-eitriger Inhalt von frischen Krätzebläschen)

Sulfur-ähnliches Symptomenbild.
Als Aktivator bei chronischen Leiden und bei verzögerter Rekonvaleszenz.

Konstitutioneller Hintergrund:
Mangel an Vitalität, frostig und empfindlich gegen Kälte; blaß, schwächlich, niedergeschlagen;
Trockene, unheilsame, schmutzige, übelriechende Haut;
Hungrig, aber geringer Appetit, schnell satt, magert ab.

Vorwiegend Haut- und Schleimhautsymptome:
(bei chronischen Zuständen ist ihr Wiedererscheinen nach *Psorinum* als günstiges Zeichen zu betrachten)
(Exsudative Diathese. Skrofulose.)
Unerträgliches Jucken, schlimmer in der Bettwärme, nach Kratzen Brennen und Bluten;
Rauhe, namentlich im Winter rissige Haut; Knötchen, Bläschen, Pusteln;
Verlangt auch im Sommer nach warmer Kleidung;
Augenbindehäute entzündet, Sandgefühl;
Trockener oder fließender Nasenkatarrh, entzündete Nasenscheidewand, zäher Nasenschleim;
Lippen schmerzhaft, geschwollen.
Trockene, belegte Zunge; trockener Mund oder zäher Mundschleim von ekelerregendem Geschmack. Perversionen des Geschmacksinnes.
Wunder Hals. Anhaltender Husten; Kurzatmigkeit im Freien, besser beim Niederliegen.
Geschwollene Submaxillar- und Nackendrüsen.
Übler Geruch der Haut, Absonderung von stinkendem Eiter aus dem Ohr; dunkelbrauner, sehr flüssiger und stinkender Stuhl; Aufstoßen mit dem Geschmack von faulen Eiern.

Psychisch:
Sehr niedergeschlagen, melancholisch und bekümmert, übellaunig, verzweifelt.
Männliche Geschlechtsfunktionen:
Fehlendes Geschlechtsverlangen, Abneigung gegen Geschlechtsverkehr.

Modalitäten:
Schlimmer von Kälte und in frischer Luft, im Winter; aber Jucken schlimmer in der Bettwärme.
Schlimmer von geringer Anstrengung; besser von Hinlegen, namentlich die Kurzatmigkeit.
Starker Hunger, aber leicht gesättigt. Viele Beschwerden schlimmer nach Essen.
Alternierende und vikariierende Syndrome, Besserung des Allgemeinzustandes beim Wiedererscheinen äußerer Symptome.

Dosierung: Bisher nur in hohen Potenzen, meist C 30 empfohlen und angewandt.

Trombidium muscae domesticae

Das auf der Stubenfliege schmarotzende *Trombidium* ist der einzige, kümmerliche Vertreter der Milben in der Arzneimittellehre, da man die Nosode *Psorinum* nicht eigentlich in diese Gruppe einreihen kann. Die Larven anderer *Trombidien,* wie *Leptus autumnalis,* rufen gelegentlich Kontaktdermatitis mit heftigem Jucken hervor, aber von dem Parasiten der Stubenfliege sind keine schädlichen oder lästigen Wirkungen auf Menschen bekannt. Wahrscheinlich war es die glänzend rote Farbe dieser Milben, welche HERING zu einer Prüfung anregte. Diese wurde von HARVEY[87] und 3 anderen Versuchspersonen (alle männlich) vorgenommen. Es wurde eine Tinktur aus etwa 150 Milben in 50 Tropfen Alkohol bereitet, welche glänzend orangefarben war. Die Prüfer nahmen Potenzen von D 3 — C 30. Beachtenswerte Symptome sind nur von HARVEY berichtet, welcher die tieferen Potenzen an sich selbst prüfte.

Symptome zeigten sich vornehmlich vom Magendarmkanal: Kneifende Schmerzen im Bauch, gefolgt von durchfälligen Stühlen mit heftigem Tenesmus, Mastdarmvorfall und Brennen am Anus; Schmerzen und Durchfall wurden durch Essen verschlimmert. Katarrhalische Symptome von der Nase und den Bindehäuten waren Nebenerscheinungen ohne besondere Merkmale.

Trotz dieser drastischen Wirkung ist von *Trombidium* so gut wie kein arzneilicher Gebrauch gemacht worden. Über wirksame Stoffe in der Milbe ist nichts bekannt. Man kann nur vermuten, daß das rote Pigment für die drastische Wirkung verantwortlich ist. Sollte sich dies als ein der Chrysophansäure ähnliches Chinon erweisen, so ließe sich die Anthrachinon-artige Wirkung von *Trombidium* wohl erklären. Einstweilen hat aber *Trombidium* in der Arzneimittellehre noch keine Bedeutung.

Literatur:

[1] HERING: Amerikanische Arzneiprüfungen, Leipzig u. Heidelberg, S. 625 [1857].
[2] WOLFF: Med. Zschr. Ver. Heilk. in Preußen, 1833, No. 47, S. 211.
[3] HERING: Arch. Homöop. XIII, 1: 168.
[4a] MURE: Pathogen. brasil., Übers. HEMPEL, S. 151. New York 1854.
[4b] —: ibid., S. 40.
[5a] MATTHIOLUS: Commentar. ad Dioscoridem, S. 183. Venetiis 1554.
[5b] —: ibid., S. 182.
[5c] —: ibid., S. 197.
[6a] HAHNEMANN: Apothekerlexikon, 2. Teil, S. 383. Leipzig 1798.
[6b] —: ibid., 1. Teil, S. 495 [1795].
[6c] —: ibid., 1. Teil, (unter Kantharide) [1795].
[7] WAHLE: Neues Arch. Homöop., 3, 1: 1.
[8] BERRIDGE: N. Y. J. Homöop. 2: 462.
[9a] KENT: New Remedies, S. 105. Chicago 1926.
[9b] —: Trans. Int. Hahn. Ass. [1886], (Original nicht zugänglich).
[10] CLARK: Dictionary, S. 629.
[11] YINGLING: Homoeop. Phys. 12: 206, (Original nicht zugänglich).
[12a] RADEMACHER: Erfahrungsheillehre, 3. Aufl., I, S. 341. [1848].
[12b] —: ibid., S. 388 ff.
[13] REIL: Homöop. Vjschr. 1850: 194.
[14] Österr. Zschr. Homöop. 4 [1849]: 500.
[15] LEMBKE: Allg. homöop. Ztg 49 [1855]: 185.
[16] HIPPOKRATES: Sämtl. Werke, Bd. 2, S. 526. ed. R. Fuchs, München 1897.
[17a] CRAVEN a. POLAK: Brit. med. J. 1954, 11. Dec.: 1386.
[17b] LECUTIER: ibid., S. 1384.
[17c] NICKOLLS a. TEARE: ibid., S. 1384.
[18] STEIDLE: Arch. exper. Path. Pharmak. 157 [1930]: 89.
[19] STERN: Arch. exper. Path. Pharmak. 166 [1932]: 395.
[20] HOFMEISTER: Arch. Homöop. I [1953]: 24.
[21] BONFANTI: Gazz. med. Milano 46 [1863].
[22] GIULIO: Mem. de l'Acad. Turin 1802.
[23] BIETT: in ORFILA's Toxikologie (zit.: Cycl. Drug Pathogenesy 2: 9).
[24a] LIPSITZ a. CROSS: Arch. Int. Med. 20 [1917]: 889.
[24b] ANDREWES: Lancet 2 [1921]: 654.
[25] FINGER: Allg. homöop. Ztg 179 [1931]: 81.
[26] JOUSSET: Leçons de clinique médicale, S. 630. Paris 1886.
[27] GIACOMINI: Pharmacologia (zit. Hygea 13 [1840]: 326 — Cycl. Drug Pathogenesy 2: 7).
[28] INMAN: zit. Cycl. Drug Pathogenesy 2: 18.
[29] LEESER: Dtsch. med. Wschr. 1925, 42.
[30a] HAHNEMANN: Fragmenta de virib. posit. [1805].
[30b] —: Arch. homöop. Heilk. 13: 157.
[31] BAEHR: Z. homöop. Klin. 4: 121, 133.
[32a] VOGT: Lehrb. d. Pharmakodynamik, 3. Aufl. 2, S. 338. [1832].
[32b] —: ibid., S. 340.
[33a] HALE: Transact. Homoeop. Med. Soc. N.Y. 7 [1869]: 159.
[33b] —: New Remedies, 4. ed. 1, S. 275 [1875].
[33c] —: New Remedies, 4. ed. 2, S. 219 [1875].
[34] JENKINS: Thesis N.Y. Homoeop. Med. Coll. 1876.
[35] SAUTER: Hufelands Arch. 14 [1803], Teil 2: 91.
[36] FRANZ: Arch. homöop. Heilk. 13, Teil 2: 187.
[37a] METCALF: Homoeop. Provings, S. 184. New York 1853.
[37b] HERING: Amerikanische Arzneiprüfungen, Bd. 1, H. 3. Leipzig u. Heidelberg 1853.
[38] MARCY: Theory and Practice, zit. [37b], S. 171 [1857].

[39] v. Sick: Zschr. Berl. Ver. homöop. Ärzte 17 [1898]: 515.
[40] Flury: Arch. exper. Path. Pharmak. 85 [1920]: 319.
[41] Neumann e. a.: Naturwiss. 39 [1952]: 296.
[41a] Neumann e. a.: Naturwiss. 39 [1952]: 296.
[41c] —: Naturwissensch. 41 [1954]: 322.
[41d] Neumann u. Habermann: Arch. exper. Path. Pharmak. 222 [1954]: 367.
[41e] Fischer u. Neumann: Biochem. Zschr. 324 [1953]: 447.
[41f] Habermann: Arch. exper. Path. Pharmak. 223 [1954]: 182.
[42] Dyckerhoff u. Marx: Z. exper. Med. 113 [1944]: 194.
[43] Belfanti: Z. Immunit.forsch. 56 [1928]: 449.
[44a] Tetsch u. Wolff: Biochem. Zschr. 288 [1936]: 126.
[44b] Havemann u. Wolff: ibid. 290 [1937]: 354.
[45] Ordman: Brit. med. J. 1958, 9. Aug.: 352.
[46] Heddon: Homoeop. Physician, Apr. 1882 (zit. Cycl. Drug Pathogenesy 1: 321).
[47] Rouy: in Charette: Précis d'Homoeopathie, S. 56. Paris 1928.
[48] Wolf: Homöopathische Erfahrungen, H. 1, Das Bienengift. Berlin 1858.
[49] Kafka: in Goullon: Das Bienengift, S. 78. Leipzig 1880.
[50] Goullon: s. [49], S. 7.
[51] Chepmell: zit. Hughes: Manual of Pharmacodynamics, S. 214 [1893].
[52] Allen: Encyclopaedia, I, S. 416.
[53] Dufresne: Biblioth. homoeop. de Genève, II, S. 500.
[54] Berridge: Med. Invent. [1875] I. New Series S. 100.
[55] Scheidegger: Allg. homöop. Ztg 171 [1923]: 339.
[56a] Krull: Ameisensäure und chron. Krankheiten. München 1911.
[56b] Sack: Ameisensäuretherapie. München 1923.
[56c] Zimmer: Münch. med. Wschr. 25 [1924]: 818.
[56d] Reuter: Ameisensäure als Heilmittel. München 1925.
[57] Hering: North Amer. J. Homeop., N. S. II: 22.
[58] Dtsch. Zschr. Homöop. 1926, 12: 645.
[59] Lippe: North Amer. J. Homeop., N. S. I: 486.
[60] Cavaroz: Mém. Méd. mil. 1865, Apr.: 327.
[61] Matthiolus: Commentar. ad Dioscoridem, S. 166. Venetiis 1554.
[62] Hahnemann: Apothekerlexikon, II, 2, S. 224 [1799].
[63] Azam: Vortr. XII. Internat. homöop. Kongr., hrsg. von Rabe. Stuttgart 1938.
[64] Allen: Encyclop., VIII, S. 546 [1878].
[65] Physalix: Animaux venimeux et venins, I, S. 234. Paris 1922.
[66] Snison: Bull. Antivenin Inst. America V [1931]: 49.
[67] Matthiolus: Commentar. ad Dioscoridem, S. 198. Venetiis 1554.
[68] Blair: Arch. Int. Med. 54 [1937]: 844.
[69] Macchiavello: Puerto Rico J. Publ. Health 22 [1947]: 425 (zit. Greer: N. England J. Med. 240 [1949]: 5).
[70] v. Grauvogl: Lehrbuch d. Homöopathie, 2. Teil, S. 302. Nürnberg 1866.
[71] Houard: Hahnemannian Monthly, 5 [1869]: 8.
[72] Bogen: Arch. Int. Med., 38 [1926]: 623; 61 [1932]: 375.
[73] Blair: Arch. Int. Med. 54 [1934]: 831.
[74] Bullman: U. S. Navy Med. Bull., 47 [1947]: 975.
[75] Vail: Miss. St. Med. Ass., 36 [1939]: 330.
[76] Semple: Virginia Med. Monthly 1875.
[77] Hering: Arch. homöop. Heilk., 14, 1: 157.
[78] Nuñez: Etude méd. sur le venin de la Tarentule (aus dem Spanischen ins Französische übers. von J. Perry. Paris 1866).
[79] Baglivi: De anatome, morsu et effectibus tarantulae. Romae 1695.
[80] Matthiolus: Commentar. ad Dioscoridem, S. 198. Venetiis 1554.
[81] Laville de la Plaigne: zit. L'art méd. 1867, Jan.
[82] Gross: Allg. homöop. Ztg 1832, I: 122.

[83] Pooch: Pharmaz. Ztg 1953, 17: 436.
[84] Mezger, J.: Arzneimittelprüfung des Chelicerengiftes der Kreuzspinne Aranea ixoloba, Beiheft I zu Dtsch. homöop. Mschr. 1958.
[85] Hahnemann: Arch. Homöop. XIII, 3: 163.
[86] Gross: Arch. Homöop. XV, 3: 177.
[87] Harvey: Hahnemannian Monthly 1865, I: 83.

Vertebrata

Pisces

Serum anguillae

Das Blutserum des Aales, Anguilla vulgaris L., wurde als Arzneimittel zuerst von P. JOUSSET[1] angewandt, u. zw. bei beginnender Dekompensation von Herzinsuffizienz. Den Ausgangspunkt bildeten die Tierversuche von Mosso[2] und Mosso et PHYSALIX[3]. Diese Autoren hatten auf eine große Ähnlichkeit zwischen *Aalserum* und *Viperngift* hingewiesen und gefunden, daß auf 60° erhitztes *Aalserum* nach Injektion bei Warmblütern eine Immunität für Viperngift erzeuge. Daraus wird man heute allerdings nicht auf eine Übereinstimmung der Antigene schließen, sondern höchstens auf eine Gruppenverwandtschaft. Erst recht kann man keine Schlüsse auf gleiche Proteine oder Protamine bei den beiden Tierprodukten ziehen aus den bei beiden ähnlichen Schockwirkungen, wie sie nach Injektion von Fremdeiweiß bei Tieren ganz gewöhnlich auftreten. In den Tierversuchen mit *Aalserum* wurden beobachtet: plötzlich einsetzende Krämpfe, Muskellähmungen, die zuweilen mit den Krämpfen abwechselten, ferner Temperaturabfall, schnelle Zerstörung der Erythrocyten, Blutungen und namentlich Albuminurie und Hämoglobinurie. Neben diesen massiven Gewebs- und Organschädigungen wurden aber auch bei den Tieren schon funktionelle Symptome beobachtet, die Störungen in der autonomen Regulierung anzeigen: Dyspnoe, Speichelfluß, Tränen der Augen und Miosis, sowie Änderungen des Herzschlagrhythmus, u. zw. meist nach kurzer Verlangsamung eine Beschleunigung, Arrhythmie und Abschwächung der Herzkontraktionen; und dann nach einigen Minuten Rückkehr zur Norm.

Die Herzsymptome und die angegebene Ähnlichkeit der Wirkungen mit denen des Viperngiftes riefen offenbar das Interesse P. JOUSSETS an *Aalserum* wach und veranlaßten ihn zur Wiederholung der Versuche an 2 Kaninchen (JOUSSET[4]). Er spritzte eine zunehmende Anzahl von Tropfen des *Aalserums* in Kochsalzlösung in die Ohrvenen der Kaninchen. Die Ergebnisse waren ähnlich wie bei den früheren Versuchen. Zu den Zeichen der Nierenschädigung kam nach den größeren Gaben noch Anurie. Das erste Versuchstier verendete am Tag nach der 8. Injektion (10 Tropfen *Aalserum*) und die Sektion ergab: Nekrose in den Gefäßglomeruli und den Tubuli der Nieren; Koagulationsnekrosen nahe den sub-hepatischen Venen und vasculäre Degeneration in der Leber; keine deutlichen Läsionen am Herzen. Hinsichtlich der Pulsfrequenz verhielten sich die beiden Tiere verschieden. Während beim ersten außer Änderungen des Rhythmus nur Pulsverlangsamung beobachtet wurde, herrschte beim zweiten Tier nach ganz kurzer Verlangsamung eine Pulsbeschleunigung vor, jedoch nach den stärksten Gaben (14 Tropfen *Aalserum*) ist ein deutlicher Abfall der Pulsfrequenz vermerkt.

P. JOUSSET legte sich nunmehr die Frage vor, ob das *Aalserum* auch oral wirksam sei. Für *Schlangengifte* war das von CLAUDE BERNARD und CALMETTE verneint worden, andere hatten aber *Bienengift* in massiver Gabe oral wirksam gefunden. P. JOUSSET dehnte seine Versuche an Kaninchen über 2 Jahre hinweg aus [5]. Er gab die D-1-Verreibung in destilliertem Wasser gelöst 1mal tgl. Stets konnte Eiweiß im Urin festgestellt werden, einmal schon vom 4. Tage an. Die Eiweißmenge war immer nur gering und von einem Tage zum anderen wechselnd und intermittierend. Bestätigt wurde die orale Wirkung durch Sektionsbefunde: die Nieren zeigten mehr oder weniger starke Kongestion, Desorganisation und Granulierung der Tubuli contorti; die Leber ebenfalls Kongestion, Nekrose der Leberzellen und Entzündung der kleinen Gallengänge. Die Wirkungsrichtung war also bei oraler Verabreichung dieselbe wie bei Injektionen, nur zeigte sie sich in ersterem Falle erst nach längerer Zeit, manchmal erst nach Wochen oder Monaten.

Die orale Wirksamkeit des frischen Aalblutes geht im übrigen auch aus den berichteten Vergiftungen von Menschen durch Arten der Gattungen Anguilla, Muraena und Conger (Fam. Muraenoidae der Teleostier) hervor. Bei LEWIN [6] findet sich, ohne Quellenangabe: „Ein Mann, der Aalblut mit Wein trank, erkrankte unter Brechdurchfall, stertoröser Atmung und Cyanose." Durch Erhitzen auf 100° wird die toxische Substanz, das sog. Ichthyotoxin, unwirksam. Seine Antigen-Natur ist dadurch gesichert, daß man durch Injektion bei Tieren ein Immunserum „Antiichthyotoxin" gewinnen kann.

P. JOUSSET stellte *Serum anguillae* zwischen *Digitalis* und *Crataegus* und gebrauchte es in tiefen Potenzen (D 1 Verreibung) bei Herzinsuffizienz im Stadium der Dekompensation, wenn noch keine Ödeme vorhanden waren. Als Indikationen gab er an [7]: Schwacher, frequenter, unregelmäßiger Puls, Dyspnoe, Oligurie, Albuminurie, schmerzhafte Leberanschwellung. Er sah eine prompte diuretische Wirkung in Fällen, bei denen Digitalis-Medikation versagt hatte. Die Tierversuche, auf die er sich stützte, weisen indes eher auf eine Nieren- und Leberwirkung als auf eine Herzmuskelwirkung hin. Sein Schüler PICARD hat denn auch das *Aalserum* hauptsächlich bei subakuter Nephritis mit Anurie, und später auch bei chronischer Nephritis, mit Nutzen gebraucht [8].

Nach P. JOUSSET verdanken wir PICARD, was wir an Kenntnis über die Wirkung von *Serum anguillae* bisher besitzen [9]. Zunächst klärte PICARD (zusammen mit ARTHUS) unter Zuhilfenahme des Elektrokardiographen in erneuten Tierversuchen den scheinbaren Widerspruch auf, der sich bei JOUSSETS Versuchen hinsichtlich der Herzfrequenz gezeigt hatte. Beim ersten Kaninchen trat sogleich nach Injektion von 4 Tropfen *Aalserum* eine deutliche Tachycardie auf, nach etwa 3 Minuten mit Rhythmusstörungen, nach 6 Minuten mit Ausfall von Herzkontraktionen und nach 13 Minuten ein heterotoper Rhythmus: schneller Sinusrhythmus, aber der Ventrikel antwortet nur jedes 3., 4. oder 5. Mal, jedoch mit normaler Kontraktion; 38 Minuten nach der Injektion kehrte der Rhythmus zur Norm zurück. Die Tachycardie aber blieb bestehen und veränderte sich auch nicht, als 2 Tage später 3 Injektionen kurz hintereinander vorgenommen wurden; nach der letzten von 10 Tropfen *Aalserum* begann das Tier zu kollabieren und starb nach 2½ Stunden. Während der 3 Versuchstage enthielt der Urin Blut und Eiweiß. Beim zweiten Versuchstier traten nach der ersten Injektion von 8 Tropfen dieselben groben proteotoxischen Erscheinungen auf. Nach ½ Minute setzte eine erhebliche ventrikuläre Verlangsamung nach Art eines Quadrigeminus ein, aber die Kurve war durch Muskelzittern verwischt. Die ventrikuläre Verlangsamung bestand noch nach 35 Minuten. Als nach 2 Tagen nochmals 8 Tropfen *Aalserum* injiziert wurden, änderte sich die rhythmische Tachycardie nicht, nur wurden die Kontraktionen kurz vor dem Tode des Tieres, der 1 Stunde nach dieser Injektion eintrat, schwach. Inzwischen hatte das Tier 2 Minuten nach der Injektion starke Bewegungsunruhe und nach 6 Minuten Lähmung der hinteren Extremitäten gezeigt; das Haar ging in Büscheln aus. Der Urin enthielt auch hier wieder Blut und Eiweiß. Demnach muß die Unterbrechung der Reizleitung vom Sinus zum Ventrikel als anfängliche Schockwirkung aufgefaßt werden, die sich bei weiteren Injektionen nicht wiederholte, während die Sinustachycardie bestehen blieb.

Es ist nicht zu verwundern, daß die Anwendung des *Aalserums* lediglich auf Grund der Tierversuche keine große Verbreitung gefunden hat. So deutlich solche Experimente auch die groben Zeichen von Gewebs- und Organschädigung herausbringen, können sie doch nicht die feineren, unterscheidenden Symptome und Modalitäten der Wirkung des besonderen Arzneistoffes auf den Menschen aufzeigen. Erst mit Hilfe solcher Kennzeichen wird aber ein Vergleichen mit den Symptomen und Modalitäten von Kranken, und damit eine abgestimmte Reiztherapie, sinnvoll und aussichtsreich. Eine solche

Therapie kann sich nicht mit der Kenntnis der Wirkungsrichtung auf dieses oder jenes Erfolgsorgan begnügen, sie gründet sich nicht auf Umkehrung toxikologischer Befunde. Indem sie auf die Steuerung von Funktionen zielt, muß sie sich an die Beobachtung ihrer Äußerung in Symptomen halten und erst zur Erklärung der stofflichen Seite der Vorgänge wird sie auf die physiko-chemischen Veränderungen und ihre Regulierungsmittel zurückgreifen, seien diese nervaler oder hormonaler Art.

Es ist das Verdienst PICARDS[9], daß er eine Arzneiprüfung von *Serum anguillae* anstellte. Wenn auch diese Prüfung nur bei einer weiblichen Versuchsperson, nur über 7 Tage und ohne die wünschenswerten Kontrollmaßnahmen vorgenommen wurde, so ist sie doch ein guter Beginn, zumal es sich offenbar um eine gute Beobachterin handelte. Sie nahm 2- bis 3mal tgl. 5 Tropfen der D 3 Dil. ein, nachdem eine Vorbeobachtung von 1 Woche normale Befunde und nur die gewöhnlichen Tagesschwankungen des Befindens, die beim eigentlichen Versuch außer Betracht blieben, festgestellt worden waren. Im Laufe der 7 Versuchstage entfalteten sich mit zunehmender Deutlichkeit Symptome vorwiegend vegetativer und sensorischer Art. Eine Trennung in psychosensorische Allgemeinerscheinungen und vegetative Organsymptome läßt sich natürlich nicht ohne einige Willkür vornehmen, sie hängen in Wirklichkeit eng zusammen, greifen ineinander ein. Ihre gesonderte Betrachtung dient lediglich der klareren Darstellung.

Im vegetativen Bereich traten mit großer Regelmäßigkeit auf: Speichelfluß, Aufstoßen und Übelkeit. Die Übelkeit schien von Trockenheit im Pharynx auszugehen und wurde durch Schlucken und Tiefatmen verschlimmert, durch Aufstoßen gebessert, war schlimmer beim Zurücklehnen und, ebenso wie das Aufstoßen, allgemein von Bewegung; am dritten Versuchstage steigerte sie sich zu einem Zustand von Übelkeit, mit Vollheitsgefühl im Leib und mangelndem Appetit, was aber nicht am Essen hinderte; am 4. Tag war das Übelbefinden schlimmer beim Fahren im Wagen, schlimmer von Gerüchen und besser von Essen, die Verschlimmerung der Übelkeit durch Gerüche wurde auch am 6. Tage nochmals vermerkt. In den beiden ersten Versuchstagen wurden häufig Hitze der Zunge mit Stechen und Brennen an der Zungenspitze, Hitze und Trockenheit des Mundes und des Rachens, Hitze und Brennen in der Speiseröhre, einmal auch Kältegefühl in der Speiseröhre beim Schlucken beobachtet. Man darf diese Erscheinungen wohl der örtlichen Reizwirkung zuschreiben, die beim Einnehmen des unverdünnten Serum sehr ausgesprochen ist. Die seltener verzeichneten Reizerscheinungen der Nasenschleimhaut gehören wohl auch hierher. Solche örtlichen Reizwirkungen sind für das Arzneibild ohne Bedeutung, sie geben keine Anzeigen für den Gebrauch des Mittels. Wie weit das auch für die einige Male bemerkten Schmerzen in einer Tonsille zutrifft, die mit Schmerz im Gehörgang in Verbindung zu stehen schienen, mag dahingestellt bleiben. Dagegen dürfen Vollheitsgefühl und Aufgeblähtheit des Magens und Leibes, sowie die gelegentlich hinzukommenden kolikartigen Leibschmerzen wohl dem oben beschriebenen vegetativen Syndrom von den Verdauungswegen angereiht werden; es fehlen aber kennzeichnende Modalitäten.

Von den Atemwegen ist mehrfach Dyspnoe vermerkt, die bald das Einatmen, bald das Ausatmen betraf; Bewegung, Gehen und Sprechen verschlimmerten; zuweilen war die Dyspnoe von Herzklopfen begleitet und dann beides schlimmer beim Beginn des Gehens, aber auch beim Niederlegen, so daß das Einschlafen behindert war. Außerdem ist wiederholt ein Zusammenschnüren und Klopfen in der Brust und einmal eine schmerzhafte Stelle in der linken Brustseite, besser von Druck unter die letzte Rippe, angegeben.

Viel Aufmerksamkeit — vielleicht zu viel — richtete die Prüferin auf das Verhalten des Pulses. Die Pulsfrequenz wechselte häufig und abrupt, Aufrichten aus liegender Stellung, Gehen und stärkere Bewegung riefen jeweils zunehmende Pulsbeschleunigung hervor. Diese Labilität in Abhängigkeit von Lage und Bewegung hielt noch längere Zeit nach Beendigung der Prüfung an, wenn auch in vermindertem Maße. Wenn der Puls am 2. Versuchstage als „unregelmäßig" und am 4. als sehr unregelmäßig und dann als schwach und kaum fühlbar angegeben wurde, so darf man daraus wohl kaum weitgehende Schlüsse auf eine Herzwirkung ziehen. Wechselnde Kälte- und Wärmeempfindungen in den Händen, Hitze des Gesichtes und der Hände, Kongestionen zum Kopf und Gesicht dürfen wohl als Symptome der vasomotorischen Labilität betrachtet werden. Die Angaben „Beine schwer und wie geschwollen, Beine müde, schmerzhaft, wie Blei" könnten auf venöse Stase hindeuten. Aber selbst wenn sich diese Wirkungstendenz bestätigen sollte, könnte man daraus nicht ohne weiteres auf eine große Ähnlichkeit des *Aalserums* mit dem *Viperngift* schließen.

Die im Tierexperiment so stark hervortretende Nierenwirkung ist in der Prüfung nur durch wenige Symptome angedeutet: Urin stärker gesättigt, vermindert, Miktion seltener; Schmerz in der linken Nierengegend. Abnorme Urinbestandteile wurden nicht gefunden. Sehr zweifelhaft ist, ob die wenigen auf die weiblichen Organe beziehbaren Symptome am 5. Versuchstage dem Prüfstoff zugeschrieben werden dürfen: Kongestion zum Uterus und Ovarium, wie vor der Regel, eine schmerzhafte Stelle in der linken Ovarialgegend und Lendenschmerz.

Sehr ausgeprägt waren in der Prüfung Symptome vom Sensorium. Sie lassen sich zumeist zwanglos auf vasomotorische Störungen zurückführen. Reichlich vertreten sind Kopfschmerzen, an jedem Versuchstag sind sie mehrfach angeführt. Ihr Sitz ist zumeist in der Stirn und um die Augen, einmal auch so heftig in einer Augenhöhle, daß sie zum Schließen der Augen zwingen, einige Male sind auch die Schläfen betroffen; durchweg ist der Kopfschmerz halbseitig, öfter rechts als links; die Art des Schmerzes ist nur gelegentlich als Klopfen oder Schwere bezeichnet, aber ohne daß bessernde oder verschlimmernde Umstände angegeben werden, mit Ausnahme einer Verschlimmerung durch Geräusche. Einmal ist Schwere des Kopfes zusammen mit Steifigkeit des Nackens, als ob der Kopf nach hinten gezogen würde, angeführt.

In mannigfachen Variationen erscheinen: Eingenommenheit, Schwindligkeit mit Ohnmachtsneigung, häufig Gähnen, Schläfrigkeit gebessert durch Bewegung, Gedankenabwesenheit und eine Art Verstörtheit, so daß sie „Schwierigkeit hat aufzufassen, was gefragt wird, und versucht ist, eine verkehrte Antwort zu geben." Einmal ist Ohrensausen und ein Gefühl, als ob die Ohren verstopft wären, vermerkt, die Töne erscheinen schrill (aggressifs), an einem späteren Versuchstag besteht Schwierigkeit, die menschliche Stimme zu verstehen. Eine Verschlimmerung durch Geräusche und Gerüche wurde schon erwähnt, einmal sind auch ausdrücklich Überempfindlichkeit für Geräusche und Hyperosmie angegeben. Andererseits findet sich eine Gefühlsverminderung der Haut, die Hände kalt, trocken, taub, die Handflächen fast gefühllos. Ob die einmalige Beobachtung „beim Liegen das Gefühl, als ob der Kopf niedriger wäre als die Füße" als eine Störung des Lagesinnes infolge der Prüfstoffwirkung zu verwerten ist, mag dahingestellt bleiben.

Eigentliche Gemütssymptome sind nicht beobachtet worden; denn daß die Prüferin am ersten Tag einmal trotz gleichzeitiger Gedankenlosigkeit sich angeregt, exaltiert fühlte, darf wohl kaum als Arzneimittelwirkung bewertet werden.

Die Symptome dieser einzigen Prüfung von *Serum anguillae* wurden hier so ausführlich wiedergegeben, weil eine Sichtung durch Vergleichen mit anderen, kritisch angelegten Versuchen noch nicht möglich ist. Aus Tierversuchen und der Prüfung durch eine Person läßt sich noch kein hinreichend gesichertes Arzneibild für den Gebrauch gewinnen, und die Anwendung des Mittels ist noch zu selten erfolgt, als daß sich durch Bestätigung die kennzeichnenden Symptome und ihre Modalitäten aus dem Rohmaterial der bisherigen Beobachtungen herauslesen ließen.

Oleum jecoris Aselli

Das aus der Leber des Dorsches (Kabeljaus) Gadus Morrhua L. (Gadidae, Teleostier) gewonnene Öl ist der offizielle Vertreter der Fischlebertrane. Statt Oleum Morrhuae wird der alte Name *Oleum jecoris Aselli* beibehalten; Asellus ist ein Synonym für Morrhua.

Der Lebertran war, namentlich in den baltischen Provinzen Rußlands, ein altes Volksmittel, u. zw. hauptsächlich für chronischen Rheumatismus. Das war auch die erste ärztliche Empfehlung durch PERCIVAL im Jahre 1771. Im Jahre 1826 erschienen dann eine Reihe von Dissertationen und Aufsätzen über die heilsamen Wirkungen des Lebertranes, in denen dann auch die hauptsächlichen Anwendungsgebiete, Rhachitis und Skrofulose, betont wurden; z. B. von SCHENK[10]. In der Folgezeit hat dann die ärztliche Erfahrung den Wert des Mittels bei Rhachitis, Skrofulose, Atrophie und Marasmus der Kinder und selbst bei beginnender Lungentuberkulose bestätigt. Seitdem der hohe Gehalt des Lebertrans an fettlöslichen Vitaminen festgestellt worden war, hat der Gebrauch eine rationelle Begründung bekommen. Die Wirkung bei Rhachitis ist weitgehend geklärt: Ein Mangel an dem für die Steuerung des Calcium-Phosphat-Haushaltes wesentlichen Vitamin D wird durch Lebertran ausgeglichen. Nicht so klar liegen die Verhältnisse für das Vitamin A (Axerophthol). Auch da wird ein Ausgleich des Mangels an diesem Vitamin angenommen, aber die Zeichen des Mangels an diesem Vitamin beim Menschen sind (abgesehen von der Nachtblindheit) noch zu wenig bekannt, als daß diese Erklärung als durch Beobachtung gesichert angesehen werden könnte. Zweifellos spielt das gegen Oxydation sehr empfindliche Axerophthol im Zellstoffwechsel eine wichtige Rolle, aber die künstlich bei Tieren erzeugten Mangelerscheinungen gestatten nur einen ersten Einblick. Ein relativer Mangel an Vitamin A beim Menschen wird gewöhnlich nicht aus bestimmten Symptomen erkannt, sondern ‚ex juvantibus' erschlossen. Theoretisch kann er das Ergebnis mangelhafter Zufuhr des Vitamins selbst oder seiner Vorläufer, gewisser Carotine, in der Nahrung sein, oder mangelhafter Leberfunktion bei der Synthese, oder aber übermäßigen Verbrauchs des Vitamins im Stoffwechsel. Der letztere Fall liegt anscheinend bei Überfunktion der Schilddrüse vor. Die gesteigerten Oxydationsvorgänge gehen mit einer Verminderung von Vitamin A einher. Der günstige Einfluß von Vitamin-A-Zufuhr, z. B. in der Form von Lebertran, bei Hyperthyreosen wird dem Ausgleich des entstandenen Defizits zugeschrieben. Es ist aber keineswegs sicher, daß die engen Beziehungen des Vitamins A zur Schilddrüsenfunktion lediglich quantitativer Art sind. Im Tierexperiment ist zwar gezeigt, daß eine Vitamin-A-arme Diät Kropf hervorrufen kann, auch wenn gleichzeitig große Mengen *Jod* gegeben werden. Andererseits werden wir in den Prüfungen von *Oleum jecoris Aselli* Hinweise auf Vergrößerung der Schilddrüse und Hyperthyreose finden. Eine Deutung dieser Beziehungen zur Schilddrüse ist ferner erschwert durch den relativ hohen Gehalt des Lebertrans an *Jod* (ca. 12 : 1 Million Gewichtsteile). Einstweilen läßt sich nur sagen, daß in der Therapie der Hyperthyreosen das Vitamin A im Lebertran noch nicht die Aufmerksamkeit gefunden hat, die es anscheinend verdient. Auch die Wirkung des Vitamins A, die man in vager Weise als „antiinfektiös" zu bezeichnen pflegt, mag bei fortschreitender Kenntnis wohl eine Erklärung für den günstigen Einfluß des Lebertrans bei chronischen Infektionen ergeben.

Schließlich ist auch der hohe Gehalt des Lebertrans an ungesättigten Fetten, von denen einige für den Trangeruch verantwortlich sind, sicherlich nicht ohne Bedeutung; einerseits für die Hebung des Ernährungs- und Kräftezustandes chronisch siecher Patienten, andererseits aber auch für die gelegentlich zu beobachtenden Erscheinungen von Unverträglichkeit von Lebertran, wie Appetitverlust, gelb belegte Zunge, Übelkeit, Erbrechen und Durchfall. Aus solchen Symptomen der Unverträglichkeit ungewohnter Fette lassen sich aber hinsichtlich resorptiver Wirkungen des Lebertrans keine Schlüsse ziehen; sie geben keine Indikationen für den Gebrauch.

Es braucht nicht bezweifelt zu werden, daß es sich bei der üblichen Anwendung des Lebertrans in massiven Gaben um eine Substitutionstherapie handelt, d. i. in erster Linie um einen quantitativen Ausgleich eines Mangels an Vitamin D und Vitamin A. Damit ist aber nicht gesagt, daß unter Umständen gewisse Bestandteile auch eine reaktive Reizwirkung auf den menschlichen Organismus ausüben können, ohne daß ein Defizit vorliegt. Das ist insbesondere für Vitamin A in Betracht zu ziehen. Eine Hypervitaminose A kommt selten zur Beobachtung und nur bei fortgesetzter übermäßiger Dosierung. Immerhin läßt sich aus der toxikologischen Symptomatik die allgemeine Wirkungsrichtung entnehmen. Im Hinblick darauf können dann die Ergebnisse geplanter Arzneiprüfungen besser ausgewertet werden. Nach übermäßigen Gaben von Vitamin A hat man, namentlich bei Kindern, beobachtet: Appetitverlust und Abmagerung, Reizbarkeit, leichte Fiebererscheinungen, Hautausschläge, Leberschwellung und Empfindlichkeit und Schwellung über den Röhrenknochen mit röntgenologischen Veränderungen.

Eine Arzneiprüfung von *Oleum jecoris Aselli* hat C. NEIDHARD[1] durchgeführt. Von den 22 Versuchspersonen waren 7 Kranke, deren Angaben lediglich die günstige Wirkung bei Skrofulose oder beginnender Lungentuberkulose zu zeigen vermögen, aber keine speziellen Indikationen geben. Die Versuche wurden durchweg mit massiven Gaben, teelöffel- bzw. eßlöffelweise, und z. T. über lange Zeit hin angestellt. Es ist aber bemerkenswert, daß eine Reihe von Symptomen, die als Wirkungen von Vitamin A zu verstehen sind, gerade von einer alkoholischen Verdünnung (welche, ist nicht gesagt) des Lebertrans beobachtet worden sind. Dies sind in erster Linie Hinweise auf eine Schilddrüsenwirkung: Schwellung der Schilddrüse, Herzpalpitationen, brennende Hitze mit Schwäche- und Wundheitsgefühl in der Brust und Kitzel im Hals, allnächtliche Hitze in den Handflächen, Schlaflosigkeit nach 3 Uhr. Aus den Angaben der übrigen Prüfer ließen sich noch manche anscheinend hyperthyreotische Züge hinzufügen. Es ist natürlich möglich, daß auch das *Jod* im Lebertran für diese Wirkungsrichtung mitverantwortlich ist. Wie dem auch sei, die Anwendung von *Oleum jecoris Aselli* bei Hyperthyreosen erscheint homöopathisch wohlbegründet, ist indes in der Homöopathie bisher völlig vernachlässigt worden; dagegen stellt sich der schon erwähnte gelegentliche empirische Gebrauch in solchen Fällen als Homöopathia involuntaria heraus.

Auffallend ist auch, daß eine Störung des Sehvermögens nur von dem Prüfer beobachtet wurde, der verdünnten *Lebertran* nahm: „Blindheit vor den Augen während des Frostes; alles wird schwarz vor den Augen."

NEIDHARDS Prüfung führt noch viele Symptome an, die sich als Wirkung von *Vitamin A* oder von *Jod* deuten lassen, z. B. Hautausschläge, febrile Erscheinungen mit viel Schwitzen, Hitzewallungen, starken Durst, Hustenanfälle mit Kurzatmigkeit und Beklemmung und Schmerz in der Leber- und Milzgegend. In einer anderen Prüfung, die MADDEN[12] mitgeteilt hat, ist besonders das starke Schwitzen und Appetitlosigkeit betont. Ob die Abneigung gegen Milch, die von einer Prüferin bei NEIDHARD vermerkt ist, sich als kennzeichnend für *Oleum jecoris Aselli* erweist, bleibt abzuwarten. Einstweilen ist das Symptomenbild, wie es sich aus den Prüfungen gewinnen läßt, noch sehr theoretisch. Es fehlt die Herausarbeitung kennzeichnender Symptome und Modalitäten durch homöopathischen Gebrauch des Mittels. Die übliche Anwendung des *Lebertrans* im Sinne einer Substitutionstherapie bei Mangelkrankheiten bedarf solcher unterscheidenden Merkmale für die Arzneiwahl nicht. Im homöopathischen Arzneischatz hat *Oleum jecoris Aselli* noch keinen gesicherten Platz.

Literatur:

[1] JOUSSET, P.: Nouvelles leçons de clinique médicale de l'hôpital St. Jacques, S. 469. Paris 1906.
[2] MOSSO: Arch. exper. Path. (D.) 25: 111.
[3] MOSSO u. PHYSALIX: Arch. de Pharmacodynamie [1899].
[4] JOUSSET, P.: Bull. Soc. anatom. 1899, Mai — Art méd. 1899, Juillet.
[5] JOUSSET, P.: Art méd. 1904 — Rev. homéop. franç., Janvier 1905.
[6] LEWIN: Gifte und Vergiftungen, S. 995. Berlin 1929.
[7] JOUSSET, P.: Art méd., 56 [1908]: 241.

[8] Picard: Rev. homéop. franç. 1908, Juin: S. 263 — Ann. Hôpit. St. Jacques, 1933, Oct.: 258.
[9] Picard: Ann. Hôpit. St. Jacques 1935, Août.
[10] Schenk: Beobachtungen und Erfahrungen über die großen Heilkräfte des Lebertrans gegen rheumatische Erkrankungen, nebst einem Anhange über dessen außerordentliche Wirksamkeit gegen die englische Krankheit der Kinder (Hufelands J. prakt. Hk. 3 [1826]: 6).
[11] Neidhard: U. S. Med. a. Surg. J., 8: 1, 139.
[12] Madden: Brit. J. Homoeop. 6: 446.

Amphibia

Bufo

Von den Amphibien hat nur die gewöhnliche Kröte *Rana Bufo L.*, Bufo vulgaris Laur. oder nach der neueren Benennung Bufo bufo bufo, einen Platz in unserer Arzneimittellehre. Der *Salamander*, Salamandra maculosa Laur., soll nur nebenbei erwähnt werden; er wurde in der Homöopathie nur selten angewandt und dann nur auf rein empirischer Basis anstatt oder im Wechsel mit *Bufo*. Während *Bufo* zu den Anuren oder Froschlurchen gehört, die im ausgewachsenen Zustand schwanzlos sind, gehört der *Salamander* in die Ordnung der Urodelen oder Schwanzlurche.

Wohl von jeher war der Mensch gegen die Kröte voreingenommen aus Abneigung gegen das häßliche, kalte, langsam kriechende Tier. Allerlei Fabeln über die Giftigkeit der Kröten und Anweisungen, wie man sie am besten mit zugespitzten Stöcken tötet, finden sich in alten Büchern. Jedoch ist die Kröte ganz harmlos, solange sie nicht provoziert wird. Dafür, daß sie in den Gärten allerlei Schädlinge vertilgt, hat sie wenig Dank gefunden.

Ein auffälliges Merkmal der Kröte sind die warzenartigen Erhebungen, die über die ganze Rückenoberfläche verstreut sind, und die sichelförmigen Polster hinter den Ohren. Sie werden durch Drüsen gebildet, deren eigenartiges Sekret für die arzneiliche Wirkung der Krötenhaut verantwortlich zu machen ist. Das Drüsenpaket hinter den Ohren ist als Parotis beschrieben worden, aber seine Funktion ist anscheinend nicht die, Speichel zu produzieren. Die physiologische Bedeutung dieser Hautdrüsensekrete ist bisher noch nicht bekannt. Was von ihrer chemischen Zusammensetzung bisher bekannt ist, genügt aber, um die arzneilichen Wirkungen besser zu verstehen.

Die Geschichte der Kröte in der Medizin läßt sich bis ins Altertum zurückverfolgen, von den griechischen zu den römischen und arabischen

Autoren. Die Chinesen haben seit Jahrhunderten die getrocknete und pulverisierte Krötenhaut als Arznei, *Ch'an Su* genannt, wohl zu gebrauchen verstanden.

Dioscorides[1] (zit. nach P. A. Matthiolus) faßte zu Beginn des 2. Jh. n. Chr. die Ansichten über die Wirkungen der *Kröte* wie folgt zusammen (der lateinische Name der Kröte war *Rubeta,* von Rubus abgeleitet, weil Kröten angeblich mit Vorliebe unter Brombeergebüsch, Rubus fructicosus, hausen sollten): „Innerlich genommen bringt die *Kröte* Tumoren hervor; Blässe entfärbt den Körper heftig, so daß er geradezu wie Buchsbaumholz aussieht; schwieriges Atmen quält, und foetor ex ore, singultus und manchmal spontaner Samenerguß folgen. *Kröten* werden angewandt für das Erbrechen infolge übermäßigen Trinkens ungemischten Weines, zuweilen zusammen mit 2 Drachmen *Arundowurzel* oder derselben Menge von *Cyperus* (Schilf). Man sollte die Patienten tüchtig gehen und rennen lassen wegen des Torpors, von dem sie befallen werden; auch sollten sie täglich gebadet werden." In seinem Kommentar weiß Matthiolus viel zu erzählen von den üblen Eigenschaften des Urins, mit dem die Kröten Kräuter und Vierfüßler infizieren, sowie ihres Speichels und Blutes. Die Ansicht des Avicenna gibt er wie folgt wieder: „Getrocknete und pulverisierte *Kröten* in Getränk verursachen zuweilen Entzündung, zuweilen Trockenheit des Rachens und Schlundes; auch Trübheit der Augen, Schwindel, Krämpfe, Dysenterie, Ekel, Erbrechen, geistige Schwäche, Delirium, Amentia; oft machen sie die Menschen auch zahnlos, obwohl manche, die ein solches Getränk genommen haben, ohne Folgen davon kommen." Wenn man bedenkt, daß wir die Hauptwirkungen von *Bufo* im psychischen und motorischen Bereich finden (Epilepsie!), so erscheint manches in diesen alten Geschichten vielleicht doch nicht ganz aus der Luft gegriffen; selbst an der schon von Dioscorides angegebenen Wirksamkeit des Krötensekretes auf Geschwülste mag wohl etwas Richtiges sein.

Die Chinesen haben anscheinend getrocknete Haut von der asiatischen Krötenart Bufo gargarizanz, *Ch'an Su,* am Ende des 16. Jh. hauptsächlich für örtliche Entzündungen und zur Blutstillung benutzt; letzterer Gebrauch ist interessant angesichts der Tatsache, daß man jüngst 5-Hydroxytryptamin (Serotonin), einen Bestandteil des Hautdrüsensekretes mancher Kröten, für den gleichen Zweck empfohlen hat. Am Ende des 17. Jh. erscheint in den chinesischen Dispensatorien die getrocknete *Krötenhaut* aber in erster Linie als ein Mittel für Wassersucht und diese Anwendung scheint in China und Japan (wo das Mittel *Senso* heißt) bis auf den heutigen Tag gebräuchlich zu sein. Auch dafür kann man heute einiges Verständnis aufbringen, nachdem Chen und Chen im Jahre 1933 im Hautdrüsensekret von *Bufo* Digitalis- (oder vielmehr Scillariden-A-) artige Steroide aufgefunden haben.

Hier darf denn auch die alte Geschichte nicht fehlen, die FORESTUS (nach Angabe von PAULLINUS) erzählt: „Eine Frau in Rom wollte ihren wassersüchtigen Mann loswerden und gab ihm gepulverte *Kröte* in der Absicht, ihn zu vergiften; aber siehe da, der Mann wurde innerhalb kurzer Zeit von seiner Wassersucht geheilt". Ein anderer sonderbarer Fall ist der von PROTEOCA [2] mitgeteilte: „Ein 60jähriger Mann, der an Bauch- und Hautwassersucht litt und alles dagegen vergeblich gebraucht hatte, ließ sich auf Anraten eines anderen 12 Stunden hindurch 36 *Kröten* auf den Leib legen, die von Zeit zu Zeit mit anderen vertauscht wurden, und machte darauf tüchtige Friktionen von den Extremitäten nach dem Centrum zu. Nach der ersten sehr unruhigen Nacht folgten reichliche Stuhl- und Harnausleerungen. Innerhalb 3 Tagen trat große Erleichterung ein, so daß er diese Behandlung mit Vertrauen fortsetzte und nach wenigen Tagen geheilt war. Die *Kröten* verursachten ihm einen ungeheuren Kitzel und einen Schauder, namentlich wenn sie sich fortbewegten, allgemeines Zittern, Horripilation, spastische Kontraktion der Bauchmuskeln und klonische Krämpfe des ganzen Körpers, wie bei elektrischen Schlägen, wechselten miteinander ab." Wenn man die geschilderten Begleiterscheinungen als Prüfungssymptome des Krötengiftes auffaßt, so ist das Auftreten klonischer Krämpfe des ganzen Körpers sehr bemerkenswert in Hinsicht auf die Anwendung von *Bufo* bei Epilepsie. Der äußerliche Gebrauch von *Kröten* bei Wassersucht hatte übrigens schon eine gewisse Tradition aus dem 17. Jh., denn VAN HELMONT sagt: „Autoren behaupteten, daß Wassersucht durch vermehrte Harnausscheidung beseitigt wird, wenn man zwei lebende *Kröten* auf die Nierengegenden bindet." Andererseits fehlt es in der älteren Literatur auch nicht an Angaben, daß Wassersucht eine der toxischen Wirkungen von *Bufo* ist. So zitiert DESTERNE [3] AETIUS: „Der ganze Körper schwillt an", und SOMMER: „schwillt auf wie hydropisch", sowie Ambroise PARÉ: „Herzkrampf und Ohnmacht, schwarze Zunge, furchtbarer schielender Blick, kalter Schweiß, heftiges Erbrechen, Anschwellen des ganzen Körpers und Tod." (Letzteres von Trinken des Krötengiftes in Wein.) Unter den homöopathischen Indikationen für *Bufo* ist aber cardiale Wassersucht kaum je erwähnt. Das mag darin seinen Grund haben, daß diese Wirkungen nur nach massiven Anwendungen zu beobachten sind.

HAHNEMANN [4] gibt die folgende Zusammenfassung: „Die Alten wollten Erfahrungen haben, daß das innerlich genommene Pulver der getrockneten *Kröte* den Harn heftig treibe; einige sagen auch Schweiß. Äußerlich hat man die ganzen getrockneten *Kröten* auf Pestbeulen gelegt, und will Schmerz und Entzündung dadurch gestillt haben. Lebendige (ausgeweidete) *Kröten* band man auf Drüsenverhärtungen, ließ sie 9 Tage liegen und will die Geschwülste dadurch zerteilt gesehen haben. Das Pulver der verbrannten *Kröte* soll, in Brustkrebse eingestreut, gute Wirkung leisten, man mischte aber oft Operment darunter. Auch durch das mit *Kröten* gekochte Öl wähnte man, Drüsengeschwülste und Schmerzen vertrieben zu haben. Noch hat man das Wahre von dem Falschen in diesen Behauptungen nicht gesichtet.

Man weiß noch nicht gewiß, ob der milchartige Saft, welcher sich in den Warzen absondert, dem Menschen nicht durch äußere Berührung schädlich werden könne; die von ihrer Betastung zuweilen entstehenden Entzündungen möchte man lieber hievon als von ihrem Speichel oder dem flüssigen Unrate herleiten, den sie im Zorne gehen lassen."

Demnach waren die empirischen Anwendungen von *Bufo,* namentlich bei hydropischen Zuständen, Drüsentumoren und Brustkrebs, HAHNEMANN bekannt, er betrachtete sie aber mit Skepsis. Übrigens kann der Gebrauch von *Kröten* bei Bubonenpest auf PARACELSUS zurückverfolgt werden. In seinem „Büchlein von der Pestilentz, geschrieben an die Stadt Stertzingen, das erst Capitel" heißt es: „Zu der anderen Pestilentz, so sich zusammen sammlet in ein Centrum, soll man nemmen wol gedört an der Sonnen oder Lufft, Krötten, und dieselbig gerad auff das Geschwere legen: So geschwilt die Krött auff und zeucht an sich durch die ganze Haut das Gifft der Pestilentz und wirt groß und voll: Und so sie also voll wirt, hinweg geworffen und ein andere übergelegt. Ab solcher Artzney soll niemandes kein scheuhen haben: dann also hats Gott geordnet, daß das Gifft der Pestilentz durch die gedörten Krötten ausgezogen würde, dann also zeucht böß das böß hinweg." Und in der dritten Defension sagt er: „Sehend an die Krotten, wie so gar ein vergifft und unlustig thier es ist; sehend auch darbey an das groß Mysterium, das in ihr ist betreffendt die Pestilentz. Solt nun das Mysterium veracht werden von wegen der gifftigkeit und unlustigkeit der Krotten, wie ein großer spott wer das." Heute haben diese Indikationen freilich nur noch historisches Interesse.

Die Wirkung von *Bufo* auf das Zentralnervensystem, die für uns im Vordergrunde steht, hatte, wie auch die obigen Ausführungen HAHNEMANNS zeigen, bis zum Ende des 18. Jh. keine Anwendung gefunden. HAHNEMANN selbst hat keine Arzneiprüfung von *Bufo* unternommen, und wir wissen nicht, ob er das Mittel in späteren Jahren angewandt hat.

Die diuretische Wirkung der *Krötenhaut* bei cardialem Hydrops wird gewöhnlich als Digitalis-artige Myocardwirkung hingestellt und dem Steroid-Anteil Bufagenin des sog. Bufotoxins oder Bufagins zugeschrieben. Die *Bufagine* unterscheiden sich bei den verschiedenen Krötenarten durch die Zahl und Stellung der OH-Gruppen an dem (dimethylierten) Sterolgerüst. Offensichtlich sind sie mit den Aglukonen der Herzglykoside nahe verwandt, am meisten aber mit *Scillariden A,* wie ein Vergleich der Strukturformeln zeigt.

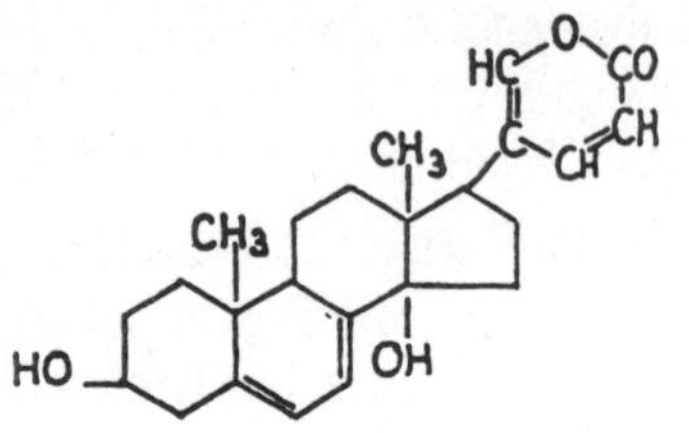

Scillariden A

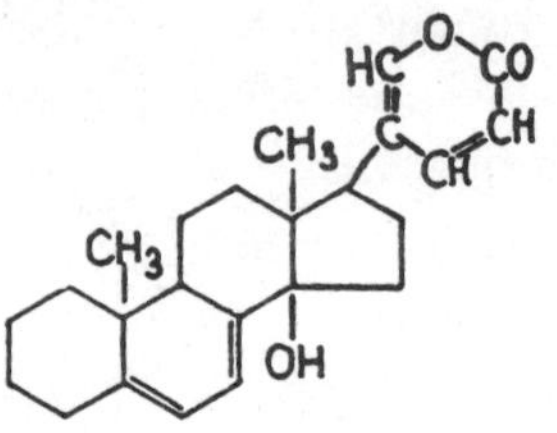

Bufagenin (von Bufo vulgaris)

Beide Strukturen unterscheiden sich von den Aglykonen (Geninen) der Digitalis- und Strophanthus-Glykoside, für welche ein 5ringiges Lacton charakteristisch und für die Herzwirksamkeit wesentlich ist, durch ihr 6-ringiges Lacton. Dadurch ist anscheinend eine geringere Affinität zum Herzmuskel bedingt. Es ist ja bekannt, daß *Scilla* oder sein Glykosid *Scillaren* nur eine schwache Digitalis-artige Herzwirkung haben, dafür aber eine stärkere diuretische Wirkung, die selbst in Digitalis- und Strophanthus-refraktären Fällen oft noch deutlich wird. Der diuretische Effekt von *Scilla* oder *Scillaren* bei hydropischen Zuständen ist zuweilen drastisch, wenn auch nicht von langer Dauer; man schreibt ihn, wohl mit Recht, einer Wirkung auf die Tubuli renales zu. Die Verminderung der Gewebskongestion führt dann indirekt zu einer Besserung der Herzfunktion. Für die vorwiegend diuretische Wirkung des *Scillaridens* könnte seine strukturelle Ähnlichkeit mit gewissen *Corticosteroiden,* die den Mineral- und Wasser-Haushalt über die Tubuli renales kontrollieren, bedeutsam sein. Das würde nicht minder für die *Bufagine* zutreffen; denn sie sind keine Glykoside, die *Bufagenine* sind nicht an Zucker gebunden. Man weiß aber, daß bei den Herzglykosiden der Zucker-Anteil wichtig für eine nachhaltige Wirkung auf den Herzmuskel ist. Demnach erscheint eine besondere Herzwirkung für die *Bufagine* noch weniger wahrscheinlich als für *Scillaren.*

In den *Bufaginen* sind die Bufagenine (am 14-OH) mit Suberinsäure (Korksäure, $COOH.(CH_2)_6.COOH$, also ein Homolog der Oxalsäure) verestert und letztere ist wiederum an die Aminosäure Arginin,

$$HN{=}C(NH_2)NH.(CH_2)_3.CH.(NH_2)COOH,$$

gebunden.

In der Tat findet man in der verfügbaren Literatur keine Bestätigung für eine direkte Herzwirkung von *Bufo.* Vielleicht ist die Brechneigung, die verschiedene Autoren als Bufo-Wirkung verzeichnen, dem Steroid der *Bufagine* zuzuschreiben. Diese Wirkung ist bei Herzglykosiden nicht ungewöhnlich, kommt aber besonders denen von *Scilla* zu. *Scilla* selbst ist ja auch vielfach als Emeticum und in schwächerer Dosierung als Expectorans verwandt worden. Für *Bufo* hat diese Wirkungstendenz aber keine besondere Bedeutung erlangt. Indes mögen die eigenartigen Steroide von *Bufo* wohl beteiligt sein bei dem Einfluß auf die Sexualfunktionen, der im Arzneiwirkungsbild deutlich ist. Selbst die alten Angaben, daß *Bufo* mit Nutzen bei malignen Tumoren, besonders der Mammae, gegeben wurde, könnten einen richtigen Kern haben in Anbetracht der strukturellen Verwandtschaft der *Bufagine* mit gewissen Sexualhormonen, deren Einfluß auf das Wachstum maligner Tumoren bekannt ist.

Man weiß nicht, welche physiologische Rolle die *Bufagine* bei den Kröten selbst haben; man nimmt an, daß sie an der Regulierung des Kreislaufes dieser Tiere beteiligt sind. Jedenfalls ist das Herz der Kröten unempfindlich für diese Bestandteile ihrer Drüsensekrete. Die extreme Toleranz des Krötenherzens für Herzglykoside hängt vielleicht mit der normalen Anwesenheit der ähnlichen Steroide zusammen.

Die Tatsache, daß in den Drüsensekreten einiger Kröten Cholesterin und Ergosterin gefunden worden ist, spricht dafür, daß diese häufig vorkommenden Stoffwechselprodukte Vorläufer der den Kröten eigentümlichen Steroide sind.

Von größerer pharmakologischer Bedeutung sind aber wohl andere eigenartige Bestandteile des Hautdrüsensekretes der Kröten, u. zw. besonders in Hinsicht auf die Hauptwirkungen von *Bufo*, nämlich auf das Zentralnervensystem. Diese Bestandteile gelten zwar in der offiziellen Pharmakologie lediglich als eine Kuriosität, und man nimmt an, daß sie wegen ihrer zu geringen Menge nicht als aktive Prinzipien in Betracht kommen. Für das Arzneibild und die homöopathische Anwendung von *Bufo* sind aber diese eigenartigen Produkte des Aminosäuren-Stoffwechsels der Kröte die Stoffe, die für das Verständnis der Wirkungen wesentlich sind. Die Schlüsselsubstanz ist ***Bufotenin.*** Im Sekret tritt es zusammen mit mehreren eng verwandten Verbindungen auf, wie ***Bufotenidin*** (das Betain des Bufotenins) und ***Dehydro-Bufotenin.*** Der Sulfatester des Bufotenins, Bufothionin, und der des Dehydrobufotenins, Dehydrobufothionin, (bei denen das Sulfat an die 5-OH-Gruppe gebunden ist), können als Abbauprodukte betrachtet werden.

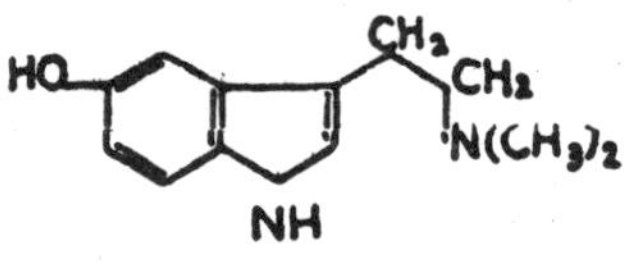

Bufotenin

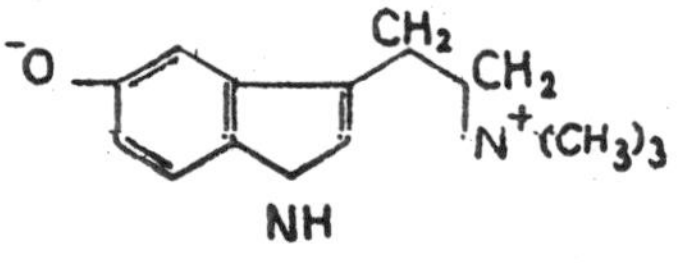

Bufotenidin

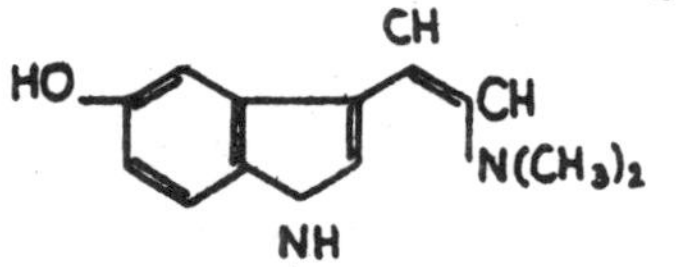

Dehydrobufotenin

Bufotenin ist das N-dimethyl des 5-Hydroxytryptamins, welches als „Enteramin“ zuerst von ERSPAMER [1940] in der Mucosa des Darms von Säugetieren aufgefunden wurde. Seitdem hat dieses eigenartige biogene Amin in der Physiologie wie in der Pathologie eine zunehmende Bedeutung gewonnen. Es ist heute allgemein als Hormon anerkannt, das im Wettbewerb mit anderen biogenen Aminen wie Adrenalin, Acetylcholin und Histamin steht. Als das 5-Hydroxytryptamin auch im normalen Serum und in den Blutplättchen gefunden wurde und seine Funktion bei der Blutgerinnung und seine Kontraktionswirkung auf die kleinen Blutgefäße nachgewiesen wurde, erhielt die Substanz noch den weiteren Namen *Serotonin.* Aber seitdem sein Vorkommen und seine wichtige Rolle im Zentralnervensystem, namentlich in den Ganglien des Hirnstammes, erkannt ist, erscheinen beide Namen nicht mehr angebracht. Die chemische Bezeichnung 5-Hydroxytryptamin (5-HT) hat zudem den Vorteil, seine Abstammung von der essentiellen Aminosäure L-Tryptophan über 5-Hydroxytryptophan ins Gedächtnis zu rufen.

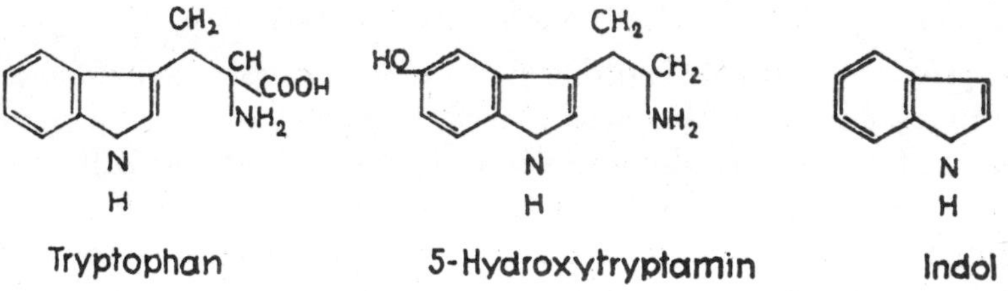

Tryptophan 5-Hydroxytryptamin Indol

5-HT ist nur eines von den Stoffwechselprodukten des Tryptophans. Ein Endprodukt des Tryptophan-Abbaues ist *Indol,* welches, in Indoxyl umgewandelt und durch Bindung mit Schwefelsäure entgiftet, als Urin-Indikan ausgeschieden wird. *Indol* bildet den Kern vieler stark wirksamer Amine und Alkaloide; aber auch *Indol* selbst hat, wie in Tierversuchen gezeigt wurde[5], eine ausgeprägte Wirkung auf die motorischen Bahnen des Rückenmarks und der Medulla oblongata, so daß Impulse von den höheren Zentren sich in fasciculären Muskelzuckungen und in klonischen Krämpfen auswirken. Diese Art Wirkung ist uns vom *Strychnin* vertraut, und dieses komplexe Alkaloid hat selbst einen Indol-Kern. Die Gaben, die Krämpfe herbeizuführen vermogen, müssen natürlich für *Indol* sehr viel größer sein als für *Strychnin.* Auch vom *Tryptamin,* d. i. dem decarboxylierten Tryptophan, ist bekannt, daß es bei Tieren Konvulsionen bewirken kann. Es liegt also nahe anzunehmen, daß der Indolkern allgemein die Wirkung der Verbindungen auf zentrale Krämpfe hin begünstigt. Da nun 5-HT als Neurohormon anscheinend eine normale Funktion bei der Übermittlung von Nervenimpulsen hat, ist es eine plausible Hypothese, daß die besondere zentrale Wirkung gewisser Indol-Amine und -Alkaloide auf eine Störung der normalen Funktion des 5-HT zurückzuführen ist. Für eine solche Wirkungsweise erscheinen *Bufotenin* und seine Derivate im Krötensekret auf Grund ihrer strukturellen Ähnlichkeit mit 5-HT besonders geeignet. Man muß aber auch daran denken, daß die Methylierung des *Bufotenins* zum *Bufotenidin* für die cholinergische Umschaltung der Impulsübermittlung bedeutsam sein mag. Letzteres ist ja ein quaternäres Amin und entspricht dem Cholin insofern, als dessen alkoholische OH-Gruppe durch Hydroxyindol ersetzt ist. Da über das Ineinandergreifen der Neurohormone 5-HT und des Cholin-Acetylcholin-Systems in den Hirnganglien noch zu wenig bekannt ist, läßt sich über den tatsächlichen Wirkungsmechanismus noch keine sichere Aussage machen. Es darf aber daran erinnert werden, daß die z. Z. vorherrschende Epilepsie-Hypothese eine mangelhafte Bindung des Acetylcholins in den epileptogenen Zonen, sei es im Hirnstamm oder in der Hirnrinde, annimmt.

Wenn nun *Bufotenin* und seine Begleitderivate vornehmlich auf die Ganglien des Hirnstammes wirken, wo die Konzentration von 5-HT besonders hoch ist, d. i. in den autonomen Zentren und in der Area postrema (der Chemoreceptor-Zone am caudalen Ende des vierten Ventrikels), so wird uns die Einwirkung von *Bufo* auf das psychische Verhalten einigermaßen verständlich. Diese Wirkungstendenz wurde seit AVICENNAS oben erwähnten Angaben immer wieder im Arzneibild von *Bufo* betont. Auch die Angabe, daß *Bufo* bei der Behandlung geistig zurückgebliebener Kinder von Nutzen ist, erscheint nicht mehr so verwunderlich, seit es wahrscheinlich gemacht worden ist, daß bei der Oligophrenia phenylpyruvica die Hydroxylierung nicht nur des Phenylalanins, sondern auch die des Tryptophans unterbunden ist, so daß auch die Synthese von 5-HT gestört sein würde[6]. Anhaltspunkte aus Berichten über Vergiftungen und Prüfungen sind in dieser Richtung indes äußerst spärlich. Als Beispiel dafür, wie unkritisch manchmal Symptome übernommen und gar noch übertrieben worden sind, mag hier ein Fall von „Bufo-Vergiftung“ [7] angeführt werden: „Ein 6jähriger Knabe verfolgte an einem heißen Sommertag eine Kröte mit Steinwürfen. Plötzlich fühlte er, daß diese ihm eine Flüssigkeit in das Auge spritzte. Darauf trat augenblickliche Schmerzhaftigkeit ein, wozu sich krampfhafte Bewegung des leicht geröteten Auges einstellte. 2 Stunden darauf erfolgte tiefe Betäubung, Sehnenhüpfen, Beißsucht, häufiges Urinieren, große Agitation, auf welche am 6. Tage Apathie und eine Art von Stupor erfolgte. Nach einigen Tagen verließ der Kranke das Bett. Seine Augen waren gerötet, die Haut trocken und der Puls fieberfrei; er heulte und gebärdete sich wie ein Wahnsinniger und versank dann in Blödsinn und Sprachlosigkeit. Näheres darüber ist nicht bekannt.“ GAVINI[8] hatte offenbar über den gleichen Fall berichtet, nur noch dramatischer, indem er hinzufügte, daß das „Coma“ 2 Tage dauerte und der Stupor und die Unfähigkeit zu sprechen 2 Jahre (!) anhielt. Solche Übertreibungen gehören um so weniger in das Arzneibild von *Bufo,* als die Effekte, selbst wenn sie alle der Vergiftung zugeschrieben werden könnten, nicht durch das Hautdrüsensekret verursacht wurden, sondern durch die Flüssigkeit, welche die Kröte in ihrer Bedrängnis aus ihrer Kloake auf große Entfernung hin auszuspritzen vermag. Cuvier bemerkte: „Wenn man die Kröte reizt, bläst sie sich auf und spritzt aus ihrem Anus eine eigenartige Flüssigkeit, welche nicht, wie einige irrtümlich meinen, Urin ist, und welche, wenn sie in die Augen gerät, dort starke Reizung und heftige Schmerzen erzeugt." Es ist nicht bekannt, ob diese Mischung von Urin mit anderen Ausscheidungen die gleichen oder ähnliche aktive Substanzen enthält wie die Hautdrüsensekrete.

Obwohl die Hinweise aus älteren Berichten dürftig sind, kann man die Wirksamkeit von *Bufo* auf das Zentralnervensystem, nämlich die Integrierung von Wahrnehmungen mit vegetativ-emotionellen Impulsen zu stören, nicht in Abrede stellen. Die dahingehenden Symptome stammen allerdings, wenigstens z. T., aus Beobachtungen an Kranken, die erfolgreich mit *Bufo* behandelt wurden; und da Epilepsie die Hauptindikation für die Anwendung von *Bufo* war, ist es nicht verwunderlich, daß Symptome in das Arzneibild eingegangen sind, wie man sie bei chronischen Epilepsiefällen findet. Die bisherigen Arzneiprüfungen mit *Bufo* sind unzulänglich und haben in dieser Hinsicht wenig Charakteristisches beigetragen.

Neuerdings hat die Auffassung, daß *Bufotenin* (und damit *Bufo*) die psychischen Funktionen tiefgreifend beeinflussen kann, von ganz anderer Seite eine indirekte Stütze bekommen. *Bufotenin* ist als aktive Substanz in *Piptadenia peregrina,* einem tropischen Strauch (Fam. Leguminosae), festgestellt worden[9]. Besonders reich an *Bufotenin* sind die Samen dieser Pflanze. Die gepulverten Samen sind, unter dem Namen *Cohobba, Paricá* oder *Niopo* (daher auch der ältere Name der Pflanze Acacia Niopo), von den Indianerstämmen am oberen Amazonas wegen ihrer „psychomimetischen" Wirkungen als Schnupfmittel gebraucht worden und werden anscheinend auch heute noch so angewandt. Ramon Pane, welcher Columbus auf seiner zweiten Reise im Jahre 1496 begleitete, berichtete, daß die Eingeborenen von Haiti das Cohobba-Schnupfpulver bei ihren religiösen Zeremonien gebrauchten, um mit den unsichtbaren Mächten in Verbindung zu treten. L. Lewin[10] beschreibt ausführlich Zubereitung, Anwendung und Wirkungen des Paricá-Schnupfpulvers bei den Stämmen am oberen Orinoco und am unteren und oberen Amazonas. „Die Wirkung auf die sonst gewöhnlich stumpfsinnigen und schweigsamen Menschen ist auffallend. Sie werden sehr gesprächig, singen, schreien und springen in wilder Aufregung umher. Beim Nachlassen der Erregung fangen sie wieder zu trinken an (gegorene Getränke), und so vollzieht sich der Wechsel zwischen Erregung und Depression tagelang." Lewin war der Meinung, daß die cerebralen Wirkungen des Schnupfpulvers nur auf Reizung der Nasenschleimhaut, möglicherweise durch Saponine, zurückzuführen seien. Dagegen spricht aber die jetzt festgestellte Anwesenheit von *Bufotenin* in Piptadenia peregrina. Auf den beschriebenen ekstatischen Zustand folgt, wie das bei Rauschdrogen gewöhnlich ist, eine Depression.

Daß das *Bufotenin* auf die Basalganglien des Hirnstammes über 5-HT oder seine Vorläufer wirkt, ist einstweilen nur eine Arbeitshypothese, die zu weiteren Untersuchungen führen sollte. Die Feststellung eines derartigen Wirkungsmechanismus wäre aber von größerer Tragweite, weil dieselbe Erklärung sich auf die zentralen Wirkungen einer Reihe von Indolalkaloiden anwenden läßt, u. a. von *Nux vomica* und *Ignatia*, von *Gelsemium, Rauwolfia* und *Secale cornutum*. Auf diese interessanten Zusammenhänge kann hier indes nicht eingegangen werden. Angesichts der potentiellen Wirkung von *Bufo* auf die Zentren, welche die Sexualfunktionen kontrollieren, sei hier nur daran erinnert, daß auch *Yohimbin* ein solches Indol-Alkaloid ist. Wenn auch, wie erwähnt, die Steroide im Krötensekret für diese Wirkungsrichtung eine Rolle spielen mögen, so muß doch auch der Einfluß von *Bufotenin* auf die autonomen Zentren, welche die Sexualfunktionen kontrollieren, in Betracht gezogen werden.

Bufotenin und seine Derivate sind aber nicht die einzigen biogenen Amine, die in den Hautdrüsen der Kröten vorkommen. In einigen Arten findet sich 5-HT selbst in erheblichen Mengen, ebenso wie in der Haut anderer Amphibien. Außerdem hat man *Adrenalin* und *Noradrenalin* gefunden. Aber all diese bei Säugetieren gewöhnlichen Hormone können kaum als aktive Substanzen vom Range des *Bufotenins* angesehen werden.

Außer den chemisch bekannten Verbindungen enthält die Haut der Kröten noch eine Reihe anderer Stoffe, welche für die örtliche Reizwirkung des Drüsensekretes verantwortlich gehalten werden. Die Menge dieser Stoffe ist bei den einzelnen Species verschieden, wie auch das Vorkommen und Mengenverhältnis der biogenen Amine variiert. Wie erwähnt, scheint die älteste Verwendung von *Krötenhaut* durch die Chinesen bei örtlichen Entzündungszuständen erfolgt zu sein. In Arzneiprüfungen (z. B. HENCKES) finden sich Hauterscheinungen auch nach der innerlichen Anwendung der *Bufo*-Tinktur.

Bufo ist anscheinend im Jahre 1832 von HENCKE in die homöopathische Arzneimittellehre eingeführt worden. Er prüfte eine Tinktur, die durch Mazeration des ganzen Tieres in Alkohol hergestellt war. Sein Bericht darüber erschien erst im Jahre 1860, als durch die Veröffentlichung von DESTERNE (s. u.) neuerliches Interesse für das Mittel aufgekommen war. Da von der 6. und 3. Potenz keine unmittelbaren Wirkungen zu beobachten waren, nahm HENCKE 30 Tropfen der Urtinktur[11]. Wahrscheinlich war die gleiche Prüfung Gegenstand einer kurzen Notiz über *Bufo* durch einen anonymen Autor im Jahre 1834[12]. (Nach HERINGS Angabe stammte die Mitteilung von der Thüringischen homöopathischen Gesellschaft. HENCKE aus Riga war zu der Zeit in Dresden und hatte Dr. MOSSDORF, dem Schwiegersohn HAHNEMANNS, *Bufo* 6. gegeben, um damit eine an Brustkrebs leidende Dame zu behandeln. Nach 2 Gaben klagte die Kranke aber über schreckliche, lanzinierende Schmerzen, die mehrere Tage anhielten, in der betroffenen Brustdrüse, Schmerzen wie sie bis dahin nie aufgetreten waren. Sie erhielt keine weiteren Gaben des Mittels mehr und über den weiteren Verlauf ist nichts berichtet.) HENCKE[11] berichtete über 3 andere mit *Bufo* behandelte Brustkrebse: bei 2 von diesen verschwanden der Primärtumor und die angeschwollenen Achseldrüsen, von dem dritten ist gesagt, daß die schießenden, lanzinierenden Schmerzen fast sogleich nach einer minimalen Gabe von *Bufo* aufhörten. Wir wissen nicht, was HENCKE veranlaßte, *Bufo* bei Brustkrebs zu verwenden, aber wahrscheinlich war ihm der alte Gebrauch von Fröschen, Kröten und besonders Eidechsen zu diesem Zweck bekannt. *Oleum Bufonum* war noch im 18. Jh. in manchen Ländern officinell[13]. In der späteren homöopathischen Literatur findet man nur Empfehlungen von *Bufo* für Brustkrebs, aber keine bestätigende Kasuistik.

HENCKES Versuch mit einer massiven Dosis seiner *Bufo-Tinktur* rief Entzündungserscheinungen in Form von Panaritien (nach 2 Tagen) und bläschenförmige Hauteruptionen (am 7. und 26. Tag) hervor. Eine Neigung zu Entzündung und Eiterung war deutlich. „Jede unbedeutende Verletzung, ein Nadelritz usw., geht in Verschwärung über mit mehr fressendem Schmerz. Eine unbedeutende Quetschwunde am kleinen Finger der rechten Hand, die ich mir 14 Tage nach der Einnahme zuzog, geht nach 3 Tagen in höchst schmerzhafte Verschwärung (fressenden Schmerzes) über. Einige Tage später entzündet sich der Finger aufs neue, verursacht ziehend reißende Schmerzen längs des ganzen Arms und Rötung vom Finger aus nach dem Verlauf der Lymphgefäße bis zur Achselhöhle hin sich erstreckend, in welcher kleine Drüsenschwellungen sich vorfanden.“ Das Heilungsstadium war anscheinend durch eine länger dauernde Abschuppung gekennzeichnet. Da einige Symptome in späteren Prüfungen in die gleiche Richtung weisen, muß man annehmen, daß *Bufo* auch bei interner Anwendung eine Bereitschaft zu Entzündung und Sekundärinfektion bewirkt. Panaritien und vesiculäre Hautausschläge werden immer wieder als Indikationen für *Bufo* angeführt, jedoch findet man keine Berichte über die Bewährung in der Praxis.

Aus eigener Beobachtung mag hier eine offenbar örtliche Wirkung auf die Rachenschleimhäute erwähnt werden. Bei der Verreibung der D 1 und der D 2 des Sekrets von *Bufo vulg.* trat ein Wundheits- und-Trockenheitsgefühl mit Engigkeit und Zusammenschnüren im Hals auf. Trinken von kaltem Wasser brachte keine Erleichterung.

Es ist nicht verwunderlich, daß HENCKES fragmentarische Prüfung nur wenige und uncharakteristische Symptome von seiten des Zentralnervensystems ergeben hat. Ein Gefühl von Steifigkeit in den Beinen, schmerzhafte Müdigkeit der Oberschenkel beim Gehen, das „Einschlafen" der oberen und der unteren Extremitäten sind alles, was in dieser Richtung beobachtet wurde.

Eine weitere Arzneiprüfung wurde 1852 von B. MURE angestellt[14]. Diese Prüfung hat aber erhebliche Mängel und kann in diesem Zusammenhang nur mit Vorbehalt angeführt werden. Sie stammt nicht nur, wie auch die von HENCKE, von einer einzigen Versuchsperson, sondern es besteht auch keine Klarheit über die benutzte Krötenart. MURE bezeichnet sie als *Bufo sahytiensis* und sagt, daß sie in ganz Amerika in Sümpfen und Marschgegenden häufig vorkomme. Das Versuchsmaterial war der sog. Speichel, den die Kröte bei Reizung ausspritze, die Zubereitung eine Verreibung in Milchzucker. Aber weder ist die Potenz noch die Häufigkeit der Gaben angegeben. Es seien daher nur einige wiederholt aufgeführte Symptome aus diesem Bericht erwähnt. „Abneigung gegen Arbeit, mit Unfähigkeit zu arbeiten, den ganzen Nachmittag, weniger aktiv als gewöhnlich, Trägheit des Geistes, träge, mutlos, unachtsam, keine Neigung zur Arbeit, schwaches Gedächtnis, vergeßlich für Dinge, mit denen er sich kurz zuvor beschäftigt hat." Einige Symptome deuten auf Blutandrang zum Kopfe, namentlich zu den Augen, hin: „Äußerst schwerer Kopf, fast ständig ein Ausdehnungsdruck in den Augenhöhlen und ein Gefühl von innerlichem Jucken." Dies ist wiederholt angeführt. Weiterhin finden sich am vierten und den folgenden Tagen vermerkt: „Anhaltende Erektionen ohne Geschlechtsverlangen." Diese Symptome aus der intellektuellen und sexuellen Sphäre sind, wohl allzu bereitwillig, in das Arzneibild von *Bufo* aufgenommen worden.

DESTERNE[15] war sich offenbar bewußt, daß zu der Zeit in Frankreich *Bufo* für die Behandlung von Epilepsie sehr beliebt war, als er seine Prüfung unternahm und einen Überblick über den empirischen Gebrauch des Mittels in der Vergangenheit gab. DESTERNE benutzte eine durch Mazeration der Krötenhaut in Alkohol hergestellte Urtinktur und gab Globuli mit der 12. Potenz an 2 aufeinanderfolgenden Tagen. Es ist nicht angegeben, wieviel Prüfer beteiligt waren, aber es müssen sowohl männliche wie weibliche gewesen sein. Die Auswertung der Ergebnisse ist dadurch erschwert, daß die Symptome nach dem lokalistischen Schema und ohne Rücksicht auf ihr zeitliches Auftreten angeordnet sind. Ein Versuch, die Symptome nach physiologischen Gesichtspunkten zu ordnen, bietet keine Gewähr, daß nicht vielleicht zweifelhafte Symptome übernommen wurden.

Die Symptome dieser Prüfung zeigen in erster Linie eine Wirkung auf das zentrale und autonome Nervensystem an. Psychische Symptome waren: „Depression und äußerste Reizbarkeit, reizbare und ungeduldige Stimmung, zornig, geringe Neigung zur Arbeit". Das sind Zeichen eines Gemütszustandes, wie man ihn bei Epileptikern findet. Andere Symptome der Prüfung können sogar als Vorboten von Anfällen gedeutet werden: „Der Körper fällt bewegungslos in den Sessel, ohne Verlust des Bewußtseins, man hört alles, kann aber weder antworten, noch sich bewegen; ein von Zeit zu Zeit wiederkehrendes Ohnmachtsgefühl mit Rückwirkung auf den Kopf wie betrunken; beim Essen allgemeine Schwäche im ganzen Körper, eine Art von Schwinden aller Kräfte mit Unfähigkeit zu sprechen und sich umherzubewegen, Trübung des Sehens und Unbehagen in der Herzgegend. Dieser Anfall dauert 5 Minuten, geht dann vorüber, ohne eine Spur zu hinterlassen." Des weiteren: „Benommenheit, der Kopf wiegt sich im Walzertakt, danach wie ein Schwinden der Sinne." Zahlreiche vasomotorische Symptome sind angeführt. Die wenigen unbestimmten Herzsensationen sind wohl von dieser Art. (Das „Gefühl, als ob das Herz zu groß wäre" stammt aus der späteren Prüfung von Houat.) Ausgesprochener sind die Zeichen von Blutandrang zum Kopf mit mannigfachen Kopfschmerzen, bei einigen ist Verschlimmerung von Bewegung und von hellem Licht und Geräusch vermerkt. Die letztere Modalität würde, falls sie sich bestätigt, einen Vergleich der Wirkung von *Bufo* mit der von *Strychnin* bzw. Strychnin-haltigen Drogen nahelegen. Eine andere Modalität „ein warmes Zimmer ist unangenehm" bezieht sich auf die kongestiven Kopfschmerzen und Gesichtswallungen. Die Modalität „besser durch kaltes Baden und in kalter Luft" ist anscheinend von therapeutischen Fällen übernommen worden. „Kopfschmerz gebessert durch Nasenbluten" weist wiederum auf die Kongestionswirkung hin.

In Desternes Prüfung finden sich nur wenige Symptome, die eine Wirkung im motorischen Bereich anzeigen; eine Steigerung der Erregbarkeit mit Tendenz zu allgemeinen Krämpfen läßt sich aus ihnen nicht entnehmen. Es heißt da z. B.: „Heftiger Krampf in den Beinen, der plötzlich aus dem Schlaf weckt, um 4—5 Uhr: Zittern der Beine, Schwäche der Beine sogar zum Hinfallen, mehr als 8 Tage anhaltend, die Schwäche in den Beinen ist begleitet von Wadenkrampf, welcher bei Bewegung zunimmt und in Ruhe aufhört." „Schwäche und Versagen der Beine" ist auch in anderen Arzneiprüfungen von *Bufo* notiert worden.

So gut wie nichts deutet in Desternes Prüfung auf Störungen der Sexualfunktionen hin, denn die angeführte Impotenz eines 32jährigen Mannes für eine Nacht ist wohl kaum zur Bestätigung des Syndroms heranzuziehen.

welches im Arzneibild von *Bufo* als Indikation einen gewissen Platz hat, nämlich: Impotenz im Gefolge von übermäßigen, sei es unwillkürlichen oder durch Masturbation bewirkten Samenabgängen. Hinsichtlich der weiblichen Organe und deren Funktionen enthält der Prüfungsbericht nur unbedeutende Angaben.

Die Beziehung von *Bufo* zur Haut und den Lymphdrüsen tritt in dieser Prüfung mit der 12. Potenz ähnlich, wenn auch nicht so stark, in Erscheinung wie in der von HENCKE mit der Urtinktur. „Eine kleine Blase mit einem erythematösen Hof erscheint am rechten Handgelenk und verursacht Jucken; es sondert sich etwas Flüssigkeit ab, dann entwickelt sich ein kleiner Absceß wie ein Furunkel mit Fieber und stechendem Schmerz im Arm bis zur Achsel." In früheren Zeiten wurde *Oleum bufonis* für Hautleiden, wie Pusteln, Pickel und Morphaea (eine Art von nodulärem Skleroderma) empfohlen, aber, wie gesagt, man findet in der homöopathischen Literatur keine Kasuistik in dieser Richtung.

Die letzte Arzneiprüfung von *Bufo* ist die von L. T. HOUAT [16]. Sie führt 514 Symptome an, weist aber erhebliche Mängel auf. HALE [17] betrachtet diese und andere Prüfungen HOUATS als ganz unzuverlässig und sagt von ihnen: „Es wäre besser für unsere Schule, wenn sie nie ans Licht gekommen wären.". HALE sowohl wie HUGHES sind in ihren Büchern auf die Arzneiwirkungen von *Bufo* gar nicht eingegangen. Es ist in der Tat schwierig, die Spreu vom Weizen zu sondern, wenn weder die Art der Zubereitung, noch die angewandten Potenzen oder die Zahl der Prüfer angegeben sind, wenn ferner Krankheitsdiagnosen ohne Unterscheidung neben Prüfungssymptome gesetzt sind. Außerdem scheint HOUAT Beobachtungen früherer Autoren mit aufgenommen zu haben, ohne diese zu nennen. Man findet da Schilderungen von epileptischen Anfällen ohne irgendeine Versicherung, daß die betreffenden Fälle erfolgreich mit *Bufo* behandelt wurden. Und doch behauptet HERING [18], daß viele von HOUATS Symptomen bestätigt worden sind. Leider fehlt es aber an zuverlässigen Krankengeschichten.

Wenn nun aus der Menge zweifelhafter Beobachtungen nur wenige hier vermerkt werden, so kann man auch von diesen nicht sicher sagen, ob sie in das Arzneiwirkungsbild von *Bufo* gehören und zuverlässige Anzeigen für den Gebrauch des Mittels geben.

In HOUATS Bericht ist die Reizbarkeit, Ungeduld, Bewegungsunruhe und Geistesabwesenheit stärker betont als anderswo. Aber mehrmals läßt die Schilderung vermuten, daß die Symptome von Epileptikern und nicht von Gesunden stammen; z. B. „Wut mit Verlangen zu schlagen und zu zerstören; verwechselt Worte, spricht die Worte oft nur zur Hälfte aus und wird ärgerlich, wenn man ihn nicht versteht; schwieriges, behindertes und unverständliches Sprechen; hört und versteht Worte nur mit großer Schwierigkeit.

Schwierigkeit, die Gedanken zu konzentrieren, geschwächter Intellekt." Das sind doch Symptome, wie man sie zuweilen bei Epileptikern vor einem Anfall findet. Mannigfache Kopfschmerzen, vorwiegend kongestiver Art, sowie Schwindel sind beschrieben: „Große Hitze im Kopf, Kongestion; heftiger benommenmachender Kopfschmerz; Kopfschmerz mit Schwindel, Zittern des ganzen Körpers, Sehtrübungen, Aufstoßen, Übelkeit und Erbrechen, Taubheitsgefühl des Kopfes mit einem Gefühl wie betrunken und großer Schläfrigkeit, Schwindel mit Schwanken, so daß er Unterstützung braucht." Eine Anzahl von Symptomen werden zusammengefaßt als „Überall Ruhelosigkeit, mit großer körperlicher und geistiger Agitation." Sensorisch-motorische Symptome sind namentlich von den Beinen vermerkt: „Die Beine werden leicht taub; große Schwäche in den Beinen, so daß sie beim Aufstehen unter dem Gewicht des Körpers versagen; schwankender Gang, als ob er im Begriff wäre zu springen, anstatt zu gehen."

In den Gemütssymptomen kommt übermäßige Ängstlichkeit und Besorgnis zum Ausdruck, insbesondere „Verlangen nach Einsamkeit, fürchtet aber zugleich, allein zu sein". Dieser zwiespältige Angstzustand wird sexuell motiviert in der Angabe: „Sucht die Einsamkeit, um zu masturbieren". Wenn das auch wohl kaum als Ergebnis bei der Arzneiprüfung angesehen werden darf, so ist doch das scheue, verängstigte Verhalten bei manchen Epileptikern als Hinweis für die Anwendung von *Bufo* genommen worden. Als ein weiterer Hinweis auf *Bufo* bei Epilepsie gilt, daß die Aura von den Geschlechtsorganen oder vom Plexus solaris ausgeht. In der Prüfung findet man als Anhaltspunkt dafür nur: „Ein Gefühl, als ob etwas vom Uterus zum Magen aufstiege, mit nervöser Bewegungsunruhe und Spasmen." Ein Einfluß von *Bufo* auf die männlichen Sexualfunktionen ist in Houats Bericht stark betont, jedoch bleibt ungewiß, wieviel von diesen Angaben aus älteren Quellen einfach übernommen ist. Sicherlich ist die angeführte „hartnäckige Impotenz" nicht als Prüfungsergebnis anzusehen, und eine Bestätigung dieser Indikation durch entsprechende Erfolge fehlt bisher. Andere Symptome aus diesem Wirkungsbereich sind genauer beschrieben und erscheinen beachtenswerter: „Häufige nächtliche Samenabgänge mit nachfolgender Schwäche, kaum eine Erektion, völliges Fehlen von Libido (an anderer Stelle ist aber auch ‚gesteigerte Libido' angegeben); zu schnelle Ejaculation ohne Lustgefühl, zuweilen mit Spasmen und schmerzhafter Schwäche der Extremitäten."

Eine eigenartige Beobachtung in diesem Prüfungsbericht, die bislang entweder übersehen oder aber unrichtig gedeutet worden ist, verdient noch hervorgehoben zu werden: „Nervöse Anfälle mit Lachen und Weinen zugleich", d. h. wohl unvermittelt ineinander übergehend. Wenn darin ein Mangel an Kontrolle über die Äußerungen des Gemütslebens erblickt werden darf, so erinnert das an ein ähnliches Syndrom, das von einigen Indol-Verbindungen, insbesondere von *Strychnin*, bekannt ist und als Wirkung auf Basalganglien im Hirnstamm anzusehen ist, nämlich „Anfälle von unkontrollierbarem Lachen“. Derartige Symptome findet man in Fällen von Parkinsonismus, und bei diesem Leiden sind pathologische Veränderungen in den Basalganglien festgestellt. Wenn das genannte Symptom in der Tat eine Wirkung von *Bufo* ist, so wäre das ein Fingerzeig auf den Angriffsort und die Wirkungsrichtung des Mittels. Unsere Kenntnisse von den Wirkungen von *Bufo* auf den Menschen sind noch recht mangelhaft, die Prüfungen zu gering an Zahl und manche Angaben darin erscheinen zweifelhaft. Immerhin läßt sich das Gesamtbild der Symptome, das sich aus dem bisher vorliegenden Material ergibt, sehr wohl mit der vorgeschlagenen Hypothese von der Wirkungsrichtung vereinbaren. Danach wären die aktiven Substanzen des *Krötensekrets* imstande, in die einheitliche Zusammenschaltung ankommender Nervenimpulse einzugreifen, u. zw. in erster Linie an den Zentren, die für die Koordinierung des triebhaften, emotionellen Verhaltens wesentlich sind; und das sind bestimmte Ganglien im Hirnstamm. Die Abänderungen, die dort erfolgen, gehen dann in den zentrencephalen Stromkreis ein und kommen in entsprechenden Symptomen zum Ausdruck. Wenn diese Darstellung der Vorgänge richtig ist, wird man einen Nutzen von *Bufo* bei den Fällen von Epilepsie erwarten, bei denen die epileptogene Zone in der grauen Substanz des Hirnstammes liegt und nicht in der Hirnrinde.

Im letzten Jahrhundert war Epilepsie das Hauptgebiet für den homöopathischen Gebrauch von *Bufo*. Die Meinungen über den Wert des Mittels bei diesem Leiden waren und sind sehr geteilt. Das ist schon deswegen nicht zu verwundern, weil die Diagnose „Epilepsie“ ganz verschiedene Zustände und Syndrome umgreift. Die Anwendung von *Bufo* bei Epilepsie hatte ihren Ursprung in Frankreich um 1854—1857. Es liegen darüber aber zwei voneinander abweichende Berichte vor. Der erste stammt von LEYDET[19], wonach die „Entdeckung“ Dr. ANDRIEUX zuzuschreiben ist. Diesem waren offenbar Tierversuche, die GRATIOLET und CHLOEZ[20] mit den „Giften“ von *Bufo* und *Salamandra* angestellt hatten, bekannt. Diese Versuche hatten Konvulsionen der Tiere, unterbrochen von Stupor, mit tödlichem Ausgang gezeitigt. Vielleicht kannte ANDRIEUX auch die Tierversuche von VULPIAN[21], bei denen das Gift zweier Bufo-Arten eine langdauernde Erregung, manchmal mit Krämpfen, stets aber mit Brechwürgen oder richtigem Erbrechen mit nachfolgender Lähmung der Muskeln und insbesondere des Herzens verursachte. (Das Gift einer Salamander-Art wirkte ähnlich, aber nicht so schnell tödlich.) Was jedoch ANDRIEUX veranlaßte, *Bufo* bei Epilepsie zu versuchen, war wohl eine seltsame gelegentliche Beobachtung: Er sah junge Enten unter Zittern und Kreischen in Bewußtlosigkeit verfallen und schrieb ihren bald folgenden Tod den giftigen „Hautausdünstungen" einer großen, in der Nähe sitzenden Kröte zu. Nach LEYDET verhinderte ANDRIEUX's früher Tod ihn, seine eigenen Erfahrungen mit *Bufo* bei Epilepsie zu veröffentlichen. DESTERNE[22] gibt einen anderen Bericht. Danach machte LAVILLE DE LA PLAIGNE Versuche mit 5 Tiergiften, darunter denen von *Bufo* und *Salamandra.* Er stützte seine Empfehlung auf die Versuchsergebnisse und Beobachtungen an Kranken. Jedoch scheinen keine Veröffentlichungen darüber vorzuliegen.

Der erste, der Fälle von Epilepsie unter Bufo-Behandlung beschrieb, war LEYDET[23]. Er verwandte eine Mazeration der ganzen Kröte in Alkohol, meinte aber, daß ein Extrakt von der Haut mindestens ebensogut wirken würde. Er begann die Behandlung mit täglichen Gaben der 1. Potenz in Wasser, 10 Tage hindurch; nach 12tägiger Pause mit Placebo ging er zur 2. Potenz über, ebenfalls für 10 Tage und so in gleicher Weise bis zur 6. Potenz, immer mit Einschaltung von 12 arzneilosen Tagen. Darauf setzte er die Behandlung in der gleichen Weise mit Potenzen von *Salamandra* fort. Wenn nach 6 Monaten kein epileptischer Anfall mehr aufgetreten war, gab er monatlich eine Potenz von *Bufo* und *Salamandra* im Wechsel, ohne Placebo in der Zwischenzeit. Da in den 9 mit Erfolg behandelten Fällen vom Beginn der Behandlung an die Anfälle aufhörten (nur einer von ihnen hatte noch einen weiteren, leichteren Anfall), so ist nicht recht einzusehen, warum überhaupt *Salamandra* gegeben wurde. In den wenigen von LEYDET angeführten Fällen, in denen *Bufo* erfolglos war, versagte *Salamandra* ebenfalls, und in einem, bei dem die Anfälle unter der Behandlung mit *Bufo* anscheinend schlimmer waren, traf dasselbe für *Salamandra* zu. Leider findet man bei LEYDET keine für *Bufo* charakteristischen Symptome und Modalitäten angegeben. Man wird zugeben, daß die Erfolge LEYDETS bemerkenswert sind, wenn auch die Nachbeobachtung (in einigen Fällen höchstens 1 Jahr, in anderen nur wenige Monate) zu kurz erscheint.

Salamandra maculata ist als Arznei seit den ältesten Zeiten ähnlich wie *Bufo* gebraucht worden. Da aber von *Salamander* keine Arzneiprüfungen gemacht worden sind, hat das Mittel noch keinen Platz in der homöopathischen Materia medica. Man hat im Hautdrüsensekret des Salamanders ein sekundäres Amin *„Samandarin"*, $C_{19}H_{31}O_2N$, gefunden, dem eine Strychnin-artige Wirkung zugeschrieben wird. Da aber die Strukturformel dieses Amins noch nicht bekannt ist, läßt sich nicht sagen, ob eine Verwandtschaft mit den *Bufaginen* besteht.

Bevor aus der Literatur über die spätere Anwendung von *Bufo* bei Epilepsie berichtet wird, mag hier eine seltsame Geschichte Platz finden, die

Marweg[24] erzählt: 3 Knaben spielten auf einem Kirchhof zwischen den Gräbern. Plötzlich liefen sie unter fürchterlichem Geschrei, daß ihnen die Augen erblindet seien, mit halbgeöffneten Augen nach Hause. Beim Knaben A fand sich ein geschwollenes Gesicht, er war nach 3 Gaben *Apis* 5 innerhalb von 5 Tagen wieder in Ordnung. Die Knaben B und C bekamen noch am gleichen Tag epileptische Anfälle, die trotz Anwendung der verschiedensten Arzneien 6 Monate lang sich häufig wiederholten. Als dann Knabe A enthüllte, daß eine Kröte, die er zertreten habe, Gift in sein Gesicht gespritzt habe, kam Marweg auf die Idee, eine Tinktur von einer *Kröte* zu bereiten und den beiden Epileptikern davon Potenzen zu verabreichen. Er berichtet: „Ich gab von der 6. Verdünnung 2 Tropfen und siehe da, am 5. Tag nach dem Verbrauch derselben ließen die Anfälle bei B nach, verloren ihre Kraft und kehrten nur 14tägig einmal wieder. Bei C wurden die Anfälle stärker, aber nicht alle 2 Tage, sondern brauchten länger und länger werdende Pausen. Ich gab nun beiden, da namentlich C über Kopfweh klagte, 3 Tropfen der 3. Verdünnung, mit *Belladonna* 30. 1 Tropfen im Wechsel, 12stündlich 1 Eßlöffel jedes in 3 Unzen Aqu. dest. gelöst und ließ 7 Tage nach dem Verbrauch pausieren. Beide Epilepsiekranke bekamen diese Zustände nicht wieder. Die Besserung ging von Stunde zu Stunde vorwärts, und ist bis heute, seit 3 Jahren, kein Rückfall eingetreten." Marweg forderte dann zu Arzneiprüfungen von *Bufo* auf, offenbar in Unkenntnis der schon früher veröffentlichten.

Marwegs Urtinktur war noch durch Mazeration der ganzen Kröte in Alkohol bereitet. Die späteren Autoren haben allem Anschein nach als Ausgangsmaterial das Drüsensekret benutzt, welches nach einer der beiden von Roth[25] angegebenen Methoden gewonnen war, nämlich entweder durch faradische Reizung der Haut der lebenden Kröte oder durch mechanisches Ausquetschen der milchigen Flüssigkeit aus den Drüsenpolstern hinter den Ohren der Kröte.

Die Anwendung von *Bufo* bei Epilepsie ist später besonders von Bojanus befürwortet worden auf Grund seiner Erfahrungen in einem russischen Krankenhaus[26]. Bojanus faßt seine Ergebnisse folgendermaßen zusammen: Von Epileptikern, die nur mit *Bufo* behandelt wurden, 4 Heilungen und 5 gebessert; von solchen, die mit *Bufo* und *Salamandra* behandelt wurden, 3 geheilt und 1 gebessert; wenn vor *Bufo* andere Mittel gegeben worden waren, 2 Heilungen. *Bufo* war sein bei weitem häufigstes Epilepsiemittel und hatte nach ihm unstreitig den ersten Rang, was die Erfolge betrifft. In den von ihm angeführten Fällen benutzte er *Bufo* 6. 2mal tgl.

Verschiedene andere Autoren haben ebenfalls Erfolge mit *Bufo* bei Epilepsie veröffentlicht, besonders in amerikanischen Zeitschriften zwischen 1860 und 1870. Aber manche dieser Berichte erwecken den Eindruck, daß sie schleunigst in Druck gegeben wurden, bevor ein neuer Anfall fällig war. Es ist nicht gerade Vertrauen erweckend, wenn die Beschreibung eines Falles von chronischer Epilepsie mit der lapidaren Behauptung schließt: „*Bufo* 200 heilte".

In der Literatur der letzten 50 Jahre findet man so gut wie keine Kasuistik zu diesem Thema. Ich selbst erinnere mich einiger weniger Fälle von Pubertäts-Epilepsie, die sich unter *Bufo* D 6 deutlich besserten, kann aber nicht von „Heilungen durch *Bufo*" sprechen. So kritisch man aber auch den von Ärzten früherer Generationen angegebenen Erfolgen gegenüberstehen mag, so sollte das doch nicht von neuen Versuchen abhalten, die für *Bufo* geeigneten Fälle von Epilepsie herauszufinden. Dabei kann uns die bessere Kenntnis der aktiven Substanzen, möglichst auch deren Gehaltbestimmung, mit zuverlässigen Präparaten zustatten kommen.

Skizze:

Bufo

Gewöhnliche Kröte (Rana Bufo L., Bufo vulgaris Laur., Bufo bufo bufo)
Amphibia: Anura: Bufonides

Das Sekret der Hautdrüsen enthält:
1. Steroidderivate: *Bufotoxine* oder *Bufagine* (vgl. den alten Gebrauch bei Wassersucht und Brustdrüsenkrebs. Wirkung auf die Geschlechtsfunktionen?).
2. Indolamin-Derivate: *Bufotenin* und *Bufotenidin,* nahe verwandt mit 5-Hydroxytryptamin (Hauptwirkung auf Zentren im Hirnstamm).
3. Unbekannte Stoffe, die Haut und Schleimhäute reizen.

Wirkungen und Anwendungen:

Konvulsionen (Epilepsie, mit Störungen im Gemüts- und Sexualverhalten; Aura steigt von den Geschlechtsorganen oder vom Plexus solaris auf).
- Reizbar, ungeduldig, zornig.
- Unverständliches Sprechen, mangelhafte Wortbildung.
- Nervöse Anfälle von Lachen und Weinen.
- Überempfindlichkeit gegen helles Licht und Geräusche (vgl. *Strychnin).*

Schwäche des Intellekts und Gedächtnisses (geistig zurückgebliebene Kinder?).

Verlangen nach Einsamkeit, fürchet jedoch allein zu sein; sucht die Einsamkeit, um zu masturbieren (?).

Häufige nächtliche Samenabgänge mit nachfolgender Kraftlosigkeit; mangelnde Erektionen; Ejaculatio praecox (Impotenz? Spermatorrhoe?).

Kongestion zum Kopf und zu den Augen, Gesichtswallungen.
- Kopfschmerz schlimmer von Bewegung, warmes Zimmer ist unangenehm. (besser von kaltem Bad und kalter Luft?).
- Kopfschmerz durch Nasenbluten gelindert.

Schwäche und Versagen in den Beinen.

Bläschenförmige Hautausschläge; geringfügige Verletzungen gehen leicht in Eiterung über; fressender Schmerz (Panaritien, Lymphangitis?).

Dosierung: D 6—C 30.

Literatur:

[1] MATTHIOLUS: Commentarii in libros sex Dioscoridis, p. 677, Venetiis 1554.
[2] PROTEOCA: Real-Lexikon der Homöopathie, Bd. 4, S. 614. Leipzig 1837.
[3] DESTERNE: J. Soc. Gallic. 1859, Sept./Oct.
[4] HAHNEMANN: Apothekerlexikon, I, 2. Teil, S. 504 [1795].
[5] FEINBERG a. MCCULLOCK: Proc. Soc. exper. Biol. a. Med. 56 [1944]: 193.
[6] PARE, SANDLER a. STACEY: Lancet 1957, March 16.; 551.
[7] Z. Natur- u. Heilkd. in Ungarn 1856: 36.
[8] GAVINI: Corresp. sci. Roma 1851.
[9] STROMBERG, Verner L.: J. amer. chem. Soc. 76 [1954]: 1707.
[10] LEWIN, L.: Phantastica, 2. Aufl., S. 414. Berlin 1927.
[11] HENCKE: Allg. homöop. Ztg 61, 2: 9 — Mbl. z. Allg. homöop. Ztg Sem. 1, 2: 18.
[12] Arch. homöop. Heilk. 14, 2: 102.
[13] SCHULZIUS, J.: Praelectiones in dispensatorium regium et elect. Boruss. Brandenb., Ed. II. Norimbergae 1752.
[14] MURE: Pathog. brés., nach Übersetzung von Ch. J. Hempel, S. 195. New York 1854.
[15] DESTERNE: J. Soc. gallic. Med. homoeop. 1859, Sept./Oct. (zit. Mbl. z. Allg. homöop. Ztg 1860, Sem. I, 1: 6; Sem. II, 2: 14, 3: 25, 5: 50).
[16] HOUAT: Nouvelles données de Mat. med., I, S. 41 (zit. Allg. homöop. Ztg 74 [1867]: 164, 173, 189).
[17] HALE: New Remedies, 4. Aufl. [1875].
[18] HERING: Guiding Symptoms 3: 55.
[19] LEYDET: J. Soc. gallic. Med. homoeop. 1858, Aug. (zit. Allg. homöop. Ztg 57 [1858]: 95).
[20] Mitt. Acad. sci. 1851, April.
[21] Gz. Paris 1857, 2.
[22] DESTERNE: 1. c. (zit. Mbl. z. Allg. homöop. Ztg 1860, Sem. I, 1: 6).
[23] LEYDET: 1. c. (zit. Allg. homöop. Ztg 57 [1858]: 79, 95; 58 [1859]: 78).
[24] MARWEG: Prag. med. Mschr. 10 [1862]: 73.
[25] Homöop. Vjschr. 13 [1862]: 311, 314.
[26] BOJANUS: Allg. homöop. Ztg 68: 13; 69: 5 — Kapitel „Die Epilepsie" (in „Die homöop. Therapeutik". Stuttgart 1880).

Reptilia

Echsen (Sauria)

Heloderma

Von den Sauriern (Echsen) hat eine Heloderma-Art einen, wenn auch bisher bescheidenen Platz in der Arzneimittellehre. Die von Ch. D. BELDEN[1] in die Homöopathie eingeführte Species ist nicht *Heloderma horridum,* die Krustenechse des westlichen Mexiko, sondern *Heloderma suspectum,* das in

Arizona vorkommende „Gila-Ungeheuer". Das durch die gefurchten, gekrümmten Giftzähne in die Bißwunde entleerte Sekret der Unterkieferdrüsen ist als giftig bekannt, wenn auch Menschen selten von diesen großen Echsen gebissen werden und nicht alle Gebissenen deutliche Giftwirkungen zeigen. LEWIN[2] berichtet von *Heloderma horridum* nur: „Das Gift wirkt hämolytisch." Das trifft aber für *Heloderma suspectum* nicht zu, soweit man aus den Berichten von Tier- und Menschen-Vergiftungen und aus der Arzneiprüfung durch R. BOOCOCK[3] entnehmen kann; denn danach ist das Gift deutlich neurotrop. Muskellähmungen und Störungen der Sensibilität, Schmerz, An- und Parästhesien stehen im Vordergrund.

Die örtlichen Erscheinungen an der Bißstelle, wie cyanotische Schwellung, geben keine Indikationen. Bemerkenswert ist aber die Angabe, daß sich heftige Schmerzen sogleich über den ganzen Körper ausbreiten und daß auch die in der Folge gelähmten Teile außerordentlich schmerzhaft sind. Es ist auch berichtet, daß bei den meisten Gebissenen sehr bald eine Sprachlähmung eintritt; es ist aber nicht zu ersehen, ob diese peripherer oder zentraler Art ist. BELDEN verglich das Vergiftungsbild mit der Paralysis agitans (worunter wohl zu verstehen ist, was heute als Parkinson-Syndrom bezeichnet wird) und der locomotorischen Ataxie (Tabes). Damit sollte offenbar die Ataxie bei den Lähmungen betont werden. Soweit die bisherigen Beobachtungen ein Urteil erlauben, sind die peripheren motorischen Neurone, und nicht die zentralen Neurone der Pyramidenbahn, betroffen. Dafür spricht u. a. die Angabe, daß in einem Fall das gebissene (und gelähmte) Bein atrophierte. Eine besonders starke Beteiligung der Basalganglien läßt sich aus den bisherigen spärlichen Berichten nicht entnehmen. Am ehesten erinnert das Bild der Lähmungen und sensiblen Nervensymptome mit blitzartigen Schmerzen, Taubheitsgefühl und anderen Parästhesien an Vergiftungen mit Schwermetallen (*Arsen, Mercur, Mangan, Aluminium, Zinc.*), besonders aber an die durch Alkoholismus bedingten Neuritiden bzw. Polyneuritiden. An der alten Behauptung, daß der Biß von *Heloderma* sich bei Trinkern schlimmer auswirkt als bei anderen Personen, mag wohl etwas Richtiges sein. Wenn auch das Syndrom von den peripheren senso-motorischen Neuronen eine charakteristische Giftwirkung von *Heloderma* zu sein scheint, so ist damit nicht gesagt, daß nicht auch höhere Zentren betroffen werden können. In einem Fall soll ein junger, bis dahin gesunder Mann nach dem Heloderma-Biß abgemagert sein, melancholisch geworden und unter den Zeichen einer fortschreitenden „Schwindsucht" nach einigen Monaten gestorben sein. In Ermangelung neurologischer Befunde lassen sich aber keine bestimmten Aussagen machen.

Bei der Prüfung mit der D-6-Verreibung des Heloderma-Sekretes waren die Empfindungen intensiver Kälte am auffälligsten. „Kalte

Ringe um den Körper“ weist deutlich auf die neuro-segmentale Gebundenheit hin und kann den Anästhesien und Parästhesien an die Seite gestellt werden. Außer auf- und absteigenden Kältewellen ist aber auch eine innerliche, gleichsam vom Herzen nach außen sich ausbreitende Eiseskälte vermerkt, die gelegentlich durch Gefühl von Hitze und Brennen abgelöst wurde. Die extremen Kälteempfindungen erinnern an andere Tiergifte, besonders von Spinnen und Skorpionen. Taubheitsgefühl, Kribbeln und Prickeln, sowie Zittern der Gliedmaßen sind mehrfach angegeben, aber diese Beobachtungen scheinen nicht aus der Prüfung zu stammen, sondern an Fällen von Bißvergifteten oder bei Kranken, bei denen *Heloderma* sich als angezeigt erwies, gemacht worden zu sein. Vom Zittern ist gesagt, daß es durch den Willen unterdrückt werden könne, daß es aber auch anfallsweise auftreten und nachts aus dem Schlafe wecken könne. Die ataktischen Störungen gehen ebenfalls über das bei Prüfungen Beobachtbare hinaus: „Unsicher, stolpernder Gang, Abweichen beim Gehen, Gefühl, als ob er auf einem Schwamm ginge, hebt beim Gehen die Füße höher als nötig und stampft mit den Hacken auf“ sind Symptome, die mit Störung in der Impulsübertragung innerhalb peripherer Neuronen-Reflexbögen wohl vereinbar sind; die Beteiligung höherer Zentren ist aber nicht auszuschließen, zumal auch Schwindel bei schnellen Bewegungen und Ohrenklingen vermerkt sind. Die Angabe „Schwere der Augenlider mit Schwierigkeit, sie zu heben“ und die in Vergiftungsfällen angedeutete Behinderung der Zungen- und Schluckbewegungen sprechen dafür, daß auch motorische Hirnnerven von der Giftwirkung betroffen werden können. Ganz ähnlichen Syndromen begegnen wir bei den neurotropen *Schlangengiften.*

Heloderma ist noch zu wenig am Gesunden geprüft und zu selten bei Kranken angewandt worden, als daß sich schon ein hinreichend bestimmtes Arzneibild darstellen ließe.

Schlangen (Ophidia)

Die Einführung der Schlangengifte in die Arzneimittellehre ist dem genialen Constantin Hering [1800—1880] zu danken. Während seines Aufenthalts in Surinam [1827—1833] entnahm er dem von den Eingeborenen meist gefürchteten Buschmeister, der „Surukuke“ der Eingeborenen, *Lachesis muta* (damals Trigonocephalus Lachesis genannt), das Gift, potenzierte es und stellte an sich und anderen Versuche damit an. Nachdem er im Jahre 1835 zusammen mit Wesselhoeft die „Nordamerikanische Akademie für

Homöopathische Medizin in Allentown, Pennsylvanien", gegründet hatte, veröffentlichte er 1837 als erste Denkschrift „Wirkungen des Schlangengiftes, zum ärztlichen Gebrauche vergleichend zusammengestellt" [4]. Darin sind außer *Lachesis Crotalus horridus, Vipera Berus* (damals Vipera torva genannt), *Vipera Redii* und *Naja tripudians* sowohl hinsichtlich der Folgeerscheinungen von Bißverletzungen wie der Prüfungssymptome zusammengestellt und verglichen. Für die seither ausgiebig benutzten Schlangengifte von *Lachesis* und *Crotalus* ist diese Abhandlung noch heute die Hauptquelle unserer Kenntnisse. Was in früheren Jahrhunderten über die furcht- und schaudererregenden Folgen von Schlangenbissen, ihre Vorbeugung und Behandlung berichtet worden ist, vermengt Beobachtungen mit Fabeln und kann nicht als Grundlage für den therapeutischen Gebrauch von Schlangengiften dienen.

Es braucht hier nicht auf die zahlreichen Mythen eingegangen zu werden, die seit Adam und Eva um das Wesen der Schlange gewoben worden sind. Schlangen haben die Phantasie der Menschheit von jeher stark beschäftigt, sie sind ein nicht seltenes und psychologisch interessantes Traummotiv. Von den drei Parzen des unentrinnbaren Schicksals haben zwei, Lachesis und Clotho, den Namen für Gattungen von Schlangen geliefert. Die Schlange, die sich um den Aesculapstab windet und ihr Gift in eine Schale entleert, ist zum Machtsymbol der Ärzte geworden: feindliche Kräfte zum Heilen zu zähmen. In den Mythen ist die Todfeindschaft weniger durch Giftschlangen symbolisiert als durch Riesenschlangen, die durch ihre gewaltigen Muskelkräfte ihre Beute und Feinde erwürgen. Dieses Thema hat in der Laokoongruppe eine klassische Darstellung gefunden. Die Riesenschlangen, zu denen Boa und Python gehören, besitzen aber keine Giftdrüsen und Giftzähne; sie kommen für die Arzneimittellehre nicht in Betracht.

Für die zunehmende Spezialisierung der Schlangen ist die Ausbildung des Bißgiftapparates bei den Nattern (Colubriden), Ottern (Vipern) und Klapperschlangen (Crotaliden) ein Merkmal, das sich für die Klassifikation als besonders geeignet erwiesen hat. Bei den Nattern zeigt sich die Entwicklung in 3 Stufen: auf der ersten, bei den Aglyphodonten (oder Aglyphen) sind überhaupt noch keine gefurchten Giftzähne vorhanden; auf der zweiten, bei den Opisthoglyphodonten (oder Opisthoglyphen), sind zwar gefurchte Giftzähne vorhanden, aber nur als Mahlzähne im hinteren Teile des Mundes; erst die dritte Stufe der Proteroglyphodonten (Proteroglyphen) umfaßt Arten, die als Giftlieferanten für die Arzneimittellehre in Betracht kommen. Bei ihnen sitzen 2 kleine, gefurchte Fänge fest verankert vorn im Oberkiefer in der Nähe der Giftdrüsenmündungen. Zu ihnen gehören die Elapiden: *Naja naja* (*Naja tripudians*), die Brillenschlange Indiens; *Elaps corallinus,* die südamerikanische Korallenschlange, und ferner die Hydrophiden (Wasserschlangen), von denen neuerdings eine Art, *Hydrophis cyanocinctus* einer Arzneiprüfung unterzogen worden ist. Eine weitergehende Spezialisierung des Giftapparates liegt bei den Viperiden und Crotaliden vor. Sie werden als Solenoglyphodonten (Solenoglyphen) zusammengefaßt. Der Name besagt, daß der Kanal in dem langen, etwas gekrümmten Hauzahn zu einer Röhre geschlossen ist. Durch diesen Röhrenzahn spritzen die Schlangen das giftige Sekret wie durch eine Injektionsnadel in die gesetzte Wunde ein. Das kann so blitzschnell vor sich gehen, weil der Giftzahn in einem beweglichen Sockel des Oberkiefers sitzt; gleichzeitig mit dem Zuschnappen der Kiefer werden die Speicheldrüsen durch die Muskelkontraktion ausgepreßt und entleeren ihren Inhalt durch den Ausführungsgang und die Röhre des Fanges. Hand in Hand mit dieser hohen morphologischen Spezialisierung des Injektionsapparates geht die biochemische des Sekretes; denn die Solenoglyphodonten, d. i. die Viperiden und Crotaliden, sind die giftigsten Schlangen. Unter ihnen gehören von den in der Arzneimittellehre zu erwähnenden Arten 3 der Gattung Vipera an: *V. Berus, V. Redii* und *V. Russellii;* die Crotaliden sind vertreten durch 3 Crotalusarten, *Cr. horridus* aus Nordamerika, *Cr. durissus terrificus* in Zentralamerika und die südamerikanische *Cr. terrificus terrificus* unter dem Namen *Cr. Cascavella,* ferner durch 2 Mocassinarten, Agkistrodon mokeson (unter dem Namen *Cenchris contortrix)* und *Toxicophis pugnax,* und schließlich *Bothrops lanceolatus* (B. atrox) und *Lachesis muta.* Somit kommt von den etwa 400 als giftig geltenden Schlangen für uns nur eine kleine Zahl in Betracht und von diesen haben nur *Lachesis, Crotalus* und *Naja* (in dieser Rangfolge) große Bedeutung erlangt.

Biologisch gesehen sind die Speicheldrüsensekrete dieser Schlangen nicht nur Kampfgifte, sondern in erster Linie dienen sie der Verdauung tierischer Gewebe. Die Enzyme ihres Speichels müssen von außergewöhnlicher Aktivität sein. Denn die Schlangen verschlingen ihre Opfer, meist Nagetiere, aber auch andere Schlangen, mit Haut und Haaren bzw. Schuppen, ohne die nicht gerade kleinen Tiere vorher zu zerkleinern. Von Engigkeit im Halse und Schluckbeschwerden, wie wir sie als markante Symptome z. B. bei *Lachesis* kennen, kann bei ihnen wohl nicht die Rede sein. Eine Signatur kann da nur aus dem Kontrastempfinden des Zuschauers hergeleitet werden!

Die Gifte der Schlangen unterscheiden sich in ihrer Zusammensetzung aus Enzymen bei den verschiedenen Familien und Arten. Diese Unterschiede rechtfertigen es, daß sie trotz der großen Verwandtschaft zwischen ihnen durch mehrere Arten in der Arzneimittellehre vertreten sind. Im allgemeinen trifft es zu, daß die Gifte der Elapiden und Hydrophiden vorwiegend neurotoxisch sind, während bei den Vipern und Crotaliden Auflösung der Zellen, insbesondere Hämolyse, sowie Störungen der Blutgerinnung stärker hervortreten. Die mehr neurotoxischen sind in erster Linie Kampfgifte, durch die

die Beute gelähmt oder getötet wird; bei den Vipern u. Crotaliden kommt den überaus kräftigen Verdauungsenzymen eine größere Bedeutung für die Giftwirkung zu. Die beiden genannten Gruppen von Schlangengiften unterscheiden sich offenbar durch das Verhältnis, in dem Enzyme der einen oder der anderen Art innerhalb des Komplexes vorhanden sind.

Wenn man bedenkt, daß trockene Schlangengifte bis zu 92% aus Proteinen oder zum mindesten Polypeptiden bestehen, so ist es nicht verwunderlich, daß die Kenntnisse über ihre chemische Zusammensetzung noch sehr unvollständig sind. Die Immunitätserscheinungen, die in großem Ausmaß bei Schlangengiften beobachtet und benutzt worden sind, lassen keinen Zweifel, daß die hauptsächlich wirksamen Stoffe Polypeptide sind, mögen sie nun im einzelnen als Protamine (d. i. Proteine, denen wesentliche Aminosäuren fehlen), Proteide oder Proteine zu bezeichnen sein. Diese Stoffe wirken als Antigene, d. h. sie veranlassen die Bildung von Antikörpern, wenn sie direkt in das Blut eines artfremden Organismus eingebracht werden. Die so gewonnenen Immunsera zeigen einen hohen Grad von Spezifität gegenüber eben diesem Antigen-Giftstoff. Aus den zahlreichen Kreuzversuchen, die mit solchen Sera angestellt worden sind, können die folgenden Ergebnisse als gesichert gelten: Die Gifte nahe verwandter Schlangen haben einen Komplex von ähnlichen Antigenen, und da diese als die hauptsächlich wirksamen Stoffe anzusehen sind, erklärt sich daraus die Ähnlichkeit der toxischen Wirkungen bei nahe verwandten Arten. Hinsichtlich einzelner Antigene hat sich indes aus den kreuzweisen Immunisierungsversuchen ergeben, daß sie nicht auf die Klasse der Reptilien beschränkt sind; es ist nämlich eine partielle Immunisierung gegen Skorpiongifte durch gewisse Schlangengift-Antisera festgestellt worden. Das spricht dafür, daß ihrer Natur nach so weit geschiedene Tiere, wie Skorpione und Schlangen, den einen oder anderen proteinischen Wirkstoff gemeinsam haben. Aus den Versuchen geht ferner hervor, daß jedes Gift ein Komplex von einer Anzahl wirksamer Antigene ist. Dem Gift der Kobra, *Naja naja* (*tripudians*), werden mindestens 10 Antigene zugeschrieben. Bei 2 Vipernarten, *Vipera Russellii* und *Echis carinata,* der Sägeschuppenviper, sind mindestens 5 kreuzweise reagierende Antigene gefunden worden. Daraus läßt sich indes nicht ohne weiteres schließen, daß diesen verschiedenen Antigenen auch ebensoviele verschiedene Protein-Makromoleküle entsprechen müssen; es kann sich auch um unterschiedliche aktive Gruppen an sonst gleichen Makromolekülen handeln.

Irgendein fremdartiges Eiweiß, das direkt in den Blut-Lymphstrom gelangt, ohne dem Abbau durch die normalen Verdauungsenzyme unterworfen zu sein, stellt einen zellschädigenden Reiz, ein „Gift“ dar, auf das der Organismus mit der stereotypen Folge von Reaktionen antwortet, die den Entzündungsprozeß ausmachen. Eine dieser Reaktionen vollzieht sich an den

Globulinen als Antikörperbildung und diese ist durch einen hohen Grad von Abgestimmtheit auf das artfremde Eiweiß ausgezeichnet. Unter gewissen Bedingungen treten bei solchen Immunvorgängen allergische und anaphylaktische Erscheinungen auf. Nach heutiger Annahme werden dabei Histaminartige Stoffe aus ihrer Zellbindung freigesetzt. Das allergische Syndrom tritt in zweierlei Form auf: die eine zeigt Spasmen der glatten Muskulatur an, die andere Änderungen der Gefäßdurchlässigkeit. Das sind so stereotype Syndrome, daß sie nicht gestatten, die Wirkung eines Allergens von der eines anderen zu unterscheiden. Für die Wahl eines bestimmten Arzneistoffes sind sie unzureichend oder gar wertlos. Immerhin zeigt aber das Auftreten allergischer Symptome eine systemische, resorptive Wirkung an. Hering hatte also recht, wenn er solche Symptome, die er bei der Verreibung des Lachesis-Giftes beobachtete, in sein Verzeichnis der Wirkungen aufnahm. Neuerdings hat Stanic[5] die allergenen Eigenschaften des Giftes von *Vipera ammodites,* der Sandviper, beschrieben. Als er das trockene Gift aus Petrischalen abkratzte, wurde er durch den Staub sensibilisiert, so daß mehrere Stunden lang Niesen, profuse Nasenabsonderung und Hustenanfälle erfolgten. Er versuchte sich zu desensibilisieren, indem er sich 0,00001 g in den Unterarm injizierte. Diese Gabe erwies sich als viel zu stark, da einige Minuten später Urticaria, Schmerz hinter dem Brustbein und Dyspnoe auftraten; darauf schwoll die Zunge an, so daß das Sprechen erschwert wurde und schließlich bekam er einen heftigen asthmatischen Hustenanfall; dabei schwoll der Unterarm allmählich bis zu den Fingern an. Nach einer Dosis von 1 : 1000.000 (entsprechend D 6) war die Reaktion milder und nach einer weiteren von derselben Konzentration sehr milde. Zehn Tage später bekam er von dem Staub nur mäßiges Niesen und Husten mit Beklemmung hinter dem Brustbein. 8 Monate später traten alle früheren Symptome wieder auf. Um sich zu desensibilisieren, injizierte er sich nun 0,000004 g intracutan und bekam wieder dieselben Symptome wie bei dem ersten Versuch, nur in etwas milderer Form. Ein anderer Chemiker litt monatelang an Asthma infolge des im Laboratorium eingeatmeten Giftstaubes, so daß er dort nicht mehr arbeiten konnte.

Solche Erfahrungen widerlegen den Einwand, daß oral verabfolgte Schlangengifte unwirksam seien. Nach den Erfahrungen, die in der Homöopathie mit oraler Anwendung von Schlangengiften in mehr als hundert Jahren gemacht worden sind, bedurfte es freilich dieser Bestätigung nicht. Es mag wohl zutreffen, daß solche Gifte in konzentriertem Zustand nicht durch die intakte Schleimhaut resorbiert werden und harmlos werden, falls ihre Proteine durch die Verdauungsenzyme abgebaut werden. Auch da muß indes damit gerechnet werden, daß sie gelegentlich schon vorher auf kleine Schleimhautwunden treffen oder solche gar selbst erzeugen. Viel leichter können schon die feinsten Teilchen des Giftstaubes in die Lymphräume gelangen und Symptome hervorrufen. Noch günstiger werden die Resorptionsverhältnisse, wenn die Aufteilung und Trennung der einzelnen Bestandteile durch Verreibung mit Milchzucker aufs höchste getrieben ist. Den Enzymforschern ist es ganz geläufig, daß derartige Eiweißstoffe ihre optimale spezifische Wirkung erst in hoher Dispersion entfalten. Die orale Zuführung potenzierter Schlangengifte läßt sich hinsichtlich der Wirksamkeit am ehesten mit Injektionen hochverdünnter Lösungen vergleichen. Wenn es auch für die Schlange natürlich ist, ihr massives Gift in ihre Beute einzuspritzen, so folgt daraus nicht, daß es naturgemäßer sei, auch Potenzen zu injizieren, anstatt sie oral zu geben; jedenfalls ist es nicht nötig.

Parenterale Zufuhr von Schlangengiften ist bei Epilepsie und Carcinom hie und da empfohlen worden, aber da handelte es sich um verhältnismäßig massive Gaben. Wie bei so allgemeiner Indikationsstellung nicht anders zu erwarten, waren Erfolge nur sehr sporadisch, und der Gebrauch scheint in neuerer Zeit so gut wie aufgegeben worden zu sein. In eine andere Richtung gehen neuere Versuche von SANDERS, AKIN und SORET[6]. Sie benutzten Neurotoxoide, durch Wasserstoffsuperoxyd ungiftig gemachte Neurotoxine von Naja- und Crotalus-Arten, um der im Experiment bei Rhesusaffen erzeugten Poliomyelitis Einhalt zu tun. Anscheinend hatte die dem Virus und den Schlangentoxinen gemeinsame Affinität zum Zentralnervensystem den Gedanken nahegelegt. Bemerkenswert an diesen Versuchen ist, daß nur, wenn geringe Mengen des Toxoids angewandt wurden, noch am 5. Tag nach der intracerebralen Injektion des Virus der Fortschritt der Infektion aufgehalten werden konnte.

Wenn gewisse Proteine der Schlangengifte mit dem Beiwort „Toxin" benannt werden, wie Neurotoxin oder Cardiotoxin, so ist damit nicht gesagt, daß sie nicht in der Weise von Enzymen wirken. Sie sind wohl keine Verdauungsenzyme, ihre Hauptfunktion besteht vielmehr darin, die Beute zu lähmen oder zu töten. Im Stoffwechsel des gebissenen Tieres wirken solche „Toxine" als Antienzyme, sie greifen, vielleicht als strukturelle Analoge physiologischer Enzyme dieser Tierart, in lebenswichtige Funktionssysteme ein und desorganisieren sie. Namen wie Neuro-, Cardio- oder Hämotoxine bezeichnen lediglich die Hauptwirkungsrichtung, die einzelnen aus dem Giftkomplex isolierten Fraktionen zukommt; sie vertreten einstweilen bestimmte Begriffe, solange die chemische Konstitution dieser Stoffe und ihr Wirkungsmechanismus nicht genauer bekannt sind.

Mit dem Fortschritt der biochemischen Forschung haben eine Reihe von Enzymen der Schlangengifte schon bestimmtere Begriffe und Bezeichnungen erlangt. Allgemeinbegriffe, wie Proteolysine, Cytolysine oder spezieller Hämolysine oder Neurocytolysine, Koaguline und Antikoaguline, werden mit zunehmender Kenntnis durch bestimmtere ersetzt; die Namen bezeichnen dann die besonderen biochemischen Reaktionen, welche sie katalysieren. Bisher sind die folgenden Enzyme in Schlangengiften festgestellt worden: Proteinasen, welche Proteine zersetzen; eine 5-Nucleotidase, welche speziell Adenosin-5-phosphat dephosphoryliert; eine L-Aminosäureoxydase; Phospholipase A, welche eine ungesättigte Fettsäure von Lecithinen und Kephalinen abspaltet; Hyaluronidase, welche das Polysaccharid Hyaluronsäure hydrolytisch spaltet; eine sehr aktive Cholinesterase, welche Acetylcholin in Cholin und Essigsäure hydrolysiert. Auf die L-Aminosäureoxydase braucht hier nicht näher eingegangen zu werden, weil von diesem Enzym keine toxischen Effekte bekannt sind. Man nimmt an, daß es mit *Riboflavin* zusammenarbeitet, welches in manchen Schlangengiften vorhanden ist und für ihre gelbe Farbe verantwortlich sein soll [7]. Die 5-Nucleotidase desorganisiert wahrscheinlich den Enzymapparat in den Mitochondrien der Zellen und hemmt oder unterbindet dadurch die Zellatmung; dieser Effekt ist festgestellt, die Wirkungsweise ist aber noch hypothetisch. Die Cholinesterase spielt eine wichtige Rolle bei der Wirkung einiger Schlangengifte auf das neuro-muskuläre System. Es ist bemerkenswert, daß die Gifte der Elapiden eine äußerst aktive Cholinesterase enthalten, das Enzym aber bei Viperiden und Crotaliden bisher nicht gefunden worden ist [8]. Das mag die stärkere Neurotropie der Elapidengifte erklären.

Nach den Untersuchungen muß angenommen werden, daß mehr als eine Proteinase in Schlangengiften vorhanden ist. Die wichtigste scheint dem Trypsin ähnlich, aber nicht mit ihm identisch zu sein. Die Zersetzung von Eiweiß durch diese kräftigen Enzyme kann als der erste Schritt in dem Vergiftungsprozeß nach Schlangenbiß angesehen werden. Als Folge dieser „parenteralen Verdauung“ treten an der Bißstelle Schmerz, Schwellung, Blutaustritt und Nekrose auf. Aber nicht alle Schlangengifte rufen örtliche Entzündungen und Nekrose hervor. Bei den Vipern und Crotaliden sind die örtlichen Erscheinungen viel ausgeprägter als bei den Elapiden; indes verursacht auch der Biß von *Naja* etwas Schmerz und Schwellung. Weiterhin greifen die Proteinasen die Globuline und das Fibrinogen des Plasmas an. Von den Globulinen wird anscheinend eine den Blutdruck senkende Substanz, Bradykinin, freigesetzt. Der kollapsartige Zustand mit kaltem Schweiß, der bald nach dem Biß von *Lachesis* oder *Crotalus* aufzutreten pflegt, dürfte mit dieser plötzlichen Senkung des Blutdrucks in Zusammenhang stehen. Die Wirkung einer Proteinase auf Fibrinogen tritt im letzten Stadium des Blutgerinnungsprozesses in Erscheinung, bei der Umwandlung des Fibrinogens in Fibrin. Es handelt sich da um einen proteolytischen Vorgang. Ähnlich wie Thrombin, aktivieren die Proteinasen der Schlangengifte das Fibrinogen, indem sie einen Teil des Moleküls abspalten; dann polymerisieren die

Stücke, in Gegenwart von Calcium-Ionen, mit großer Geschwindigkeit. Anscheinend ist aber die Struktur des Fibringerinnsels nicht dieselbe wie die des durch Thrombin aktivierten. Die meisten, wenn nicht alle Gifte der Viperiden und Crotaliden vermögen diese Art der Blutgerinnung zu befördern. Zuweilen aber scheint die Proteinase so stark auf das Fibrinogen zu wirken, daß dieses zerfällt und kein Fibrin bilden kann; dann ist das Gift ein „Anti-Koagulans". In bezug auf die wirksamen Konzentrationen sind einige Versuchsergebnisse mit dem Gift von *Vipera aspis* interessant[9]. Konzentrationen von 1:1000 bis 1:5000 des Giftes verkürzten die Gerinnungszeit des Plasmas; Konzentrationen von 1:10000 bis 1:50000 beschleunigten die Gerinnung am stärksten, höhere Verdünnungen desselben Giftes verlängerten die Gerinnungszeit wieder und bei zunehmender Verdünnung wurde ein Punkt erreicht, an dem kein Einfluß des Giftes mehr erkennbar war. Das Optimum der Gerinnungsbeschleunigung lag also in diesem Fall in der Größenordnung 10^{-5} bis 10^{-6}. Ähnlich fand J. O. W. BARRATT[10] das Gift von *Echis carinatus,* einer Vipernart, aktiv im Sinne von Thrombin bei einer Verdünnung von 1:640000. Ausgedehntere Versuche über die koagulierende Wirkung von Schlangengiften machten R. G. MACFARLANE und B. BARNETT[11]. Von allen Schlangengiften erwiesen sich ihnen die der Gattung Vipera als die stärksten Koagulantien, und unter diesen wiederum war das Gift der *Vipera Russellii* von höchster Wirksamkeit. Seine koagulierende Wirkung ging nicht ganz verloren, bis eine Verdünnung von 10^{-18} erreicht war; danach muß die Anwesenheit von wenigen Molekülen des Enzyms für die Wirkung genügen. Dieselben Autoren wandten Verdünnungen von 10^{-4} bis 10^{-5} mit gutem Erfolg zur Blutstillung in Fällen von Hämophilie und anderen hämorrhagischen Diathesen an. Der genannte Eingriff in die Blutgerinnung durch Proteinasen ist aber nicht der einzige, der den Schlangengiften eigen ist. Sie wirken auch in einer früheren Phase des Prozesses auf die Bildung von Prothrombin und seine Umwandlung in Thrombin. Das geschieht aber mittels eines anderen Enzyms, wahrscheinlich der Phospholipase A. Darauf wird später eingegangen werden.

Die Hyaluronidasen, die sich in den Schlangengiften ebenso wie in den Giften und Gewebsauszügen von vielen Tieren finden, sind an sich nicht besonders toxisch, aber sie erleichtern das Eindringen anderer toxischer Stoffe in die Gewebe; sie wurden früher als „spreading factor" bezeichnet. Indem sie das Mucopolysaccharid Hyaluronsäure (einen dem Heparin und der Chondroitinschwefelsäure ähnlichen Stoff) spalten, beseitigen sie einen normalen Gewebsschutz. Die Hyaluronidasen haben Antigeneigenschaft. Da die Anti-Vipernsera das Eindringen und die Ausbreitung der Elapidengifte nicht neutralisieren, sind die Hyaluronidasen dieser beiden Gruppen als verschieden anzusehen.

Allem Anschein nach ist die Wirkung der Phospholipasen für die schwersten Vergiftungsfolgen im Organismus verantwortlich. Zuerst wurde das Enzym als Lecithinase A bezeichnet, weil es eine Fettsäure von den Lecithinen A abspaltet; da es aber bei anderen Phosphatiden, wie Kephalinen, die gleiche Wirkung ausübt, wird jetzt der Name Phospholipase A vorgezogen. Zum besseren Verständnis der Enzymwirkung seien hier die Formeln für Lecithine und Kephaline wiedergegeben:

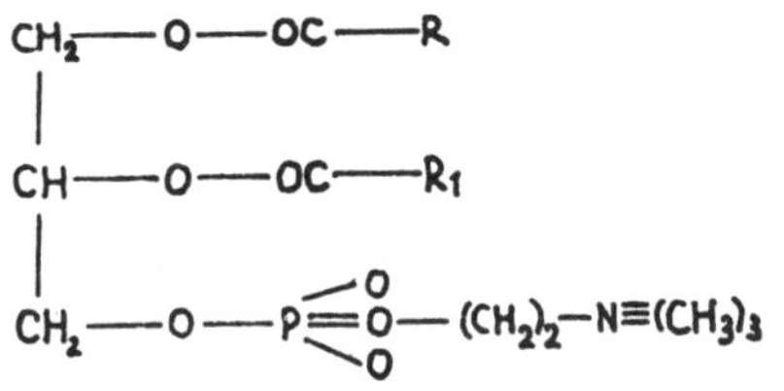

$$
\begin{array}{l}
CH_2 - O - OC - R \\
| \\
CH - O - OC - R_1 \\
| \\
CH_2 - O - P \overset{\nearrow O}{\underset{\searrow O}{\equiv O}} - (CH_2)_2 - N \equiv (CH_3)_3
\end{array}
\qquad
\begin{array}{l}
CH_2 - O - OC - R \\
| \\
CH - O - OC - R_1 \\
| \\
CH_2 - O - P \overset{\nearrow O}{\underset{\searrow O}{\equiv O}} - (CH_2)_2 - NH_2
\end{array}
$$

α—Lecithine 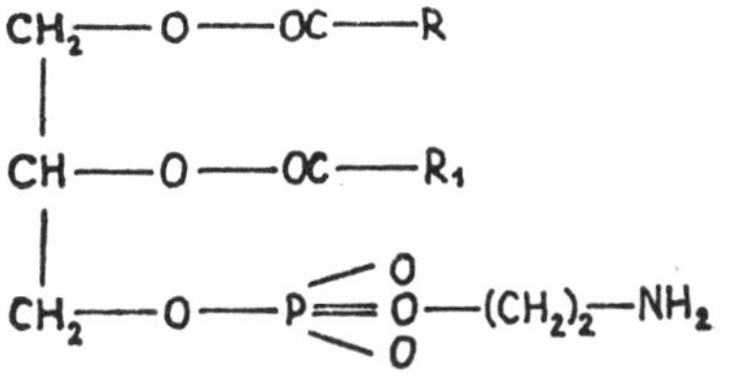 α—Kephaline (Colaminform)

R = gesättigte Fettsäure
R_1 = ungesättigte Fettsäure

Bei beiden sind 2 OH-Gruppen des Glycerins mit Fettsäure verestert, von denen die zweite ungesättigt ist. Die 3. OH-Gruppe ist mit Phosphorsäure verestert und diese wiederum mit Cholin bzw. Colamin. Phospholipase A katalysiert nicht alle Phosphatide, sondern nur die Glycerin-gebundenen Lecithine und Kephaline. Das Enzym spaltet die ungesättigte Fettsäure ab, so daß Lysolecithin bzw. Lysokephalin entsteht. Das bringt offenbar eine erhebliche Störung der selektiven Durchlässigkeit der Zellmembranen mit sich. Es wird behauptet, daß die so entstandenen Lysophosphatide selbst einen starken lytischen Effekt haben, nicht nur auf die roten Blutkörperchen, sondern auch auf andere Zellen. Nach dem gegenwärtigen Stand des Wissens können die Begriffe „Hämolysin“ und „Cytolysin“ hinsichtlich der Schlangengifte durch Phospholipase A ersetzt werden.

Da auch die Leukocyten durch Phospholipase A aufgebrochen werden können, kann es im Laufe der Vergiftung zu Leukopenie und selbst Agranulocytosis kommen. Da der Phosphatidgehalt der Leukocyten im großen und ganzen ihrer Phagocytose-Funktion parallel geht, werden auch einige andere Charakteristica der Crotalidenwirkungen, wie sie uns besonders von *Lachesis* und *Crotalus* bekannt sind, besser verständlich: die schlechte Wundheilungstendenz, der Mangel an „pus bonum“, die nekrotisch-hämorrhagischen Geschwüre.

Ferner ist ein Einfluß von Phospholipase auf die Blutgerinnung in Betracht zu ziehen. Das Kephalin der Blutplättchen ist anscheinend der Träger des Enzyms Thrombokinase, welches die Bildung von Thrombin aus Prothrombin katalysiert. Zerstörung der Thrombokinase würde also die Blutgerinnung verzögern oder verhindern. Die Neigung zu schwer stillbaren Blutungen ist besonders von *Crotalus* bekannt. In der Tat ist im Gift von *Crotalus terrificus terrificus* (Cascavella) ein sehr hoher Gehalt an Phospholipase nachgewiesen worden[12]. Bei Bothrops-Arten hingegen war das Gift arm an Phospholipase; bei ihnen steht die koagulierende Wirkung im Vordergrund. Diese Wirkung schreibt man proteolytischen Enzymen zu, die nicht nur, wie oben erwähnt, Fibrinogen aktivieren, sondern auch die Umwandlung des Prothrombins in Thrombin und dadurch den Gerinnungsprozeß in Gang bringen. Zu letzterem bedarf es nach EAGLE[13] nur äußerst niedriger Konzentrationen von Bothrops-Gift. Das Verhältnis von Proteinasen zu Phospholipasen in den verschiedenen Schlangengiften ist demnach als ein wesentlicher Faktor hinsichtlich ihrer Wirkung auf die Blutgerinnung anzusehen; außerdem muß aber auch in jedem Fall noch die Konzentration des Giftes in Betracht gezogen werden. Diese Unterschiede im Einfluß auf die Blutgerinnung treten bei den Viperiden und Crotaliden stärker hervor als bei den Elapiden.

Neuerdings ist für Schlangengifte (ebenso wie für Bienengift, s. S. 86) die gerinnungshemmende Wirkung ihrer Phospholipasen auf Eidotteremulsion zum Nachweis benutzt worden; dabei wird die Verzögerung der Gerinnung gemessen.

Die Phospholipasen sind ferner, neben der schon erwähnten 5-Nucleotidase, bei der Hemmung von Enzymen des Zitronensäurezyklus beteiligt. Insbesondere wird die Succinodehydrase gehemmt und dadurch eine Stokkung in der Endoxydation herbeigeführt. Eine solche Hemmung von Dehydrasen hat man noch bei Konzentrationen von Schlangengiften in der Größenordnung 10^{-13} bis 10^{-14} beobachtet; bei einer Konzentration von 1 : 1 000 000 (10^{-6}) war die Hemmung vollständig. Der Nachweis wurde geführt, indem man kristallisierte Lecithinase A auf Mitochondrien von Leberzellen wirken ließ, deren hoher Phosphatidumsatz bekannt ist. Dabei konnte die Hemmung der Oxydation der Bernsteinsäure festgestellt werden. Die Dehydrasen des sog. Cyclophorase-Systems haften an den Mitochondrien, an die sie, wie man annimmt, durch Lecithin gebunden sind. Im Hinblick auf die später zu erörternde Bedeutung des Schwefels in Schlangengiften mag hier daran erinnert werden, daß auch die Succinodehydrase eine Thiol-(-SH)Gruppe hat, die für ihre enzymatische Wirkung wesentlich ist.

Schließlich bestehen auch Gründe für die Annahme, daß Phospholipasen als Neurotoxine wirken. In der Neuraxis sowohl wie in den Markscheiden der peripheren Nerven überwiegen die Kephaline gegenüber den Lecithinen; bei der WALLERschen Degeneration peripherer Nerven ist Zerfall der Kephaline das erste Zeichen. Für die Annahme, daß Phosphatasen der Schlangengifte die Kephaline des Nervensystems in Lysokephaline umwandeln, sprechen folgende Befunde: aus dem Gift von *Crotalus terrificus terrificus* (Cascavella) haben SLOTTA und FRAENKEL-CONRAT[14] ein einheitliches Protein in quadratischen, dünnen, tafelförmigen Kristallen gewonnen, welches sie „Crotoxin" nannten. Die neurotoxischen sowohl wie die — bei Crotalusgiften überwiegenden — hämotoxischen Wirkungen standen in dem kristallinischen „Crotoxin" in demselben Verhältnis wie im Rohgift. Es ist bemerkenswert, daß koagulierende Wirkstoffe im Crotoxin fehlten. Auch vom Gift der *Naja naja (tripudians)* konnten SLOTTA und FRAENKEL-CONRAT[15] so gut wie keine koagulierende oder proteolytische Wirkung beobachten; die vorwiegend neurotoxische Wirkung des Naja-Giftes war ja schon lange bekannt. Demnach ist es wahrscheinlich, daß die neurotoxische Wirkung der Schlangengifte z. T. ihren Phospholipasen zuzuschreiben ist. Aber auch die hochaktive Acetylcholinesterase spielt wahrscheinlich eine wichtige Rolle. Für die Unterschiede in der Wirkung der einzelnen Schlangengifte ist jedenfalls das Mengenverhältnis ihrer Proteinasen zu Phospholipasen wesentlich.

Merkwürdigerweise haben SLOTTA und FRAENKEL-CONRAT in ihrem Crotoxin kein *Zink* gefunden, das doch seit 1919 wiederholt in Schlangengiften festgestellt worden ist und als Bestandteil der Neurotoxine angesehen wurde. Im Hinblick auf die Affinität des Zinks zum Nervensystem liegt es nahe, diesem Ko-Katalysator eine Bedeutung für die Neurotropie einer Phospholipase zuzuschreiben. Die als besonders neurotoxisch bekannten Gifte der Elapiden sollten angeblich reich an *Zink* sein; es bleibt abzuwarten, ob das durch weitere Untersuchungen bestätigt wird.

Alle Autoren sind der Ansicht, daß dem *Schwefel* in den Schlangengiften eine wichtige Rolle zukommt, u. zw. insbesondere in aktiven Gruppen der neurotoxischen Wirkstoffe. Hinsichtlich der chemischen Struktur dieser schwefelhaltigen Gruppe waren indes SLOTTA u. a.[15] und MICHEEL u. a.[16] vor etwa 20 Jahren verschiedener Meinung, und die Frage scheint bisher noch nicht geklärt zu sein. SLOTTA behauptete, daß aller *Schwefel* sowohl in seinem „Crotoxin" wie im Neurotoxin von *Naja* in Form einer -S-S-Brücke wie bei Cystin vorläge. MICHEEL dagegen schloß aus seinen eigenen Versuchen mit Naja-Gift, daß der *Schwefel* nicht in einer Cystin-artigen -S-S-Gruppierung und auch nicht in einer Thiolacton- oder Thiazolidin-Gruppe, wie von anderen Autoren angenommen wurde, vorliegen könne. MICHEEL hat aber keine positive Angabe über eine andersartige Gruppierung des *Schwefels* gemacht. In Ermangelung einer besseren Hypothese mag hier die folgende vorgeschlagen werden: Die aktive Gruppe könnte entweder die -S-S-Bindung haben und dem Neurotoxin eine der α-Lipinsäure (einem zyklischen Disulphid einer niederen Fettsäure) analoge Struktur verleihen; oder aber eine Thiazolgruppe, die dem Enzym eine strukturelle Ähnlichkeit mit Thiamin (Vitamin B_1) gäbe. Sowohl die α-Lipinsäure wie Thiamin sind wesentlich bei der Reduktion von Brenztraubensäure zu Essigsäure beteiligt (durch oxydative Decarboxylierung). Hemmung bzw. Unterbindung dieses Vorgangs würde der B_1-Hypovitaminose bzw. -Avitaminose ähnliche Syndrome herbeiführen. Damit würden sich die neurotoxischen und die cardiotoxischen Wirkungen von Schlangengiften auf die gleiche Stoffwechselstörung zurückführen lassen, ähnlich wie bei Beri-Beri. Bei letzterer wird der rechte Vorhof und Ventrikel stärker betroffen als das linke Herz, und es ist ein charakteristisches Zeichen der B_1-Hypovitaminose, daß die Differenz im Sauerstoffgehalt des arteriellen und des venösen Blutes gegenüber der Norm verringert ist. Auch in dieser Beziehung kann die bekannte „Venosität" von *Lachesis* und anderen Schlangengiften als analoge Erscheinung an Hand der vorgeschlagenen Hypothese verstanden werden.

SARKAR[17] hat aus dem Gift von *Naja naja* einen Stoff isoliert, der eine Affinität zum Muskel und namentlich zum Herzmuskel zeigt; er nannte ihn „Cardiotoxin". Dieses *Cardiotoxin* rief bei Katzen, denen es intravenös injiziert war, einen jähen Blutdruckabfall hervor. ANIMA, DEVI und SARKAR[18] beobachteten eine Verstärkung der Systole und der Diastole des Herzens, wenn dieses mit Naja-Gift in Konzentrationen von 1:50000 bis 1:10000 durchspült wurde; bei Konzentrationen von 1:400 bis 1:300 kam es zu Stillstand des Herzens in Systole. Diese Befunde sind im Hinblick auf das wohlbekannte cardiale Syndrom von *Naja* bemerkenswert. Es ist aber noch nicht geklärt, wie sich diese „Cardiotoxin"-Fraktion zu den übrigen toxischen Proteinen verhält, insbesondere ob es sich um eine Phospholipase handelt.

Aus dem Gift der brasilianischen *Cascavella*, Crotalus terrificus terrificus, ist ein weiteres Protein isoliert und wegen seiner basischen Eigenschaft als *„Crotamin"* bezeichnet worden. Andere Crotalus-Arten sollen angeblich diese Fraktion nicht enthalten. Wenn sich das bestätigt, würde man einen größeren Unterschied zwischen *Crotalus horridus* und *Cascavella* zu machen haben, als es bisher geschieht. Als charakteristische Wirkung des *Crotamins* wird eine Lähmung der hinteren Extremitäten bei Mäusen angegeben. Da das *Crotamin* durch Elektrophorese vom Crotoxin getrennt worden ist, mögen die beiden neurotropen Polypeptide im natürlichen Komplex wohl eine Einheit bilden.

Damit ist unser Wissen nach dem jetzigen Stand der biochemischen Untersuchungen der verschiedenen Schlangengifte umrissen. Offenbar sind die relativen Mengenverhältnisse der Enzyme bzw. Toxine in dem Giftkomplex einer Schlangenart bestimmend dafür, welche Wirkungsrichtung bevorzugt zur Geltung kommt. Unverkennbar sind die gemeinsamen Züge in der Wirkung der verschiedenen Schlangengifte auf den menschlichen Organismus. Aber nicht weniger deutlich sind die Unterschiede zwischen den Proteroglyphen (Elapiden und Hydrophiden) einerseits und den Solenoglyphen (Viperidae und Crotalidae) andererseits. Bei den Elapiden herrscht die neuro-muskuläre und cardiale Wirkungsrichtung vor, die entzündlichen, nekrotischen, hämorrhagischen Erscheinungen und die Störungen der Blutgerinnung treten bei ihnen zurück; die letzteren stehen bei den Viperiden und Crotaliden aber im Vordergrund. Für die Entfaltung der Syndrome muß auch der Zeitfaktor berücksichtigt werden. *Naja* z. B. hat wohl auch hämolytische Wirkungen, aber sie werden überholt durch die Wirkungen auf Nervenzentren und Herz. Bei näherem Zusehen findet man toxikologische Unterschiede nicht nur bei Gattungen derselben Familie, sondern auch bei Arten derselben Gattung. Da erhebt sich die Forderung, für jede Art die unterscheidenden Merkmale in Symptomen und Modalitäten festzustellen, wie dies durch systematische Arzneiprüfungen geschieht; ihre Ergebnisse bedürfen dann der Sichtung und dabei kommt der Bestätigung durch die Erfahrung eine entscheidende Bedeutung zu. Diese Hinweise auf das „Simile" in einem individuellen Krankheitsfall müssen so bestimmt wie möglich herausgearbeitet werden; sie sollen eine Unterscheidung zwischen Arzneimitteln nicht nur von verschiedenen Arten von Schlangen ermöglichen, sondern auch von Arzneimitteln anderer Herkunft, welche die einen oder anderen Merkmale mit Schlangengiften gemeinsam haben. Denn das Symptomenbild eines Kranken lenkt ja die Wahl des nach den Symptomen passenden Mittels nicht auf Schlangengifte allgemein hin, sondern man wird etwa zwischen *Lachesis* und *Arsenicum album* oder zwischen *Naja* und *Spigelia* zu entscheiden haben.

Lachesis

Es war ein glücklicher Griff C. Herings [4], daß er für seine Versuche mit Schlangengiften zuerst gerade den meistgefürchteten „Buschmeister" der süd- und zentralamerikanischen Tropen aussuchte. Dieses sehr aggressive Ungeheuer ragt in der hochspezialisierten Familie der Crotaliden durch seine Körperlänge, bis zu 3,60 m, und die Länge seiner Fangzähne hervor. Nach den meist tödlichen Folgen des Bisses zu urteilen, muß das Gift der *Lachesis* eine Reihe von sehr starken Enzymen enthalten; die proteolytischen, koagulierenden und zellauflösenden scheinen aber gegenüber den neurotoxischen zu überwiegen.

Der jähe Stichschmerz kann sich von der Bißstelle entlang dem betroffenen Glied zum Rumpf erstrecken und sehr heftig und gar unerträglich werden. Die Umgebung der Wunde wird ödematös und durch Blutaustritte verfärbt und kann mit Bläschen bedeckt sein; dann kann es zu Nekrose und selbst Gangrän kommen. Auffallend ist oft eine dunkle Sickerblutung. Das Fehlen von Eiterabsonderung weist auf ein Darniederliegen der Abwehrreaktion im Gewebe hin. Das Gift verbreitet sich so schnell, daß fast sogleich Allgemeinerscheinungen folgen: Äußerste Hinfälligkeit, kalter Schweiß, ein beschleunigter, schwacher Puls, Dyspnoe, Übelkeit, Erbrechen und zuweilen Durchfall, wiederholter Kollaps und schließlich Tod.

Eine so rapide und unaufhaltsame Folge der Ereignisse kann aber nur die allgemeinen Wirkungsrichtungen des Giftes andeuten; dem betroffenen Organismus bleibt wenig Zeit und Gelegenheit zu Abwehrreaktionen und ihrer Entfaltung in Symptomen. Es ist die Aufgabe des „einschleichenden" Verfahrens, des Versuchs mit geeigneten Zubereitungen und Dosen des Giftes, die eigenartigen und unterscheidenden Züge in das Wirkungsbild einzufügen. Gegen die Arzneiprüfung HERINGS und seiner 17 Mitprüfer kann nun der Einwand erhoben werden, daß der größte Teil der etwa 1500 registrierten Symptome aus Versuchen mit der 30. Potenz stammt; eine Reihe von Symptomen, u. zw. sehr bestimmte, wurden von HERING indes bei der Verreibung der 1. und 2. Potenz des Giftes beobachtet. Es sind zwar später auch einige Versuche mit der 6. Potenz gemacht worden[19], aber diese haben außer einer Bestätigung der Halsentzündungssymptome nichts Bemerkenswertes ergeben. Die Auslese der für *Lachesis* kennzeichnenden Symptome und Modalitäten ist der Erfahrung bei der ausgedehnten Anwendung des Mittels zu danken.

Schon die groben Zeichen in der Umgebung der Eintrittspforte des Giftes geben einige Anhaltspunkte. Wunden und Geschwüre sind gekennzeichnet durch ihre mangelhafte Heilungstendenz, es kommt nicht zu merklicher leukocytärer Reaktion, zu „guter" Eiterung, und die geschädigten Gewebsteile setzen sich nicht scharf von der gesunden Umgebung ab, die Ränder sind verfärbt, blau-rot. Bei Lachesis-Fällen sind die entzündeten Partien der Haut oder Schleimhaut vielfach dunkelblau oder purpurn und durch mäßiges Ödem geschwollen. Dünne, übelriechende Absonderung zeigt die Tendenz zu Nekrose oder gar Gangrän an. Geschwüre sind sehr empfindlich gegen Berührung, die oft erheblichen Schmerzen werden durch Wärme gebessert. (Das ist eine Ausnahme; die meisten Beschwerden sind schlimmer von Wärme, namentlich die vasomotorischen von Sonnenbestrahlung und bei warmem Wetter; die angegebene Verschlimmerung durch warme Bäder geht nicht aus den Prüfungen hervor und ist anscheinend aus Fallbeobachtungen abgeleitet.) Die genannten entzündlichen Symptome und Modalitäten findet man nicht selten bei chronischen Ulcera cruris, und in Anbetracht der Tendenz von *Lachesis* zu Thrombosen liegt dann die Wahl dieses Mittels nahe; gute Erfolge haben die Wahl oft als richtig erwiesen. Auch bei Fällen von Thrombophlebitis hat sich *Lachesis* oft bewährt; ebenso gute, wenn nicht bessere Erfolge sind dabei auch von *Crotalus* gesehen worden. Bei Embolien in Arterien verdient *Lachesis* in erster Linie in Betracht gezogen zu werden. Dafür war mir ein Fall besonders eindrucksvoll: Der Patient erlitt zuerst eine Embolie in einen Ast der Arteria abdominalis, war kollabiert und kalt, erholte sich unter *Lachesis* D 12 allmählich in einigen Tagen; später erfolgte eine Embolie in die Arteria femoralis, das Bein war vom Knie abwärts weiß und kalt und der Allgemeinzustand so schlecht, daß von einer Amputation abgesehen werden mußte. Wiederum erholte sich der Kranke unter *Lachesis* vollständig, so daß er wieder arbeitsfähig wurde. Man sollte annehmen, daß auch bei Coronarthrombose *Lachesis* ein Hauptmittel sei. Bei frischem Herzinfarkt habe ich aber von anderen Mitteln (besonders *Veratrum* D 3) einen besseren Eindruck gehabt.

Ein bevorzugter Ort von Entzündungen, die durch ihr Aussehen und die Begleiterscheinungen, durch ihre septisch-nekrotische Tendenz auf *Lachesis* hinweisen, ist die Halsschleimhaut, namentlich der Tonsillen. Merkmale sind eine dunkel blaurote Verfärbung und ein widerlicher Mundgeruch; dadurch unterscheidet sich das Bild von dem für *Apis* mit seinem akuten, blaßroten Ödem. Schluckbeschwerden sind natürlich in allen Fällen vorhanden, Erstickungsgefühl ist bei *Apis* noch stärker ausgeprägt. Für *Lachesis* ist ein Zusammenschnürungsgefühl im Halse und in der Speiseröhre besonders kennzeichnend, auch bei nicht entzündlichen Zuständen. Solche Spasmen der glatten Muskeln schon auf leichte Reize hin finden sich zwar auch bei vielen anderen Tiergiften, aber besonders betont bei *Lachesis*. Dazu kommt als guter Hinweis eine große Empfindlichkeit gegen oberflächliche Berührung, nicht so sehr gegen festen Druck. Vielleicht ist damit eine weitere Eigentümlichkeit in Verbindung zu bringen: Schlucken von Flüssigkeit ist schwieriger als das von festen Speisen. Die Halsbeschwerden werden durch warme Getränke verschlimmert.

Die Symptome, die für *Lachesis* bei septischen Infektionen mit adynamischem Fiebertypus beschrieben werden, sind durchweg klinischen Fällen entlehnt. Sie sind nicht besonders kennzeichnend für *Lachesis*, sondern eher für den Infektionstypus, für die „faulen“ Fieber der vor-bakteriologischen Ära. Das Syndrom ist denn auch in fast gleicher Weise für eine Reihe von anderen Fiebermitteln geschildert: Die Zunge ist trocken, glänzend rot, an der Spitze rissig, in schwereren Fällen ist sie in der Mitte schwarz, an der Spitze rot, geschwollen, „schwer“ und steif, wird nur mit Schwierigkeit vorgestreckt, zittert und bleibt an den Zähnen haften. Alle Ausscheidungen, insbesondere die Stühle, sind übelriechend. Haut und Skleren weisen durch gelbliche Verfärbung auf die hämolytische Komponente im Schlangengift hin, und darauf darf man es auch zurückführen, wenn Blutungen dunkel, dünnflüssig, sickernd sind, wenn auf der Haut Blutaustritte in Form von Ekchymosen, Purpura oder Petechien auftreten. Wechsel von Kälteschauern mit trockener Hitze kennzeichnet den Fiebertypus, Haut und Mund sind trocken; wenn aber Schweiß eintritt, wird es als große Erleichterung empfunden. Dies ist ein Beispiel für die bei *Lachesis* allgemein geltende Modalität: Besserung der Beschwerden, wenn Absonderungen einsetzen; sie hat sich als wertvoller praktischer Hinweis bewährt, zumal Besserung beim Einsetzen der Menses. Diese Modalität kommt zwar auch einigen anderen Arzneimitteln zu, aber nicht so betont wie *Lachesis*.

Die gleichen Tendenzen, die sich schon in der verhältnismäßig groben Zell- und Gewebeschädigung, in der Art der Entzündung und des Fiebers bei der Giftwirkung geltend machen, finden sich bei den subtileren, nur mehr von der funktionellen Seite zu erfassenden Wirkungen auf das Gefäßsystem und seine Regulierung wieder; dasselbe Thema scheint gewissermaßen in eine höhere Lage transponiert. Was wir im Lachesis-Bild als „Venosität" zusammenfassen, mag das Resultat mehrerer, im einzelnen nicht mehr nachweisbarer Veränderungen an Zellen und Geweben sein, wie mangelhafte Sauerstoffkapazität von Erythrocyten, unvollkommene Endoxydation in anderen Zellen, Schädigung der Muskulatur des rechten Vorhofs und Ventrikels oder der Intima der Gefäße, welche die Thrombenbildung begünstigt. Die venöse Stauung und stärkere Durchtränkung der Gewebe kann dann an konstitutionell schwachen oder zeitweise besonders beanspruchten Stellen in Erscheinung treten. BOMAN-BEHRAM[20] hat 3 erfolgreich mit *Lachesis* behandelte Fälle angeführt, bei denen 10 Tage vor jeder Menstruation eine zunehmende Anschwellung um die Hüft- und Oberschenkelgegend auftrat, die mit Einsetzen der Menses wieder zurückging; es handelte sich offenbar um interzellulare Ödeme. Die auf venöser Stauung beruhenden Beschwerden sind in der Ruhe schlimmer, werden durch Bewegung gebessert.

Wie andere Schlangengifte hat auch *Lachesis* eine akute Wirkung auf Herz und Gefäße, die sich in Blutdrucksenkung und Kollapsneigung äußert, Neigung zu Ohnmacht von plötzlichem Wechsel der Lage, Blässe des Gesichts, einiger Übelkeit und Präcordialschmerz. Dieses Syndrom hat oft zur Anwendung bei Angina pectoris Anlaß gegeben. In eigener Erfahrung war *Lachesis* aber nur bei Pseudo-Angina hilfreich. Schwindel mit blassem Gesicht soll angeblich beim Gehen im Freien schlimmer sein; das steht im Gegensatz zu der Besserung der Beschwerden in frischer Luft, die für *Lachesis* bei mehr chronischen vasomotorischen Zuständen, namentlich kongestiven Kopfschmerzen und Wallungen im Klimakterium, ein vielfach bewährter Hinweis ist, allerdings auch anderen Mitteln, wie *Sepia* und *Pulsatilla,* ebensogut zukommt. In solchen Fällen ist eine Verschlimmerung in der Sonne, überhaupt von strahlender Wärme, eine Modalität, die zugunsten von *Lachesis* entscheidet. Da Kopfschmerzen bei *Lachesis* oft als Hitze und Pulsieren auf dem Scheitel auftreten, ähnlich wie bei *Glonoin,* für das die gleiche Verschlimmerung durch Sonne kennzeichnend ist, so müssen auch gegenüber diesem weitere Unterscheidungsmerkmale für *Lachesis* herangezogen werden. Der schon beim Lachesis-Fieber erwähnte Wechsel von Frostschauder und Hitze kommt bei den vasomotorischen Störungen in der milderen Form von abwechselndem Frösteln und Hitzeüberlaufen namentlich im klimakterischen Syndrom zum Ausdruck. Auch andere Symptome der vasomotorischen Labilität sind für *Lachesis* angeführt, wie Herzklopfen, Pulsationen, Beklemmung in der Herzgegend mit ängstlicher Unruhe; aber sie sind zu unbestimmt, als daß sie eine Unterscheidung von anderen Mitteln gestatten würden. Schwindel ist angeblich schlimmer beim Schließen der Augen. Jedoch ist das bezeichnender für *Theridion* als für *Lachesis.* Bezeichnender sind Symptome gesteigerter Reflexerregbarkeit der glatten Muskulatur, die bei *Lachesis* mit den vasomotorischen einhergehen: das Gefühl von Zusammenschnüren namentlich am Hals und am Kehlkopf, zuweilen mit Erstickungsgefühl.

In funktionellem Zusammenhang mit der Tendenz zu Muskelspasmen muß die erhöhte sensible Empfindlichkeit der Haut und Schleimhäute gesehen werden. Die durch Reiz von der Halsschleimhaut ausgelöste Zusammenschnürung wurde schon erwähnt. In den Prüfungen zeigte sich die Halsgegend auch gegen Berührung und Druck sehr empfindlich: „Hals und Nacken sind so empfindlich gegen den geringsten äußeren Druck, daß alles am Hals ihn belästigt, keine Lage ihm recht ist; wenn abends beim Liegen etwas an den Hals oder Kehlkopf trifft, so will es ihn ersticken und schmerzt stärker; kann nichts Festes an der Kehle vertragen; sie muß den Hals immer frei haben, kann das Bettzeug nicht daran vertragen; Hals empfindlich gegen die antreffende Wäsche; wenn der Hals gedrückt wird, auch nur wenig, ist es doch, als sollten die Augen aus dem Kopf springen." Diese Symptome, das „Gefühl von einem zu festen Kragen", „kann nichts Festes um den Hals vertragen", „die leiseste Berührung am Hals belästigt", haben sich als gute Hinweise auf *Lachesis* bewährt; sie kommen allerdings auch bei anderen Schlangengiften vor. Ähnliche Angaben von Beengung, Empfindlichkeit gegen Druck und Berührung betreffen die Magen- und Hypochondriengegend: „Kleider belästigen um die Hypochondrien; muß die Kleider besonders um den Magen sehr locker tragen, selbst im Bett die Nachtjacke losbinden und lüften, um Beklemmung zu verhüten, selbst den Arm darf sie nicht über den Leib legen, des Druckes wegen." Schließlich wird die Empfindlichkeit gegen Berührung und Verschlimmerung vom Druck der Kleider auch für die Uterus- und Ovargegend angeführt, da allerdings weniger auf Grund der Prüfungen, sondern aus Beobachtungen an Kranken abgeleitet; bei den mannigfachen prämenstruellen Beschwerden, deren wichtigste Modalität „Besserung beim Einsetzen der Menses" schon erwähnt wurde; ferner bei Entzündung und Cystenbildung des linken Eierstocks. Es ist seltsam, daß das linke Ovarium dem Einfluß von *Lachesis* stärker unterliegen soll als das rechte, aber es hat sich bisher auch in eigener Erfahrung bestätigt (gegenüber *Apis,* dem bei Cysten des rechten Ovars bevorzugten Mittel).

Seit Hering ist die vorwiegend linksseitige Wirkung von *Lachesis* immer wieder betont worden. Hering selbst hat sich auf Grund der Prüfungsergebnisse allerdings darüber nur vorläufig und vermutungsweise geäußert: „*Lachesis* wirkt mehr auf die linke Seite, besonders deutlich und wichtig ist dies bei apoplektischen Lähmungen; auch die Halsschmerzen, Ausschläge und Gliederschmerzen sind überwiegend links; jedoch sind Heilungen letzterer auf rechter Seite da, nicht aber halbseitiger Lähmungen rechts." Wenn nun die Erfahrungen, auch die eigenen, diese „Linksseitigkeit" von *Lachesis* zu bestätigen scheinen, so kann der Einwand erhoben werden, daß die Auswahl der Fälle von vornherein einseitig war und daß daher nicht genügend „rechts-negative" Resultate den „links-positiven" gegenüberstanden. Diesen Einwand kann ich hinsichtlich der Beziehung zum linken Ovarium nicht entkräften. Bei Halsentzündungen habe ich keinen Unterschied der Wirkung auf die eine oder andere Seite feststellen können, kann auch nicht die Angabe bestätigen, für die übrigens die Prüfungen auch gar keinen Anhalt geben, daß die Entzündung links beginne und nach rechts wandere. Dagegen scheint die neuro-muskuläre Schwäche der linken Seite nach den bisherigen Erfahrungen als unterstützender Hinweis auf *Lachesis* bewährt zu sein. Die Prüfungen enthalten nur wenige Angaben in dieser Richtung, wie z. B. „Wie gelähmt, kann die Füße nicht biegen, die Hände nicht schließen, zuweilen auch nur an der linken Seite." Hering war in seiner Vermutung, daß *Lachesis* vorwiegend links wirke, offenbar bestärkt durch einige von ihm angeführte Erfolge bei linksseitiger Hemiplegie. Da es sich um frische Insulte handelte, mag man Zweifel hegen, ob die Rückbildung der Lähmung der Lachesis-Gabe zuzuschreiben war. Das gilt ebenso für die eigenen Beobachtungen von „Erfolgen" in solchen Fällen. Im Hinblick auf seine Thrombose-Tendenz wird man trotzdem *Lachesis* als eines der ersten Mittel bei Hemiplegien in Betracht ziehen, wenn ein thrombotisch-embolischer Ursprung zu vermuten ist. Ein Unterschied in der Wirkung bei links- oder rechtsseitiger Lähmung ist dem Verfasser aber nicht aufgefallen.

Es hieße die Verwobenheit und gegenseitige Abhängigkeit der organismischen Vorgänge verkennen, wenn man eine scharfe Trennung zwischen den Wirkungen auf das Gefäßsystem und denen auf das Nervensystem vornehmen wollte. Im Nacheinander der Erörterung der Wirkungsäußerungen ist es indes zweckmäßig, stufenweise von den gröberen Zeichen zu den subtileren Symptomen vorzuschreiten, auf die differenziertesten, psychischen hin. Je zahlreicher und verwickelter die Funktionskreise werden, um so weniger läßt sich der Ursprung eines aus ihrer Störung hervorgehenden Symptomes lokalisieren, d. i. sagen, an welcher von vielen möglichen Stellen der erste störende Eingriff erfolgt sein mag.

Wenn bei *Lachesis* viele Symptome beim Übergang vom Wachen zum Schlafen und vom Schlafen zum Wachen auftreten oder verschlimmert werden, so sind wohl sicher autonome Zentren des Hirnstammes in die Wirkung einbezogen; aber man wird daraus, daß die Symptome zum großen Teil vasomotorischer Art sind, nicht ohne weiteres schließen dürfen, daß die vasomotorischen Kontrollzentren primär von der Wirkung betroffen werden. Nicht die Einschlafstörungen an sich, sondern die besonderen Symptome dabei sind kennnzeichnend für *Lachesis.* Das plötzliche Aufschrecken beim Übergang in den Schlafzustand mag einmal mit dem charakteristischen Einschnürungsgefühl am Halse und Erstickungsgefühl verbunden sein, ein anderes Mal mit Beklemmung in der Herzgegend und beschleunigtem, schwachem, unregelmäßigem Puls. In manchen Fällen mag Anoxämie und ein beginnender Herzmuskelschaden dahinter stecken, aber da hat sich das Symptom „Aufschrecken aus dem Schlaf mit Erstickungsgefühl" öfter und besser als Hinweis auf *Digitalis* als auf *Lachesis* bewährt. Bezeichnender für *Lachesis* und durch die Prüfungen und Beobachtungen an Kranken gut gestützt ist die Verschlimmerung der meisten Beschwerden beim Erwachen aus dem Schlaf, „der Patient schläft sich in die Verschlimmerung hinein", wie man es auszudrücken pflegt. Dieselbe Modalität kommt nun zwar auch anderen Schlangengiften und auch *Apis* und *Bufo* zu, aber bei keinem Mittel ist sie so ausgeprägt und erprobt befunden wie bei *Lachesis.*

Die Anwendung von *Lachesis* bei Epilepsie scheint in neuerer Zeit, vielleicht zu Unrecht, aufgegeben zu sein, obwohl schon von HERING und GROSS [4] einige gute Erfolge berichtet worden sind. Nach dem Biß der *Lachesis* werden allerdings keine Krämpfe beobachtet, auch in den Prüfungen findet sich kein Anhalt in dieser Richtung; wohl aber eine Reihe von epileptoiden

Zügen: anfallsweiser Schwindel, zum Fallen, mit Vergehen des Gesichts, Schwanken, anwandelnde Bewußtlosigkeit; Versagen des Gedächtnisses, die ihm eben gesagten Worte sind wie weggewischt, macht Irrtümer beim Schreiben, ungewöhnliche Verwirrung in der Zeit. In einigen Fällen von „petit mal" schien mir die Besserung auf das verordnete *Lachesis* zurückzuführen zu sein. Wenn die oft zitierte, aber durch Beobachtungen kaum beglaubigte Modalität „Verschlimmerung oder Wiederkehr der Beschwerden im Frühling" überhaupt eine Bedeutung hat, so könnte sie sich am ehesten auf cerebrale Krampfzustände beziehen und mit der erwähnten Verschlimmerung durch Sonnenbestrahlung in Verbindung gebracht werden. Man beobachtet eine solche Verschlimmerung oder Wiederkehr der Anfälle im Frühling auch bei Hirnverletzten. Vor nicht langer Zeit wurden Injektionen von Schlangengiften bei Epilepsie in Amerika empfohlen. Es ist nicht zu verwundern, daß bei so unbestimmter Indikationsstellung nur hie und da Erfolge gesehen wurden, und man wegen der Unsicherheit der Ergebnisse die Versuche wieder aufgegeben hat. Aber auch bei der homöopathischen Behandlung der Epilepsie und ihrer Äquivalente fehlt es noch sehr an Kenntnissen der Merkmale, die ein Mittel von einem anderen unterscheiden lassen und zu größerer Bestimmtheit und Zuverlässigkeit der Arzneiwahl führen können. Es ist durchaus möglich, daß bei näherer Kenntnis andere Schlangengifte, namentlich die von Elapiden, sich als wertvoller erweisen werden als *Lachesis*.

Schließlich muß das menschliche Vergleichsbild von *Lachesis* noch in die subtile Sphäre der psychischen Funktionen verfolgt werden; denn psychische Symptome, sofern sie einem Arzneimittel als charakteristisch zuerkannt werden können, sind die wertvollsten Hinweise auf die Person des Kranken und gestatten, über die Zupassung des Mittels auf einen Krankheitstypus hinauszugehen. Es ist aber nicht leicht, aus der Vielfalt der psychischen Symptome, wie sie sich in den Prüfungen gewöhnlich finden, die charakteristischen herauszufinden. Auch in den Prüfungsberichten von *Lachesis* ist eine Fülle von alltäglichen, nichtssagenden Stimmungsschwankungen verzeichnet. Von diesen heben sich aber einige Selbstbeobachtungen, die HERING bei der Verreibung des Lachesis-Giftes machte, ab, und gerade diese sind es, die sich in der Erfahrung als charakteristisch erwiesen haben: eine besondere Redseligkeit, ein an Ideenflucht grenzender Gedankenzudrang, „will Geschichten erzählen, kommt aber stets aus einer in die andere", erhöhte Tätigkeit der Phantasie, „es drängen sich ihm in ungewöhnlicher Fülle Szenen und Begebenheiten auf", eine Art Ekstase. Wenn eine solche submanische Redseligkeit des Patienten die Aufmerksamkeit unmittelbar auf *Lachesis* lenkt, so darf das doch nicht zu dem Kurzschluß verleiten, allen geschwätzigen Patienten *Lachesis* zu verordnen, als ob es sich darum handelte, die Geschwätzigkeit zu kurieren! Auch ein ganz anderes psychisches Leitsymptom stammt aus der Beobachtung HERINGS bei der Verreibung des Lachesis-Giftes, es heißt da: „Mißtrauisch und argdenklich; gegen Abend ganz ungewöhnliche, fast wahnsinnige Eifersucht, ebenso töricht als unbezwinglich." Auch diese paranoiden Symptome haben sich in der Erfahrung oft als Hinweise auf *Lachesis* bewährt; aber wiederum: weder sind sie in allen für *Lachesis* geeigneten Fällen zu finden, noch darf man *Lachesis* als das Mittel für Eifersucht hinstellen. Leitsymptome werden für die Arzneidiagnose gebraucht, die Arznei wird aber nicht gegen Symptome angewandt.

Skizze:

Lachesis

Lachesis muta, Buschmeister
Reptilia: Ophidia: Solenoglyphodonta: Crotalidae

Entzündungen und Geschwüre an Haut und Schleimhäuten:
dunkelblau oder purpurn verfärbt; Wunden und Geschwüre mit blau-roten Rändern; sehr berührungsempfindlich (Ulcus cruris); nekrotisch-gangränöse Tendenz; schlechte Demarkation.
Mangelhafte Leukocytenreaktion (Leukopenie, Agranulocytosis).

Adynamische Fieber:
Wechsel von Frostschauder und trockener Hitze,
trockene Zunge und Haut; Erleichterung durch Schweißausbruch;
übelriechende Absonderungen, zersetzte, fötide Stühle.
Gelbliche Haut und Skleren (hämatogen); Ekchymosen, Purpura, Petechien.
Dünnflüssige, dunkle Blutungen.

Thrombosen und Embolien (Thrombophlebitis; Embolien auch in Arterien)

Venosität, partielle Anoxämie und Stauung; dabei Verschlimmerung in der Ruhe, Besserung von Bewegung.
Besserung beim Einsetzen von Absonderungen und Blutungen, z. B. der Menses.

Krampfartige Beklemmung in der Präcordialgegend, mit stark beschleunigtem, auch unregelmäßigem, schwachem Puls.

Spasmen und Hyperästhesie:
Starkes Beengungsgefühl, besonders am Hals; Zusammenschnüren mit Erstickungsgefühl, Berührung und Kleiderdruck verschlimmern;
Schlucken von Flüssigkeit schwieriger als das von fester Nahrung.
Beengung, Empfindlichkeit gegen Berührung und Kleiderdruck auch in Hypochondrien und Unterleib.

Vasomotorische Störungen:
Neigung zu Ohnmacht bei plötzlichem Lagewechsel; Frostschauder wechseln mit Hitzewallungen; kalte Glieder bei heißem Kopf.

Hitze und Druck besonders auf dem Scheitel, schlimmer von Sonne, dabei oft blasses Gesicht.
Kopfschmerzen und Wallungen besser in frischer Luft; Schwindel, schlimmer von Schließen der Augen, mit blassem Gesicht.
Plötzliches Aufschrecken beim Einschlafen, mit Erstickungsgefühl.
Verschlimmerung aller Beschwerden nach Schlaf, „schläft sich in die Verschlimmerung hinein".
Neuro-muskulär: Schwäche der linken Seite;
Schwindel mit Schwanken, anwandelnde Bewußtlosigkeit, Versagen des Gedächtnisses, verliert den Zusammenhang beim Reden, macht Fehler beim Schreiben, mangelhafter Zeitsinn (Epileptoide Zustände).
(Wiederkehr oder Verschlimmerung von Anfällen im Frühling?)
Psychisch: Submanische Redseligkeit bis zu Ideenflucht; erhöhte Phantasie bis zu einer Art Ekstase.
Paranoid: Eifersucht, Argwohn.

Modalitäten und Leitsymptome:
Verschlimmerung nach Schlaf.
Verschlimmerung von strahlender Wärme, Halsbeschwerden von warmen Getränken; Geschwürsschmerzen aber besser von örtlicher Wärmeanwendung. Vasomotorische Störungen besser in frischer Luft.
Beschwerden von venöser Stauung schlimmer in der Ruhe, besser von Bewegung.
Besserung der Beschwerden beim Einsetzen von Absonderungen und Blutungen, insbesondere Menses.
Große Empfindlichkeit gegen Berührung, die Spasmen verstärkt; besonders am Hals, auch an Hypochondrien und Unterleib; kann dort nichts Festes, nicht einmal die Berührung der Kleider vertragen.
Linke Seite vorwiegend betroffen.

Dosierung: D 12, 2mal tgl., D 30 und C 30 in längeren Abständen.

Crotalus

Von der Gattung *Crotalus* sind 2 Arten durch Prüfungen in den Arzneischatz eingeführt worden: *Crotalus horridus,* die nordamerikanische Klapperschlange durch HERING[4] und *Crotalus Cascavella,* jetzt *Crotalus terrificus terrificus* benannt, die südamerikanische Cascabel, durch MURE[21]. Die Versuche von HAYWARD[22] sind wahrscheinlich auch mit *Crotalus horridus* angestellt. Eine dritte zentralamerikanische Art, *Crotalus durissus terrificus,* die von den Eingeborenen auch als Cascabel bezeichnet wird, kann als ungeprüft hier außer Betracht bleiben.

Wie schon erwähnt, ist die Fraktion „Crotamin", die aus dem Gift von *Crotalus Cascavella* isoliert worden ist, im Gift von *Crotalus horridus* nicht gefunden worden. Bei den vielen Bißvergiftungen, die in der Literatur berichtet sind, ist nicht immer klar, welche Art von Klapperschlange verantwortlich war; aber die meisten stammen aus Nordamerika und beziehen sich daher wohl auf *Crotalus horridus.* Ein sicherer Fall von Crotalus-Cascavella-Biß ist der an mehreren Stellen (u. a. von HEMPEL[21]) beschriebene: Ein 50jähriger Leprakranker ließ sich, in der Hoffnung von seinem Leiden befreit zu werden, von der Cascabel in die Hand beißen; er starb innerhalb 24 Stunden. Wenn man den Bericht über den Verlauf mit denen von Crotalus-horridus-Biß vergleicht, so scheinen die örtlichen, nekrotischen Effekte und die Blutungen weniger, dagegen die zentralen Nervenwirkungen, Bewegungsstörungen, Torpor und Erschwerung der Atmung, stärker ausgeprägt zu sein als bei *Crotalus horridus.* Die stärkere neurotrope Wirkung von *Crotalus Cascavella* findet vielleicht ihre Erklärung durch die Anwesenheit des Crotamins in ihrem Gift. Bei *Crotalus horridus* ist es auffallend, daß trotz der alarmierenden Anfangserscheinungen Wiederherstellung häufig vorkommt. Ob das der üblichen Anwendung großer Mengen von Whisky zugeschrieben werden darf, bleibe dahingestellt.

Die Erscheinungen nach dem Biß von *Crotalus horridus* lassen die hauptsächlichen Wirkungsrichtungen erkennen: auf die Wände der Blut- und Lymphgefäße, auf Blutzellen und auf die Blutgerinnung. Von der Bißstelle breitet sich schnell starkes Ödem aus, und alsbald folgt Blutung in die Gewebe; die Sugillationen bieten das ganze Farbenspektrum von schwärzlich, purpurn, blau zu gelb dar. Ikterische Verfärbung der Haut und Skleren rührt wohl von der massenhaften Zerstörung roter Blutkörperchen her. Blutung kann aus irgendeiner Körperöffnung erfolgen, selbst aus den Ohren und Augen ist sie beobachtet worden. Das Blut ist dunkel und bleibt flüssig, die Blutgerinnung ist gehemmt; ob das in der Fibrinogen-Fibrin- oder in der Prothrombin-Thrombinphase erfolgt, oder in beiden, kann noch nicht gesagt werden. Unter anderen Bedingungen, namentlich in niederer Konzentration und in wandgeschädigten Gefäßen, können dieselben Proteolysine aber auch gerinnungsfördernd und thrombosierend wirken.

Die sofortige Schädigung der Kapillarwände wurde durch HAYWARD[22] demonstriert: Er impfte sich das Crotalus-Gift, in Glycerin gelöst, in eine skarifizierte Hautstelle und sofort begann das Blut reichlich zu fließen. Solche Impfungen waren schon früher [1854] bei sehr vielen Personen als Schutz gegen Gelbfieber von HUMBOLDT und MANZINI angewandt worden, weil die hämorrhagischen Erscheinungen, „Kaffeesatz"-Erbrechen, schwarze, stinkende Stühle und Gelbsucht eine Ähnlichkeit zwischen der Giftwirkung und Gelbfieber anzeigten. Es erübrigt sich, über den Wert eines solchen prophylaktischen Verfahrens, das höchstens noch historisches Interesse hat, zu sprechen. Aber die Beobachtungen der Folgen dieser Impfungen vermögen manche Lücken zwischen Bißvergiftungen und Arzneiprüfungen von *Crotalus* auszufüllen. So bestätigt z. B. der Selbstversuch HAYWARDS das in der HERINGschen Prüfung mehrfach betonte „starke Verlangen nach Stimulantien, namentlich Wein", ferner die plötzlichen Anfälle von Schwindel, Kopfkongestion und Kopfschmerz (bei HAYWARD übrigens über dem linken Auge), häufige absurde Fehler beim Schreiben, ungewöhnliche Trägheit. Bei den Massenimpfungen traten nacheinander auf: sogleich kurzer Schwindel, zuweilen ein länger anhaltendes nervöses Zittern, Änderungen der Pulsfrequenz und fiebrige Hitze, Kopfschmerz, Appetitmangel, Durst, rotes Gesicht, Injektion der Conjunctivae und Tränenträufeln, Schwellung, Schmerz, Rötung und später Bluten des Zahnfleisches, Ödem des Gesichts, Zusammenschnürungsgefühl im Hals, zuerst ohne Veränderung an der Schleimhaut, später Angina tonsillaris, in allen Fällen Schluckbeschwerden und mehr oder weniger belegte Zunge, häufig Gelbsucht, der in der Rekonvaleszenz Hautjucken und Hautausschläge verschiedener Art folgten.

Ein Hauptzug im Wirkungsbild von *Crotalus horridus* ist die Tendenz zu Blutungen, sowohl nach außen, wie in die Gewebe. Auch in der MUREschen Prüfung von *Crotalus Cascavella* sind Nasenbluten und blutiger Auswurf aus dem Mund vermerkt. Aber praktisch hat nur *Crotalus horridus* größere Bedeutung bei hämorrhagischen Diathesen erlangt, und es unterscheidet sich in dieser Hinsicht am meisten von der sonst so nahe verwandten *Lachesis*. Am häufigsten kommt *Crotalus* bei hämorrhagischer Diathese, z. B. Purpurea haemorrhagica, oder bei hämophilen Blutergüssen in engere Wahl mit *Phosphor*. Besonders empfohlen wird *Crotalus* bei intraocularen Blutungen. Auch hat man gute, wenn auch nur palliative Erfolge gesehen bei blutendem Zungenkrebs und bei „Kaffeesatz"-Erbrechen und schwarzen, dünnen, fötiden Stühlen von Magenkrebs. Neigung zu Blutungen und (hämatogenem) Ikterus läßt auch bei remittierenden, adynamischen Fieberzuständen *Crotalus* den Vorzug vor *Lachesis* geben; fiebrige Erscheinungen sind nur nach Biß und Impfung für *Crotalus* beschrieben. Die Fauces sind auch bei *Crotalus* ein Vorzugssitz der septischen Entzündung, doch hat dabei *Lachesis* die größere Erfahrung für sich. Dasselbe gilt für Geschwüre mit unheilsamen Granulationen und verfärbten Rändern; dagegen hat *Crotalus* mehr Anwendung gefunden bei Karbunkeln mit blau-schwarzer und gelber Verfärbung.

Bei thrombotischen Prozessen ist *Crotalus* wohl zu Unrecht gegenüber *Lachesis* zurückgesetzt worden. Das mag darin seinen Grund haben, daß die stärkere Blutungstendenz durch mangelhafte Gerinnung im Gegensatz zur Thrombenbildung zu stehen schien. Das ist aber nicht so; denn es hängt von den Bedingungen ab, ob das Crotalus-Gift die Gerinnung hemmt oder fördert; nicht nur von der Konzentration des Giftes, sondern auch von dem Milieu, in dem es zur Wirkung kommt. Bei Thrombophlebitis wird zuerst die Intima der Vene geschädigt und agglutinierende Blutplättchen lagern sich in die aufgerauhte Oberfläche ein. Die Thrombosierung auf diesem Boden ist von der Blutgerinnung bei der Heilung offener Wunden verschieden. Nun sind allerdings keine deutlichen Zeichen von Thrombophlebitis in den Berichten von Biß, Impfungen und Prüfungen von *Crotalus* zu finden; höchstens könnten erbsengroße, harte Knötchen an den Waden und tiefsitzende Schmerzen in den Oberschenkeln beim Sitzen und Gehen, die HAYWARD an sich selbst nach Impfung mit dem Gift beobachtete, sowie Krampfschmerzen in den Unterschenkeln aus der HERINGschen Prüfung in diese Richtung weisen. Aber nach dem, was von den Bestandteilen des Crotalus-Giftes und ihren Gefäß- und Blutwirkungen bekannt ist, scheint *Crotalus* mindestens ebensosehr wie irgendein anderes Schlangengift geeignet, in den zu Thrombophlebitis führenden Prozeß einzugreifen. Die von O. E. MANASSE[23] aus einer größeren Erfahrung angeführten Beispiele zeigen, daß *Crotalus* bei Thrombophlebitis nicht minder nützlich ist als *Lachesis*. Als Hinweis können gelten: tiefsitzende Krampfschmerzen in den Beinen, schlimmer von Strecken, die das Stehen fast unmöglich machen.

Symptome, die sich auf das Herz und seine Gefäße beziehen lassen, sind bei *Crotalus* spärlich und uncharakteristisch; therapeutische Folgerungen sind daraus nicht gezogen worden. Schwächeanfälle mit Zittern, Schwindel, schwachem Puls, zittrigem Gefühl am Herzen sind bei der akuten Wirkung mit der Blutdrucksenkung verbunden. Die vasomotorischen Symptome sind denen von *Lachesis* so ähnlich, daß nur einige Unterschiede erwähnt zu werden brauchen. Kongestion zum Kopf bei kalten Extremitäten kommt bei *Crotalus* ebenso wie bei *Lachesis* vor, aber der Wechsel von Frostschauder und Hitzewallungen ist bei *Crotalus* nicht vermerkt; bei klimakterischen Beschwerden hat es auch keineswegs die Bedeutung von *Lachesis* erlangt. Die Kopfschmerzen sind bei *Crotalus* oft heftig, meist in der Stirn und einseitig, und da sie auch mit Übelkeit und seltener mit Erbrechen verbunden sein können, käme eine Anwendung bei Migräne in Betracht; viel Erfahrung scheint darüber aber nicht vorzuliegen. Die Behauptung, die seit HERING ständig wiederholt wird, daß *Crotalus* im Gegensatz zu *Lachesis* vorzugsweise auf die rechte Körperseite wirke, ist weder durch die Prüfungen gestützt, noch durch die Erfahrung bestätigt. Wie bei *Lachesis* sind auch bei *Crotalus* die Kopfschmerzen besser in frischer Luft, aber eine Verschlimmerung durch Sonne oder strahlende Wärme überhaupt ist für *Crotalus* nicht angegeben.

Eine Verschlimmerung der Beschwerden nach Schlafen ist zwar auch bei *Crotalus* vermerkt, aber nicht so betont wie bei *Lachesis.* In der Prüfung von *Crotalus* heißt es auch einmal „Kopfschmerz, obgleich kurz vor dem Einschlafen noch sehr schlimm, war des morgens nach einem guten Nachtschlafe verschwunden." Einschlafstörungen wie bei *Lachesis* sind bei *Crotalus* nicht beobachtet. Angaben über ungewöhnliche Tagesschläfrigkeit sind vereinzelt.

Das Gefühl von Zusammenschnürung am Halse ist auch für *Crotalus* wiederholt beschrieben. Dagegen ist ein Zusammenhang der Muskelspasmen mit gesteigerter Empfindlichkeit gegen Berührung nicht deutlich; nur ein Prüfer notierte, daß der Kehlkopf bei Berührung schmerzhaft war. Die Schluckbeschwerden werden weniger durch Flüssigkeiten ausgelöst als durch feste Speisen, also umgekehrt wie bei *Lachesis.* Fester Druck am Halse oder um die Hypochondrien wird, ähnlich wie bei *Lachesis,* schlecht vertragen.

Crotalus scheint bei epileptoiden Zuständen nie in Betracht gezogen worden zu sein; eine direkte Wirkung auf das Zentralnervensystem ist auch unwahrscheinlich. Symptome wie Schwindel, geistige Gehemmtheit bis zu leichter Verwirrung, Verlieren des Zusammenhangs im Gespräch, Vergeßlichkeit, Verschreiben, sind von einigen Prüfern beschrieben. Sie hängen wahrscheinlich mit Kongestion der Hirngefäße zusammen. Blutüberfüllung namentlich der Pia mater wurde bei der Obduktion in mehreren tödlichen Fällen nach Klapperschlangenbiß gefunden.

Kennzeichnende Gemütssymptome haben sich bei *Crotalus* bislang nicht herausgestellt; denn Niedergeschlagenheit, Beängstigung und Todesfurcht nach dem Biß können wohl nicht als solche angesehen werden, und die einmaligen Angaben in den Prüfungen von Rührseligkeit und Ekstase haben keine weitere Bestätigung gefunden.

Bei manchen Fällen von Schlangenbiß, insbesondere von *Crotalus* und *Vipera,* hat man das periodische Wiedererscheinen von Symptomen an der Bißstelle über mehrere Jahre beobachtet. Die alten Berichte, daß dies alljährlich zur Zeit des Unfalls geschehe, braucht man freilich nicht so genau zu nehmen. In einem gut beschriebenen Fall von Klapperschlangenbiß [24] traten die Zeichen örtlicher Entzündung mit Bläschenbildung regelmäßig alle 3 Monate über mindestens 6 Jahre lang auf. Dieses und andere Beispiele von chronischen Folgeerscheinungen nach der Wiederherstellung von der akuten Vergiftung sprechen dafür, daß das Gift eine lange anhaltende Nachwirkung mit periodischem Wiederaufflackern haben kann. Wahrscheinlich beruht die Angabe „alte Wunden und Geschwüre öffnen sich wieder" auf solchen Beobachtungen, aber es sind keine Krankengeschichten bekannt geworden, die den Wert dieses Hinweises bekunden. Die ebenso wie für *Lachesis* auch für *Crotalus* angeführte „Verschlimmerung der Beschwerden im Frühling" stammt von einer vereinzelten Krankenbeobachtung HERINGS und hat, soweit ersichtlich, keine Nachfolge gefunden. Manche Autoren geben die Version „Verschlimmerung von feucht-warmem Wetter", aber dafür ist weder in den Prüfungen, noch in Krankengeschichten eine Unterlage zu finden.

In der Prüfung von *Crotalus Cascavella* durch MURE[21] nehmen Schilderungen von offenbar hysterischen Zuständen bei einer Prüferin einen breiten Raum ein. Dadurch ist die ganze Arzneiprüfung MURES fragwürdig und von den meisten Autoren als unzuverlässig beiseite gesetzt worden. Eine männliche Versuchsperson berichtete nur wenige Symptome, von denen vielleicht die lanzinierenden Schmerzen und heftige Krämpfe in der Ferse genannt zu werden verdienen. Die Versuche wurden mit einer Verreibung des Giftes in Milchzucker angestellt, deren Konzentration aber nicht angegeben ist. Eine Reihe von Symptomen stimmen mit denen von *Crotalus horridus* überein, so die schon erwähnten Blutungen, ferner das Zusammenschnürungsgefühl am Halse (mehrfach angegeben), Schluckbeschwerden, Gefühl von einem Band um den Leib, der sehr berührungsempfindlich ist. Solche Symptome dürften wohl „echt" sein. Wenn aber *Crotalus Cascavella* eine Sonderstellung neben *Crotalus horridus* zuerkannt werden sollte, so müßte sich seine stärkere Neurotropie durch Symptome kennzeichnen lassen; denn diese ist durch die Bißfolgen bezeugt: Muskellähmungen, Gangstörungen, Sehstörungen bis zu Blindheit und schließlich Tod durch Lähmung des Atemzentrums; die konvulsiven Erscheinungen kurz vor dem Ende sind wohl nicht als direkte Nervenwirkungen aufzufassen. Die Prüfungsergebnisse sind in dieser Hinsicht aber nicht sehr bestimmt: viel Neuralgien, Schwäche und Krampf in den Armen, muskuläre Erschöpfung und Zittern aller Glieder, hinkender Gang von Verkürzungsgefühl in einem Bein, Sehstörung „wie von einem blauen blendenden Licht" und länger anhaltende Beeinträchtigung des Hörvermögens. *Crotalus Cascavella* ist bisher so wenig gebraucht worden, daß sich aus diesen Symptomen noch keine sicheren Unterscheidungsmerkmale herausgestellt haben.

Skizze:

Crotalus

Crotalus horridus, nordamerikanische Klapperschlange
Crotalus terrificus terrificus (Cascavella), südamerikanische Klapperschlange

Reptilia: Ophidia: Solenoglyphodonta: Crotalidae

Ähnlich Lachesis, doch sind Blutungen und mangelhafte Blutgerinnung stärker ausgeprägt.

Blutungen und mangelhafte Blutgerinnung:
Blutungen aus allen Körperöffnungen und in die Gewebe;
Blut dunkel, bleibt flüssig.
(Hämorrhagische Diathesen: Purpura haemorrhagica, hämophile Ergüsse)
(Intraoculare Blutungen. Blutungen von Zungen- und Magencarcinomen)
Gelbe bis schwärzliche Hautsugillationen.

Nekrotisch-septische Prozesse:
Karbunkel und Phlegmonen mit blauschwarzem Rand.

Adynamische remittierende Fieber, mit hämatogenem Ikterus.

Thrombophlebitis:
Tiefsitzende Krampfschmerzen in den Beinen, schlimmer von Strecken, Stehen fast unmöglich.

Beengungsgefühl am Hals und Abdomen:
kann nichts Festes um Hals und Hypochondrien ertragen;
Schluckbeschwerden mehr von Festem, weniger von Flüssigkeiten.

Modalitäten:
Schlimmer morgens beim Erwachen
Besser in frischer Luft
Periodisches Wiedererscheinen von Beschwerden?
Verschlimmerung bei Einsetzen von warmem Wetter?
Verlangen nach Stimulantien, insbesondere Wein (bisher nur als Prüfungssymptom).

Dosierung: Eigene Erfahrung fast nur mit D 12, von anderen auch höhere Potenzen empfohlen.

Bothrops lanceolatus

Die Gattung *Bothrops* ist durch etwa 40 Arten im tropischen Amerika vertreten. Der Name *Bothrops lanceolatus* bezieht sich auf die „Fer-de-lance“, die auf der Insel Martinique häufig ist. Ob sich diese Art von *Bothrops atrox* unterscheidet, ist zweifelhaft. Prüfungen sind mit diesem Schlangengift nicht gemacht worden. Der seltene Gebrauch des Mittels kann sich daher nur auf die Symptome von Bißvergiftungen stützen. Eine größere Zahl von Fällen ist nach einer Abhandlung von Rufz über diese Schlange auf der Insel Martinique durch Ozanam[25] zusammengestellt.

Die äußerst heftige Wirkung des Bothrops-Giftes betrifft vornehmlich das Blut und die Blutgefäße. Die ersten Stadien nach dem Biß sind denen nach Crotalus-horridus-Biß sehr ähnlich, nur jäher und intensiver. Unter heftigen

Schmerzen breitet sich das sogleich entstehende Ödem rapide aus, dann folgt serös-blutige Infiltration des Unterhautzellgewebes mit Ekchymosen und Blutungen. Auch die Schleimhäute schwellen manchmal an und bluten; die Halsschleimhaut ist trocken und rissig, und es besteht heftiger Durst. Völlige Erschöpfung kann dann zum Tode führen. Bei weniger akutem, nichtletalem Verlauf kommt es zu Eiterung, Nekrose, Gangrän, Abstoßung von Gewebsteilen bis auf den Knochen, so daß grobe Verstümmelung zurückbleiben kann. Im allgemeinen sind die Folgen schwerer als von Crotalus-Bissen. Das mag mit dem höheren Gehalt des Bothrops-Giftes an koagulierendem Enzym, seiner stärkeren Tendenz zu thrombotisch-embolischen Prozessen, zusammenhängen.

Die nach Bothrops-Biß beschriebenen Lähmungen sind offenbar solchen thrombotischen oder embolischen Vorgängen zuzuschreiben, z. B. eine Halbseitenlähmung rechts mit motorischer Aphasie. Ob auch direkte Wirkungen auf die Neuraxis vorkommen, ist zweifelhaft; nach Tierversuchen zu urteilen, hat *Bothrops* weniger Neurotropie als *Crotalus Cascavella.* Nach Bothrops-Biß ist eine sofortige Blindheit beobachtet worden, die in manchen Fällen länger anhielt, insbesondere auch eine Blindheit nur während des Tages; für erstere wird man Embolie oder Blutung in die Fovea centralis retinae als Ursache annehmen dürfen, während in den anderen Fällen vielleicht periphere Stellen der Netzhaut betroffen waren. Danach käme *Bothrops* bei intraocularen Blutungen ebensosehr in Betracht wie *Crotalus;* jedoch liegen darüber bisher keine Erfahrungen vor. Es sind nach Bothrops-Biß auch Lähmungen eines Armes oder eines Beines beobachtet worden. Es muß dahingestellt bleiben, ob auch da Embolien vorlagen oder Neurone direkt betroffen waren.

Da keine Prüfungen von *Bothrops* gemacht worden sind, kann eine Anwendung einstweilen nur auf Grund der groben pathologischen Zeichen stattfinden. Ich habe *Bothrops* D 12 in einigen Fällen von hartnäckiger motorischer Aphasie nach Schlaganfall versucht, bei denen sich die übrigen Lähmungen fast ganz zurückgebildet hatten. Ob die geringen Besserungen, die noch erreicht wurden, dem Mittel zuzuschreiben waren, kann indes nicht gesagt werden. Weitere Erfahrungen sind abzuwarten, möglichst nach vorangegangener Prüfung von *Bothrops* an gesunden Menschen.

Cenchris contortrix

(Ancistrodon mokeson)

Agkistrodon (oder Ancistrodon) ist eine andere Gattung der Crotaliden. Die in die Homöopathie unter dem Namen *Cenchris contortrix* eingeführte

Art ist Agkistrodon mokeson, eine Mocassinschlange, die in den zentralen und östlichen Gebieten von USA vorkommt. Dort heißt sie „copperhead", und da diese Schlange als besonders heimtückisch gilt, ist „copperhead" ein Schmähwort für Personen dieses Charakterzuges geworden.

Die Folgen des Bisses von *Cenchris* lassen sich nach den vorliegenden Beschreibungen kaum von denen anderer Crotaliden unterscheiden. Jäher Abfall des Blutdruckes, äußerste Hinfälligkeit und Kollaps stehen im Vordergrunde des Vergiftungsbildes. Nach den Untersuchungen ist das Gift in hohem Grade proteolytisch; es verzögert oder unterbindet die Blutgerinnung, ist, zum mindesten in stärkeren Konzentrationen, hämolytisch und ruft Blutungen hervor.

Eine Prüfung von *Cenchris* findet sich bei KENT[[26]]. 5 Versuchspersonen, 3 weibliche und 2 männliche, nahmen daran teil. Der Wert der langen Symptomenliste erscheint aber sehr fragwürdig. Wenn 1 einzige Gabe der 6., 30. oder 10M Potenz verabreicht und dann 3 Wochen lang alle Selbstbeobachtungen notiert wurden, so erscheint es verlorene Liebesmühe, nach dem einen oder anderen Weizenkorn in der Masse der Spreu zu suchen. Vielleicht wird man die Angabe 1 Prüferin der 6. Potenz, daß enge Kleidung um die Taille unerträglich war, als verläßlich ansehen dürfen. Aber da eine ganze Anzahl von Symptomen genau so lauten, wie sie von *Lachesis* wiedergegeben zu werden pflegen, kann man sich des Verdachtes nicht erwehren, daß die Prüfer mit dem Lachesis-Bild vertraut waren und wußten, daß sie ein Schlangengift zu prüfen hatten. Zuverlässige Unterscheidungsmerkmale gegenüber *Lachesis* sind dieser „Prüfung" nicht zu entnehmen. *Cenchris* ist auch zu selten gebraucht worden, als daß sich aus Beobachtungen an Kranken leitende Symptome und Modalitäten hätten gewinnen lassen.

Toxicophis

Toxicophis pugnax ist eine andere amerikanische Mocassinart. Eine Prüfung des Giftes liegt nicht vor und über die anscheinend sehr seltene Anwendung sind in der Literatur keine Berichte zu finden. Bemerkenswert ist, was über die Nachhaltigkeit der Wirkungen nach Toxicophis-Bissen in 2 Fällen von STOCKBRIDGE[[27]] berichtet worden ist: Bei einem Manne, der im Alter von 10 Jahren ins Bein gebissen worden war und alsbald Schmerzen, rapide Schwellungen bis zur Hüfte hinauf, sowie Fieber bekommen hatte, wiederholten sich alljährlich zur selben Zeit heftige Schmerzen, aber ohne Schwellung. Mehrere Jahre beschränkten sich die einige Tage anhaltenden Schmerzen auf das Knie des gebissenen Beines, in späteren Jahren waren sie nicht mehr im Knie, sondern es wurde die Hüfte und später die Schulter von den Schmerzanfällen ergriffen; das ging über 18 Jahre, aber die Heftigkeit der Anfälle ließ von Jahr zu Jahr nach. Von einem zweiten Falle heißt es, daß die Symptome, aber ohne Schwellung, alljährlich mit nachlassender Intensität wiederkehrten. Wie schon gesagt, liegen ähnliche Angaben auch von Vipern- und Crotalus-Bißfolgen vor.

Vipera

Die Gattung *Vipera* gehört zur Familie der Viperinae, der Ottern Europas, Afrikas und Asiens, die sich von den amerikanischen Crotaliden, den „Grubenottern", durch das Fehlen der Eindellung unterhalb der Augen, der „Gruben", äußerlich unterscheiden. Viperinae und Crotalidae gehören beide der Unterordnung Solenoglyphodonta an, die früher als „Viperidae" bezeichnet wurde. Von der Gattung Vipera kommen für uns drei Arten in Betracht: in erster Linie die Kreuzotter, *Vipera berus,* dann die ihr ähnliche südländische *Vipera aspis* oder *Vipera Redii* und schließlich die indische Daboia, *Vipera Russellii.* Das Gift der letzteren hat nach den Untersuchungen[11] die stärkste koagulierende Wirkung und ist deshalb von LE HUNTE COOPER zum homöopathischen Gebrauch empfohlen worden. Prüfungen sind aber mit keiner der drei Arten gemacht worden. Dagegen liegt eine sehr große Zahl von Berichten über die Folgen des Bisses dieser Vipern vor. Die groben Vergiftungserscheinungen sind aber denen von den Crotaliden zu ähnlich, als daß daraus allein bestimmt werden könnte, wann *Vipera, Crotalus* oder *Lachesis* vorzuziehen ist. Dafür liegen bisher nur einzelne, aus Beobachtungen an Kranken stammende Hinweise vor.

Nach den Untersuchungen überwiegen proteolytische Enzyme in den Viperngiften und das kommt auch in den Zeichen und Symptomen nach Vipern-Biß zum Ausdruck. Die Blutgerinnung wird durch das Gift stark gestört. Die Fibringerinnsel haben aber nicht dieselbe Struktur und Konsistenz wie bei normaler Blutgerinnung; es ist schon den älteren Beobachtern wie Viaud GRAND-MARAIS[28] aufgefallen, daß das Fibrin abnorm war. Die koagulierende Wirkung tritt mehr unter experimentellen Bedingungen hervor. In Vergiftungsberichten ist mehrfach mangelhafte Blutgerinnung betont. Wie bei den Crotaliden besteht auch bei den Vipern eine große Neigung zu Blutungen in die Gewebe, Blutungen nach außen werden seltener gefunden; vielleicht weil die nach Vipera-Biß oft enormen Schwellungen eine Kompression ausüben. Allem Anschein nach liegt den Blutungen eine Schädigung der Gefäßwände, namentlich der Venen, zugrunde. Die gelbliche Färbung der Haut und Skleren in manchen Fällen erklärt sich wohl aus der Aufsaugung größerer Blutergüsse in die Gewebe; für eine hämolytische Wirkung liegt kein Anhalt vor, ebensowenig für eine Leberschädigung. In einigen Fällen von Vipern-Biß ist auch von Lähmung eines oder mehrerer Glieder berichtet; nach der Schilderung handelte es sich aber wohl nicht um eine echte Nervenlähmung, sondern um mangelnde Bewegungsfähigkeit des von der akuten Entzündung betroffenen Gliedes oder um eine zurückbleibende Schwäche darin. Wenn aber doch eine direkte Nervenwirkung vorkommt, so tritt sie jedenfalls gegenüber der hämotoxischen sehr zurück.

Nach der Art des Vipern-Giftes sind vom Biß rapide und heftige örtliche Gewebsreaktionen zu erwarten. An der enormen und schnell sich ausbreitenden Schwellung ist oft die besondere Härte aufgefallen, so daß Fingerdruck kaum eine Eindellung hervorzubringen vermochte; an so geschwollenen Teilen wurde auch Anästhesie festgestellt. Die Schwellung kann aber auch sehr schmerzhaft bei Berührung sein. Rote oder blaurote Streifen folgen dem Lauf der geschwollenen Hautvenen. Eine pralle blaurote Schwellung ist mit Schmerz wie zum Bersten verbunden. Gelegentlich bilden sich Bläschen über den geschwollenen Gebieten. Ausgedehnte Ekchymosen und Purpura haemorrhagica kommen öfters vor. Die Allgemeinerscheinungen sind ähnlich wie bei den anderen hämotoxischen Schlangengiften: Abfall des Blutdrucks, extreme Hinfälligkeit, Ohnmacht, beschleunigter, fadenförmiger Puls, Übelkeit, Erbrechen, manchmal blutiger und unwillkürlicher Stuhlabgang, Kollaps und in tödlichen Fällen Übergang in Koma. Albuminurie und Hämaturie können durch Protein- und Wasserverarmung der Körperflüssigkeit ebenfalls zu der völligen Erschöpfung beitragen.

Da keine Prüfungen von einer Vipera-Art vorliegen, ist die Wahl des Mittels auf einige bei Kranken beobachtete Kennzeichen angewiesen. Eines hat sich besonders bewährt: Unerträgliche Schmerzen in den Extremitäten beim Herabhängen, als ob sie bersten wollten. In den von mir beobachteten Fällen, in denen *Vipera berus* D 12 hilfreich war, schwoll das Bein beim Herabhängen sofort an und nahm eine purpurne Farbe an, in horizontaler Lage und beim Gehen ließen die Schmerzen und die Verfärbung alsbald nach. Einer der Patienten, bei denen dieses venöse Syndrom und seine Besserung durch *Vipera* besonders ausgeprägt war, war cin Diabetiker.

Mehrfach ist als Folge von Vipern-Biß chronische Kachexie beobachtet worden. Einigen von LENZ bei HERING [4] angeführten Krankengeschichten zufolge können auch die lokalen Gewebsveränderungen chronische Folgen hinterlassen; da heißt es z. B.: „Nach Biß in den Fuß Geschwulst, Schmerz schnell bis zum Leibe empor, Umsinken und langsame Herstellung. Im 19. Lebensjahre gebissen, war bis zum 40. das Bein immer krank, zeigte bald gelbe, bald blaue, bald große rote Flecken und schmerzte.“ Eine Reihe von Beobachtungen über chronische Folgen vom Biß der *Vipera aspis* hat Viaud GRAND-MARAIS [28] veröffentlicht; er betont die Periodizität in der Wiederkehr der örtlichen und der allgemeinen Symptome, alljährlich um die Zeit des erfolgten Bisses bzw. beim Einsetzen von heißem Wetter. An dem gebissenen Gliede erschienen Schmerzen, Schwellung und livide Flecken, die Haut wurde gelblich, in einem Fall wurde das Zahnfleisch schwammig; das allgemeine Krankheitsgefühl äußerte sich in körperlicher und geistiger Erschöpfung, Somnolenz, Frostigkeit, Übelkeit und Verdauungsstörungen. Es heißt da ferner: „In vielen Fällen zeigt sich nach 18 Monaten bis zu 2 Jahren eine deutliche Tendenz zu Schlaganfall; der Tod erfolgt durch cerebrale Kongestion oder Blutung." Es ist wohl möglich, daß die Vergiftung eine Neigung zu Embolien hinterläßt. Wenn sich das durch weitere Beobachtungen bestätigt, so lassen sich auch die Periodizität und die Exacerbationen bei Einsetzen von heißem Wetter verstehen. Für die Anwendung von *Vipera* bei chronischen Leiden wäre damit ein Fingerzeig gegeben. Weitere und bestimmtere Hinweise wird man von systematischen Prüfungen erwarten dürfen.

Naja

Die Brillenschlange, die indische Kobra, *Naja naja (tripudians)*, ist in der Arzneimittellehre der Hauptvertreter der zu den Proteroglyphodonten gehörigen Familie Elapidae. Da Unfälle von Kobra-Biß alljährlich in die Tausende gehen, liegen sehr viele, mehr oder weniger genaue und zuverlässige Berichte über die Vergiftungserscheinungen und ihren Verlauf vor. Der in jüngster Zeit gewonnene Einblick in die Bestandteile des Kobra-Giftes kommt dem Verständnis der Wirkungen zustatten.

Es ist seit langem bekannt, daß das Naja-Gift mittels einer stark neurotoxischen Komponente auf die autonomen Zentren des verlängerten Markes wirkt. Unsicher ist, ob sich ein hämolytischer Bestandteil von diesem neurotoxischen abtrennen läßt. Bei der neuro-muskulären Wirkung spielt die in Elapiden-Giften nachgewiesene hochaktive Acetylcholinesterase wahrscheinlich auch eine wichtige Rolle, insbesondere auch bei dem als „curariform" beschriebenen Effekt auf die Atmungsmuskulatur. Das neuerdings aus dem Naja-Gift isolierte Cardiotoxin vermag ein besseres Verständnis für die im homöopathischen Gebrauch von *Naja* hervorragende Affinität zum Herzen anzubahnen; in dem Hauptsyndrom kommt ein Versagen des Herzens zusammen mit dem der Atmung zum Ausdruck.

Der Biß der Kobra verursacht in manchen Fällen einen scharfen Schmerz. Das Ausmaß der Schwellung ist von Fall zu Fall verschieden. Es werden auch bunte Flecken von Hautblutungen, nekrotische Geschwüre und sogar Gangrän berichtet; jedoch sind solche örtlichen Zeichen einer proteolytischen Wirkung bei *Naja* seltener und weniger ausgeprägt als bei Crotaliden und Viperiden. Eine eigenartige Taubheit des gebissenen Gliedes deutet auf eine frühzeitige Mitbeteiligung der sensiblen Nerven hin. Im Experiment wurde eine langsam einsetzende, aber nachhaltige analgetische Wirkung auf corticale Zentren festgestellt. Das war der Anlaß, die für andere Linderungsmittel nicht mehr zugänglichen Schmerzen, namentlich bei Krebskranken, mit Injektionen von verdünntem Kobra-Gift zu behandeln; trotzdem außer der Schmerzbeseitigung auch gelegentliche Besserungen im Krankheitsverlauf gesehen wurden, hat sich das Verfahren nicht durchgesetzt. Nach dem Biß der Kobra tritt sehr bald große Mattigkeit ein, oft auch Benommenheit und Verwirrung, zuweilen anfallsweises Vergehen der Sinne und zunehmender Verlust des Bewußtseins bis zu regelrechtem Koma; in anderen Fällen bleibt aber das Bewußtsein bis zum Ende erhalten. Motorische Lähmungen greifen in wechselndem Ausmaß bald im medullären, bald im bulbären Innervationsgebiet um sich. Eine lähmungsartige Schwäche mag zunächst in den Beinen auftreten, die aufrechte Haltung unmöglich machen und zum Hinlegen nötigen; eine aufsteigende Lähmung mag auch die oberen Extremitäten befallen. Das bulbäre Lähmungssyndrom kann sich in Ptosis der Augenlider, in zunehmenden Schluck- und Sprechstörungen äußern; die Atmung wird mühsam und die Dyspnoe kann durch Lähmung der Zungen- und Kehlkopfmuskeln noch bedrohlicher werden. Wahrscheinlich spielt auch die Unterbrechung der Erregungsleitung an den Nervenendigungen im Zwerchfell und in der übrigen Atemmuskulatur eine wichtige Rolle. In späteren Stadien kann die Kontrolle der Sphinkteren verlorengehen, Kieferklemme oder allgemeine Krämpfe können die zunehmende Lähmung des Atemzentrums begleiten. Der Tod wird letztlich durch Atemlähmung herbeigeführt. Das Herz ist im Laufe der Bißvergiftung wohl stets in Mitleidenschaft gezogen; die Herztätigkeit ist beschleunigt, auch arrhythmisch und von ungleicher Stärke, der Puls kann fadenförmig werden.

Prüfungen von *Naja* sind schon vor mehr als hundert Jahren von Stokes und Russell[29] gemacht worden. Die Ergebnisse sind sehr ungleichmäßig bei den 13 Versuchspersonen; bei den zumeist angewandten Dilutionen (von der 1. bis zur 6. Potenz) dürftig; dagegen bei den 2 Versuchspersonen, von denen der eine die 1. und der andere die 2. Verreibungspotenz prüfte, viel bestimmter. Dilution mit Alkohol ist für niedere Potenzen von Schlangengiften, wie für die meisten Tierstoffe, eine ungeeignete Zubereitung. Hering hat bei seinen Versuchen diesen Fehler vermieden. Die wenigen Versuche mit der 1. und 2. Verreibung haben zwar die Hauptrichtung auf die Brustorgane, Herz und Atmung, herausgebracht, aber wenig genauere, gerade für *Naja* geltende Symptome und Modalitäten geliefert. Daher kommt es wohl, daß *Naja* verhältnismäßig selten gebraucht worden ist. Eine gründliche Nachprüfung mit geeigneten Präparaten ist vonnöten.

Am besten bezeugt und als therapeutische Hinweise bewährt sind die Symptome der Herzmuskelschwäche. Die beschleunigte, arrhythmische, ungleichmäßige und schließlich schwache Herztätigkeit wurde schon bei der Bißvergiftung erwähnt. Die Prüfungen mit niederen Verreibungen haben deutliche Symptome von seiten des Herzens und der Atmung hinzugefügt: „ungewöhnlich heftiges Schlagen des Herzens, so daß der Herzschlag dem Prüfer hörbar war; eine eigenartige Beklemmung um das Herz; Flattern am Herzen; Brust beengt, Brustschmerz um das Brustbein; Hitze und Unbehagen in der Brust, Schmerzen zuerst in der rechten Brusthälfte mit Stechen beim Tiefatmen, dann in der linken Brusthälfte, so daß er kaum gehen konnte vor Schmerz ‚als ob eine gebrochene Rippe in die Lunge steche'; Schmerzen und Atmung besser bei Liegen auf der betroffenen Seite; ein Gefühl von Ersticken, wie von Würgen am Halse, Einengung und Reizung am Kehlkopf, scharfe Stiche dort reizen zum Husten; ein hartnäckiger Schmerz zwischen den Schultern, Zerren an der Wirbelsäule." Von anderen Prüfern ist angegeben: „Druckschmerz in der linken Pectoralgegend, Schmerz am Herzen, der sich in das linke Schulterblatt erstreckt; Schnappen nach Atem mit mehreren tiefen Atemzügen, Asthma-artiges Zusammenziehen der Brust." Danach würde man eine vorwiegende Wirkung auf das rechte Herz und Herzasthma als eine gute Indikation für *Naja* anzunehmen haben. In eigener Erfahrung hat sich *Naja* D 12 bei Myocarditis nach Infektionskrankheiten, namentlich bei Kindern, als hilfreich erwiesen. Verschlimmerungen von Bewegung und Anstrengung sind bei den organischen Herzaffektionen zu gewöhnlich, als daß ihnen ein Wert bei der Arzneiwahl zukäme. Die Modalität „kann nicht auf der linken Seite liegen" kommt den meisten Herzmitteln zu, ist auch von einem Prüfer von *Naja* betont, aber in Verbindung mit rechtsseitigen Brustschmerzen, die durch Liegen auf der betroffenen Seite gelindert wurden. Beide Lesarten können für *Naja* noch nicht als gesichert gelten.

Die Indikationen für *Naja* sind auch auf andere organische Herzerkrankungen (Endocarditis, Angina pect., Coronarthrombose) ausgedehnt worden. Die dafür charakteristischen Symptome finden sich indes nicht in den Prüfungen. Auch sind mir keine überzeugenden Krankengeschichten solcher Fälle bekannt geworden. Eigene Versuche bei Endocarditis lenta waren negativ.

Mangelhafter Blutumlauf kommt in den Prüfungen zum Ausdruck in Kälte des Körpers oder einzelner Extremitäten mit

Verlangen nach Wärme. Objektive und subjektive Kälte ist nun zwar im Arzneibild auch anderer Schlangengifte und noch ausgeprägter bei den Spinnengiften zu finden, aber „Verlangen nach Wärme" verdient als Hinweis auf *Naja* vielleicht mehr Beachtung, als dem Symptom bisher geschenkt worden ist. Das Arzneibild von *Naja* bedarf noch sehr der Vervollständigung durch zuverlässige Modalitäten.

Außerordentlich zahlreich sind in den Prüfungen Kopfschmerzen beobachtet worden. Besserung in frischer Luft deutet darauf hin, daß sie kongestiver Art waren. Als Sitz werden durchweg Stirn und Schläfen angegeben, meist an der linken Seite; ein Prüfer beobachtete gleichzeitig mit den heftigen Kopfschmerzen Flattern am Herzen. Dieser Zusammenhang von linksseitiger Migräne mit vegetativen Herzsymptomen erinnert an *Spigelia anthelmia.* Bei beiden sind linke Stirn und Schläfe vorzugsweise der Sitz des Schmerzes, oft ist das linke Auge in Mitleidenschaft gezogen, die Schmerzen sind heftig, klopfend, oft von Übelkeit und zuweilen von Erbrechen begleitet; bei beiden wird auch Ausstrahlen des Schmerzes von der Stirn zum Hinterkopf beobachtet; Bewegung verschlimmert. Bei solchen Migränen mit Herzsensationen wird die Wahl zwischen *Naja* und *Spigelia* nicht leicht sein. Für *Naja* sind auch schießende Schmerzen von einer Schläfe zur anderen erwähnt, und vielleicht ist es beachtenswert, obwohl nur von 1 Prüfer ausdrücklich geschildert, daß die Schmerzen nachts auftreten und den Schlaf stören und beim Aufwachen besonders schlimm sind. Der Angabe, daß Reizmittel die Beschwerden verschlimmern, steht eine andere gegenüber, nach der Kopfschmerzen durch Alkohol gebessert wurden.

Die neuro-muskuläre Wirkung, die sich bei Bißvergiftung in Lähmung von willkürlichen Muskeln äußert, kommt in den Prüfungen nur schwach und unbestimmt heraus, etwa als „pötzliche Kraftlosigkeit in den Gliedern, eine Viertelstunde lang, beim Gehen abends." Was die Prüfungen von Störungen des Allgemeingefühls anführen, entbehrt noch der kennzeichnenden Züge; Krankheits- und Elendsgefühl, körperliche und geistige Schwäche und Mattigkeit, dumpfer Kopf und Depression beschreiben nur die gewöhnlichen Störungen des Befindens, wie sie sehr vielen stark wirksamen Stoffen zukommen. Psychische Symptome, wie „traurig und unentschlossen; grübelt über eingebildete Unannehmlichkeiten; Geistesabwesenheit und Vergeßlichkeit" stehen in den Prüfungen vereinzelt da und geben noch keine bestimmten Hinweise auf *Naja.*

Anhangsweise sei hier erwähnt, daß eine verwandte Elapide, *Bungarus fasciatus,* bei akuter Poliomyelitis empfohlen worden ist. Das ist bemerkenswert im Hinblick auf die neueren Versuche mit Naja-Gift an mit dem Poliomyelitis-Virus infizierten Tieren.

Skizze:

Naja

Naja naja (tripudians), Kobra, Brillenschlange
Reptilia: Ophidia: Proteroglyphodonta: Elapidae

Bißwirkung vorwiegend neurotoxisch. Hauptanwendung bisher bei

Herz- und Atmungssyndrom:
Ungewöhnlich heftiges, hörbares Herzschlagen;
Beschleunigte, arrhythmische, ungleichmäßige und schwache Herzaktion;
Heftige Schmerzen und Beklemmung um das Herz, Flattern am Herzen; Schmerz erstreckt sich ins linke Schulterblatt.
Heftige Schmerzen in der Brust, stechend, bei Tiefatmen; besser bei Liegen auf der betroffenen Seite? Kann nicht links liegen?
Schnappen nach Atem, asthmaartige Beengung der Brust, Würgen am Halse wie von einer Hand gepackt (Myocarditis, namentlich nach Infektionen).

Vasomotorisches Syndrom:
Kälte des Körpers oder einzelner Glieder, mit Verlangen nach Wärme.
Heftige Kopfschmerzen, besonders linke Stirn und Schläfe (Migränetypus), mit Flattern am Herzen; Bewegung verschlimmert; besser in frischer Luft; nachts auftretend und schlimmer beim Aufwachen.
Verschlimmerung der Beschwerden durch Reizmittel; aber Kopfschmerz besser von Alkohol?

Plötzliche Kraftlosigkeit in den Gliedern beim Gehen.

Dosierung: Eigene Erfahrung nur mit D 12 (von anderen D 30 empfohlen).

Elaps corallinus

Die Korallenschlange Südamerikas, *Elaps corallinus* nach der alten Bezeichnung, Micrurus corallinus nach der neueren, ist als Proteroglyphodont eine Natter; die Namen Korallenotter oder Korallenviper sind irreführend.

Unsere Kenntnisse von dem Gift der Korallenschlange und seinen Wirkungen sind noch zu dürftig und unsicher, als daß sich ein Arzneibild von genügender Bestimmtheit und Brauchbarkeit geben ließe.

Das Gift scheint bisher auf seine Bestandteile nicht näher untersucht worden zu sein. Beschreibungen der Bißfolgen, aus denen ein Unterschied von denen anderer Schlangen zu ersehen wäre, liegen auch nicht vor. Wie den anderen Arten der Familie werden *Elaps* in erster Linie neurotoxische Wirkungen zugeschrieben.

Elaps corallinus wurde durch eine Prüfung von MURE[21] in die Arzneimittellehre eingeführt. Die mehr als 350 angeführten Symptome stammen von nur 2 Versuchspersonen, einer männlichen und einer weiblichen. Es ist nicht angegeben, welche Potenz und wie oft sie gegeben wurde. Offenbar hat das Wissen darum, daß es sich um ein Schlangengift handelte, die Phantasie der Prüfer zu höchst seltsamen Schilderungen beflügelt. Es fällt in der Tat schwer, die Angaben ernst zu nehmen. Von vornherein ist dieser, wie auch den anderen „Prüfungen" MURES größtes Mißtrauen entgegengebracht worden. LIPPE[30] glaubte ihnen indes auf Grund seiner Nachprüfungen einigen Wert beimessen zu dürfen. Nun ist aber die Prüfung von *Elaps* durch LIPPE auch nichts weniger als überzeugend. Nach 1 einzigen Gabe der 4. Potenz sind die Beobachtungen einer 35jährigen „sensitiven Dame" 5 Wochen lang registriert. Die Symptome sind fast ausschließlich vasomotorischer Art; aus ihrer Ähnlichkeit mit denen von *Lachesis* glaubte LIPPE voraussagen zu können, daß auch *Elaps* bei verschiedenen Herzkrankheiten Anwendung finden würde. Das hat sich bisher nicht bestätigt, es sei denn, daß man MURES Angabe „Eine chronische Atemnot beim Treppenaufsteigen verschwindet nach dem 2. Tage der Prüfung" in diesem Sinne deuten will.

Was aus so dürftigen Quellen entnommen wird, kann nur mit Vorbehalt und Fragezeichen wiedergegeben werden. In der MUREschen Prüfung sind mehrfach Blutungen angeführt, sogar aus Ohren und Augen; insbesondere hat die Angabe „Auswerfen von schwarzen Blutgerinnseln, mit schmerzhaftem Reißen, als ob es vom Herzen ausginge" MURE vermuten lassen, daß sich *Elaps* bei Lungenphthisis als nützlich erweisen würde. Spätere Autoren (z. B. STAUFFER) haben geglaubt, diese Indikation bestätigen zu können; entsprechende Krankengeschichten sind aber nicht zu finden. Die schwarze Farbe der Blutungen, auch vom Rectum und vom Uterus zwischen den Perioden, pflegt als charakteristisch hingestellt zu werden; in der Prüfung heißt es aber auch einmal „das arterielle Blut spritzt aus Nase und Ohren". Man braucht auch das wohl nicht so ernst zu nehmen! Sollte überhaupt an dieser Blutungsneigung etwas sein, so wäre das für ein Elapiden-Gift ungewöhnlich und auffällig.

Wenn aus einem akuten Nasenkatarrh mit Verstopfung der Nasenlöcher und üblem Geruch von der Nase eine Indikation für Ozaena, oder aus einer grüngelben flüssigen Absonderung aus dem Ohr eine Indikation für Otitis abgeleitet wird, so kommt zu dem Zweifel, ob es sich überhaupt um Elaps-Symptome handelte, noch das Bedenken über eine solche Auslegung hinzu, zumal keinerlei Bestätigung durch Krankengeschichten vorliegt.

Am ehesten wird man noch den Symptomen der Prüfungen Vertrauen schenken dürfen, die denen von anderen Schlangengiften und namentlich denen von *Naja* ähnlich sind. Sie beziehen sich auf vasomotorische und neuro-muskuläre Störungen. Die Kopfschmerzen sind weder nach Sitz noch Art so bestimmt wie bei *Naja*, dagegen war der Nacken mehr von Schmerz und Steifigkeit betroffen. Mehrfach ist von Kongestionen die Rede, zum Hals, zur Brust, zum Bauch. „Ein Gefühl, als ob sie von einem Schlaganfall betroffen würde, alles Blut schien still zu stehen und sich im Kopf anzusammeln, bei kalten Händen“ bei LIPPES Prüferin am 11. Tag nach einer Elaps-Gabe sollte besser nicht wiederholt werden. Mehrfach ist partielle Kälte, am Rücken, an den Händen und besonders Eiskälte der Beine vermerkt, „Arm und Hand blau mit roten Flecken, ebenso rechtes Bein und Fuß“, „die rechte Hand sieht gestaut aus, ist wie taub und gelähmt“. Schwindel zum Vorwärtsfallen, allerlei Ohrgeräusche, Trübungen und farbige Flecken vor den Augen, Abneigung gegen Licht und selbst vorübergehende Blindheit sind geschildert, auch eine anhaltende Gehörstaubheit. Anhaltspunkte dafür, daß es sich um direkte Wirkungen auf sensorische Zentren handelt, liegen bisher nicht vor.

Das bei fast allen Schlangengiften betonte Zusammenschnürungsgefühl ist in den Prüfungen von *Elaps* für den Hals, die Speiseröhre, um die Lenden und an den Sphinkteren des Mastdarms und der Blase vermerkt. Ein Beispiel der bildhaften „Als-ob“-Symptomschilderungen der Prüfer: „Die Speise geht im Oesophagus herunter, als ob sie schraubenartig gedreht würde; zu anderen Zeiten fällt die Suppe schwer und jäh wie durch eine Metallröhre in den Magen, welcher heftig zittert“. Einem Patienten, der sich so anmutig ausdrückt, wird man freilich selten begegnen.

Auffallend häufig sind in der Prüfung lanzinierende Schmerzen angegeben. Auch für eine Wirkung auf den motorischen Nervenapparat lassen sich manche Symptome finden, von Müdigkeit der Glieder, Versagen der Beine, Lähmungsgefühl einer Hand bis zu gänzlicher Lähmung der rechten Seite. Es wäre sehr zu wünschen, daß auf diesem, für *Elaps* wahrscheinlich wichtigsten Gebiet durch zuverlässigere Prüfungen bestimmte und brauchbare Unterlagen erlangt werden.

Unter den vielen psychischen Symptomen werden oft die seltsamsten Symptome ungebührlich herausgelesen, ohne jeden Anhalt dafür, daß sie eigenartig für die Wirkung des Mittels sind, so eigenartig sie auch für den Prüfer sein mögen. Will man im Ernst die einmalige Angabe eines Prüfers „übermäßige Abscheu vor Regen“ als ein echtes Elaps-Symptom ansehen? Ein anderes Prüfersymptom „man hört sprechen, ohne es zu verstehen“ mag wohl eine Bedeutung im Arzneibild haben oder erlangen; aber wie ist es zu deuten? In der Prüfung steht es zwischen „man bildet sich ein, daß man jemand sprechen höre“ und „Geistesabwesenheit“; es könnte also eine Illusion oder ein Mangel der Apperzeption vorliegen. Solche Fragen können nur durch genaue Beobachtungen bei der Anwendung von *Elaps* beantwortet werden. Bisher haben sich das Fehlen sicherer Hinweise und der seltene Gebrauch wechselseitig bedingt.

Hydrophis

Neuerdings ist das Gift einer Wasserschlange, *Hydrophis cyanocinctus*, durch eine Prüfung in die Arzneimittellehre eingeführt worden. Die Hydrophiden sind Proteroglyphen und stehen als solche den Elapiden am nächsten. Ihr ruderartig abgeplatteter Schwanz kann als Anpassung an das Leben im Meer angesehen werden. In zahlreichen Arten finden sie sich an den Küsten des indischen Ozeans und der pazifischen Inseln.

Den Anlaß zu der Arzneiprüfung von *Hydrophis* gaben die Aufsätze von Reid u. a. [31], worin über die Häufigkeit und die Folgen des Bisses von Seeschlangen bei malaiischen Fischern eingehend berichtet wurde. Die Symptome der Gebissenen lassen keinen Zweifel, daß das Gift der Hydrophiden in der Hauptsache neurotoxisch ist. Motorische Lähmung steht im Vordergrund, sie wurde in 90% der tödlichen, in 70% der schweren und nur 6% der leichten Fälle festgestellt. Fast ebensohäufig war Kieferklemme. Weitere bulbäre Syndrome waren Störungen der Atmung, des Schluckens und Sprechens sowie Ptosis der Augenlider. Die Muskeln waren sehr schmerzhaft und empfindlich. In den schweren Fällen war der Urin rot oder schwarz. Diese anscheinende Hämoglobinurie war zunächst unerklärlich, weil im Experiment das Gift von Seeschlangen nur sehr schwach hämolytisch gefunden worden war. Der Farbstoff stellte sich denn auch als Myoglobin heraus. Es findet also wohl ein schneller Abbau der schlaff gelähmten Muskulatur statt. In den leichteren Fällen war allgemeine Körperkälte das häufigste Symptom. Cyanose, Krämpfe, vermehrtes Schwitzen und starker Durst wurden als terminale Erscheinungen beobachtet. Leichte Lähmungen gingen innerhalb einiger Tage zurück, schwerere nach einigen Wochen. Ein völlig gelähmter Fischer, der 6 Stunden nach dem Biß nicht mehr sprechen, schlucken und sich bewegen konnte, Lidptosis hatte und schon als tot angesehen wurde, erholte sich vollständig nach 3 Monaten. Bei einem Fall mit tödlichem Ausgang traten nacheinander auf: Trockenheitsgefühl im Hals mit Sprechstörung, allgemeine Schmerzhaftigkeit der Glieder, Steifigkeit und Schmerz in der Lumbalgegend, Schwäche der Muskulatur der Glieder und des Rückens, Schluckstörung, Schlaflosigkeit ohne Bewußtseinstrübung, Taubheit der Finger, Ptosis und Kiefersperre, Empfindlichkeit aller Muskeln; die Pupillen waren erweitert, die Sehnenreflexe zuerst gesteigert, im Spätstadium erloschen.

Dieses Durchschnittsbild der Bißvergiftungen bezieht sich auf eine Reihe von Seeschlangenarten und nicht speziell auf *Hydrophis cyanocinctus*, darf aber auch für diese als typisch gelten. Die Frage, ob bulbäre und medulläre Zentren oder die Nervenendplatten an den Muskeln und die Muskeln selbst betroffen werden, oder aber, was wahrscheinlicher ist, sowohl eine zentrale wie periphere Lähmung vorliegt, muß offenbleiben. Interessant wäre es, zu wissen, ob auch in diesen Giften, wie bei denen von Elapiden, eine hochaktive Acetylcholinesterase vorhanden ist. Sie könnte sowohl bei der zentralen wie der peripheren Wirkung eine wichtige Rolle spielen.

Die von J. R. Raeside[32] veröffentlichte Prüfung wurde mit 10 Versuchspersonen, 8 männlichen und 2 weiblichen, angestellt, weitere 4 dienten als Kontrollen; weder die Prüfer noch der Prüfungsleiter kannten den Prüfstoff. Geprüft wurden die C 6 und die C 30. Da sich die Prüfungen über fast 6 Monate erstreckten und die ersten 3 Monate C 6 und später C 30 gegeben wurde, die Symptome aber nicht in chronologischer Folge berichtet sind, läßt sich nicht erkennen, ob unter der C 30 überhaupt Symptome aufgetreten sind; bei den 2 Kontrollpersonen, welche in den letzten Wochen C 30 nahmen, enthalten die Berichte nichts Bemerkenswertes. Sonst hatte nur 1 älterer Prüfer keine deutlichen Symptome.

Über eine therapeutische Anwendung von *Hydrophis* ist bisher noch nichts bekannt geworden. Es bleibt daher nur übrig, die Ergebnisse dieser ersten Prüfung daraufhin zu beurteilen, einmal, ob und inwieweit sie die Richtung der toxikologischen Wirkungen erkennen lassen, und dann, worin sie mit den Symptomen von anderen Schlangengiften, insbesondere von *Naja* und *Elaps*, übereinstimmen oder sich von ihnen unterscheiden. Es versteht sich, daß von der C 6 keine motorischen Lähmungen zu erwarten sind, sondern höchstens vorübergehende Funktionsstörungen.

Man wird die Prüfung also zunächst auf neuro-muskuläre Symptome hin ansehen. Da findet man von 6 Prüfern Schwäche in den Beinen und von 3 auch in den Armen angegeben; einer klagte über Schwäche der Glieder und das Gefühl, „als ob er in der Luft ginge“, und eine allgemeine Kraftlosigkeit, „als ob er sterben sollte“. Mannigfach waren die Schmerzen in einzelnen Muskelgruppen, z. B. in der Wade schlimmer beim Gehen; vereinzelt Steifigkeit im Rücken oder im Nacken, Krampf in einem Bein. Im Hinblick auf das gleiche Symptom bei *Naja* ist auch die Angabe „Schmerz zwischen den Schulterblättern“ erwähnenswert. Wieviel von der Müdigkeit, Lässigkeit oder Trägheit, die von 5 Prüfern angegeben ist, auf muskuläre Schwäche entfällt, muß offengelassen werden. Bemerkenswerter erscheinen einige bulbäre Symptome, obwohl jedes nur von einem Prüfer beobachtet wurde: „Kann nicht richtig kauen; Schmerz in der Brust beim Schlucken; die Augen sind schwer, er kann sie nicht öffnen; Schwierigkeit, Gegenstände zu fixieren; Fippern der Augenlider; plötzlich unklares Sehen; Erstickungsgefühl, schlimmer beim Niederlegen; Dyspnoe mit Herzklopfen“. Dazu kommen vereinzelte Symptome von den Sinnesorganen, wie „das Sehen ist gestört, die linke Hälfte des Gesichts (die rechte des Gesichts f e l d e s ?) fällt aus; linkes Ohr taub; Verlust des Geschmacksinnes“. Von 3 Prüfern ist Schwindel berichtet, aber ohne genauere Angaben.

Die bei den Schlangengiften so häufigen Konstriktionsgefühle sind nur einmal als „Kompression der Rippen“ (des Brustkorbes) vertreten und vielleicht auf die Atmungsmuskulatur zu beziehen.

Halsbeschwerden sind bei 9 von 10 Prüfern vermerkt, aber auch bei 3 von 4 Kontrollen. Man könnte sie trotz ihrer Häufigkeit als bedeutungslos übergehen, wenn nicht 5 von den 10 Prüfern (keiner von den Kontrollen) die Trockenheit im Halse hervorgehoben hätten, eine Erscheinung, die auch als Frühsymptom bei den Vergiftungen aufgefallen ist. Vielleicht ist diese Trockenheit auf eine Hemmung des automatischen Speichelschluckens zurückzuführen und zeigt nur die Schwäche der Schluckmuskulatur an. Ein anderes bei den leichteren Fällen von Bißvergiftung häufig beobachtetes Symptom, allgemeine Kälte, findet sich in der Prüfung nicht; nur 1 Prüfer vermerkt „kalte Füße, schlimmer nachts“. Naja-ähnliche Herzsymptome waren schon bei den Bißfolgen von Seeschlangen nicht auffällig. Wenn 3 Prüfer Herzklopfen und Stiche in der Herzgegend angaben, so wird man dem keine besondere Bedeutung beimessen dürfen.

Die Symptome einer Prüfung müssen auf ihre Bedeutung hin gesichtet werden; eine bloß statistische Auswertung führt zu fehlerhaften und unbrauchbaren Feststellungen. Kopfschmerzen wurden z. B. von allen 10 Prüfern vermerkt, aber auch von allen 4 Kontrollen; auch darauf, daß sie bei 8 Prüfern und bei einer Kontrolle in der Stirn, bei 3 Prüfern links und bei zweien schlimmer beim Aufwachen waren, wird man keinen großen Wert legen dürfen. Besondere Zurückhaltung ist geboten in bezug auf die Annahme einer bevorzugten Wirkung auf eine Körperseite. Wenn bei einigen Prüfern die neuro-muskulären Symptome vorwiegend oder nur links auftraten, so sagt das wenig, falls ihre li. Seite von vornherein die schwächere war.

Erst recht nicht wird man durch Auszählen die charakteristischen psychischen Symptome eines Mittels herausfinden. Wenn 6 von 10 Prüfern, aber auch 3 von 4 Kontrollen Depression verzeichneten, so kann man daraus für die Wirkung von *Hydrophis* nichts folgern; zum mindesten müßte in den einzelnen Fällen das Fehlen oder das Vorliegen anderer ursächlicher Faktoren wahrscheinlich gemacht sein. Die Depression der Prüfer war stets mit einer Herabsetzung der geistigen Aktivität verbunden; sie wird von 8 Prüfern als Lethargie, Trägheit, Konzentrationsunfähigkeit beschrieben, von 4 als Ermüdung, von 2 als Vergeßlichkeit. 3 Prüfer vermerkten „Aufschrecken aus dem Schlaf“, was an *Lachesis* erinnert. Die bei den von Seeschlangen Gebissenen beobachtete Schlaflosigkeit ist bei einigen Prüfern angedeutet. Alle diese Angaben sind zu allgemein, als daß sie als Hinweis auf *Hydrophis* gebraucht werden könnten.

Diese erste Prüfung von *Hydrophis* hat demnach noch keine eigenartigen Symptome und Modalitäten gesichert, wohl aber die neuro-muskuläre Wirkungsrichtung bestätigt. Für künftige Versuche verdienen die bulbären Symptome besondere Beachtung.

Literatur:

[1] BELDEN, Ch. D.: Homoeop. Rec. 5: 163
[2] LEWIN: Gifte und Vergiftungen, S. 1004. Berlin 1929.
[3] BOOCOCK: Homoeop. Rec. 5—11, zit. CLARKE, Dictionary, 1, S. 885
[4] HERING, C.: Wirkungen des Schlangengiftes. Allentown 1837.
[5] STANIC: zit. BUCKLEY and PORGES: Venoms [1956].
[6] SANDERS, AKIN a. SORET: J. Path. Bact. 1954, July (zit. BUCKLEY & PORGES).
[7] SINGER a. KEARNEY: Arch. Biochem., 27 [1950]: 348.
[8] ZELLER: Advances Enzymol. 66 [1948]: 459.
[9] BUCKLEY a. PORGES: Venoms, S. 161.
[10] BARRATT: J. Physiol., London, 75 [1932]: 428.
[11] MACFARLANE a. BARNETT: Lancet 1934, 3. Nov.: 985.
[12] SLOTTA u. FRAENKEL-CONRAT: Ber. Dtsch. Chem. Ges., 71 [1938]: 1076.
[13] EAGLE: J. exper. Med., 65 [1937]: 613.
[14] SLOTTA u. FRAENKEL-CONRAT: Ber. Dtsch. Chem. Ges., 71 [1938]: 1076.
[15] SLOTTA u. FRAENKEL-CONRAT: Ber. Dtsch. Chem. Ges., 71 [1938]: 1623.
[16] MICHEEL u. BODE: Ber. Dtsch. Chem. Ges., 71 [1938]: 2653.
[17] SARKAR: J. Indian Chem. Soc. 24: 227.
[18] ANIMA, DEVI a. SARKAR: zit. BUCKLEY a. PORGES: Venoms, S. 191 [1956].
[19] BERRIDGE: Amer. J. homoeop. Mat. Med. 4: 78; 8: 246.
[20] BOMAN-BEHRAM: Brit. homöop. J., 47 [1958], 3: 173.
[21] MURE: Mat. med. brasil., engl. Übers. von HEMPEL. New York 1854.
[22] HAYWARD: Mat. med. physiol. and applied, I (zit. Cyclop. Drug Pathogen., II, S. 414).
[23] MANASSE: Brit. homoeop. J. 47 [1958]: 171.
[24] PIFFARD: Amer. med. Rec. 1875, Jan. (zit. Cyclop. Drug Pathogen., II, S. 429).
[25] OZANAM: Art. med., 19: 116 (zit. ALLENS Encyclop., II, S. 110).
[26] KENT: New Remedies, S. 88. Chicago 1926.
[27] STOCKBRIDGE: Boston Med. Surg. J. 29: 42 (zit. ALLENS Encyclop., X, S. 20).
[28] GRAND-MARAIS, Viaud: Gaz. hôp. 1868, 62; 1869; Etudes méd. sur les serpents etc. (zit. ALLENS Encyclop., X, S 138).
[29] STOKES: Brit. J. Homoeop., 11 [1853]: 195; RUSSELL: Brit. Homoeop. 11 [1853]: 593; 12: 244 — STOKES: Monthly homoeop. Rev. 3 [1859]: 162 (zit. Cyclop. Drug Pathogen., III, S. 328).
[30] LIPPE: Allg. homöop. Ztg 61. [1860]: 27.
[31] REID u. a.: Brit. med. J. 1956, 14. July; 1957, 6. July, 30. Nov.
[32] RAESIDE: Brit. homoeop. J. 48 [1959], 3: 196.

Mammalia

Fel tauri

Die alte und gelegentlich noch in neuerer Zeit geübte Anwendung der Ochsengalle (*Fel tauri*) [Rindergalle (*Fel bovinum*)] bei gewissen Verdauungsstörungen war als quantitativer Ersatz von im Darm fehlender Galle gedacht, also als Substitutionstherapie. Mangelhafte Fettverdauung bei fehlender Galle stört auch die Verdauung anderer Nahrungsstoffe, wenn diese mit einer Fettschicht überzogen sind. Die orale Zufuhr von Galle, auch von anderen Species, wirkt mild abführend und die Peristaltik anregend. Es ist durchaus möglich, daß durch die Einbeziehung der Gallenperistaltik ein stockender Gallenfluß wieder in Gang gebracht wird. Eine solche cholagoge Wirkung würde dann über einen bloßen Ersatz von im Darme fehlender Galle hinausgehen. In alten Zeiten wurden auch Gallensteine des Rindes, *Bezoar bovis,* in ähnlicher Absicht gebraucht. Außerdem wurde *Rindergalle* zum Abtöten von Eingeweidewürmern gegeben.

Es läge kein Anlaß vor, *Fel tauri* hier zu erwähnen, wenn nicht ein Prüfungsfragment von BUCHNER[1] vorläge. Diese kurze Prüfung an einer einzigen Versuchsperson mit kleinen Gaben des Mittels (nicht genauer angegeben) hat zwar außer leichten Magen-Darm-Erscheinungen auch einige anderweitige Symptome gezeitigt; diese sind aber teils als abhängig von den Verdauungsstörungen anzusehen und die paar übrigen sind nicht von der Art, daß sie als Kennzeichen und Indikation für *Fel tauri* dienen könnten. In der Tat ist denn auch *Fel tauri,* soweit ersichtlich, nie als homöopathisches Mittel angewandt worden.

Die Bestandteile der Galle *Natriumtaurocholat* und *Cholesterin* sind nicht geprüft worden. Beide sind aber in Verreibungen gelegentlich bei Ikterus mit hartnäckiger Leberschwellung gegeben worden, aber weder bei Verschluß-Ikterus noch bei hepatogenem sind eindeutige Erfolge berichtet. Beide sind auch bei Leberkrebs empfohlen worden, bevor ihre strukturelle Verwandtschaft mit bedingt cancerogenen Steroiden bekannt war. In der Tat gewann ich von *Natr. taurocholium* D 4-Verreibung in einigen wenigen Fällen von Leberkrebs den Eindruck, daß der tödliche Ablauf zwar nicht abgewendet, aber die Beschwerden gemildert wurden, und würde in solchen aussichtslosen Fällen den Versuch wieder machen.

Lac caninum

Es erscheint zunächst befremdlich, ein so gewöhnliches Nahrungsmittel wie *Milch* in der Arzneimittellehre vertreten zu finden; und nun gar noch an erster Stelle die *Milch* der Hündin, *Lac caninum.* Von manchen Autoren wird denn auch dieses Thema ganz übergangen oder mit einigen Verlegenheitsäußerungen abgetan; andere dagegen, wie KENT und CLARKE, wissen eine schier unglaubliche Fülle von Wirkungen und Wundern der Anwendung dieses seltsamen Mittels anzuführen. Es ist nicht leicht, an Hand der bisherigen Literatur zwischen völliger Ablehnung und kritikloser Hinnahme zu einem abgewogenen Urteil zu gelangen.

Versuche, den arzneilichen Gebrauch von *Milch*, und insbesondere von *Hundemilch*, aus der Geschichte respektabel zu machen, sind nicht gerade ergiebig. Zwar hat man von altersher der *Milch* heilsame Wirkungen auf Haut und Schleimhäute zugeschrieben, sie bei Pruritus und Ausschlägen der Haut und bei „inneren" Geschwüren, namentlich zum Gurgeln bei Entzündungen des Mundes und der Fauces empfohlen; aber selbst wenn eine örtlich lindernde Wirkung zugestanden werden sollte, lassen sich daraus keine Schlüsse auf resorptive, therapeutisch verwertbare Wirkungen ziehen. In bezug auf *Lac caninum* pflegt ein Autor vom anderen HERINGS Angaben abzuschreiben, daß DIOSCORIDES, PLINIUS, SEXTUS und RHASES die ***Hundemilch*** zur Austreibung des toten Foetus empfohlen haben. Soweit ersichtlich, gehen alle diese Kronzeugen auf die Angabe bei DIOSCORIDES[2] zurück: „Man erzählt, daß die, welche mit der *Milch* einer erstgebärenden Hündin eingesalbt wurden, kahl werden; getrunken dient diese Milch als Antidot gegen Gifte; sie treibt abgestorbene Fehlgeburten aus." Das ist wahrlich keine vielversprechende Basis für einen arzneilichen Gebrauch der *Hundemilch*! Für die weiteren Angaben HERINGS, daß SAMMONICUS und SEXTUS *Hundemilch* bei Lichtscheu und Otitis, und PLINIUS sie bei Ulcerationen am inneren Muttermund empfohlen hätten, sind mir die Quellen nicht zugänglich. Angesichts der Tatsache, daß in den folgenden Jahrhunderten von diesen Anwendungen nichts verlautet, sind diese Erinnerungen nur von geschichtlichem Interesse.

In der Homöopathie sind außer *Lac caninum* hie und da Katzenmilch, *Lac felinum*, und abgerahmte Kuhmilch, *Lac vaccinum defloratum*, gebraucht worden, ohne daß regelrechte Arzneiprüfungen angestellt worden wären. Die Möglichkeit, daß derartige Milchpräparate unter ungewöhnlichen Umständen auch abnorme Reaktionen des menschlichen Organismus hervorrufen können, kann nicht bestritten werden. Die Benutzung des „anderen Weges", als parenterale Injektion, zeigt deutlich genug, daß man mit *Milch* Allgemeinreaktionen hervorrufen kann; jedoch lassen sich diese nicht von denen unterscheiden, die durch Injektion anderer für eine unabgestimmte Reiztherapie gebrauchter Stoffe entstehen. Symptome, die der *Milch* oder ihren Bestandteilen eigentümlich zukommen, lernt man bei dieser Anwendungsweise nicht kennen. Ein anderer Weg, an sich unarzneiliche Stoffe so zu verändern, daß sie auch bei oraler Zufuhr Symptome beim Menschen hervorzurufen vermögen, ist uns aus der Erfahrung mit Potenzen solcher „inerter" Stoffe ganz geläufig. Man wird eine solche Wirkung der veränderten Form und Verteilung der stofflichen Gebilde im Vehikel zuzuschreiben haben. Es ist plausibel, daß auf diese Weise Bestandteile, wie z. B. artfremde

Proteide, an oder in die Zellen gelangen können, ohne daß sie der enzymatischen Bearbeitung im Verdauungskanal unterworfen sind. Unter diesen Umständen wird man Wirkungen erwarten dürfen, welche für die betreffenden Stoffe eigenartig sind. Im Falle der *Milch* ist da in erster Linie an proteinische Hormone zu denken. Von der *Hundemilch* ist bekannt, daß sie besonders reich an Proteinen ist; ob das auch für gonadotrope Hormone und Prolaktin zutrifft, ist noch nicht festgestellt; man kann es aus der Art der Wirkungen nur vermuten.

Ernsthafte Bedenken, u. zw. gerade vom homöopathischen Standpunkt, müssen aber dagegen erhoben werden, daß man Symptome von Personen, die *Milch* schlecht vertragen, ohne weiteres als Wirkungen der *Milch* hinstellt, als ob sie eine toxikologische Basis für ein Arzneibild bildeten. Das ist namentlich von KENT bei *Lac defloratum* in durchaus willkürlicher Weise geschehen. In den meisten Fällen von Unverträglichkeit der *Milch* kommt es ja gar nicht zu einer resorptiven Wirkung in einem gesunden Organismus, sondern es liegen abnorme Zustände vor, welche die Verdauung und Resorption der *Milch* oder eines ihrer Bestandteile behindern. Wenn z. B. ein pylorospastischer Säugling die *Milch* prompt erbricht, so wird wohl niemand die Ähnlichkeitsregel so mißverstehen, daß er mit Potenzen von *Milch* den Spasmus zu beheben versucht; er wird vielmehr etwa *Aethusa cynapium* anwenden. Bei rhachitischen Kindern mag Abneigung gegen die an *Calcium* reiche *Milch* mit dem fehlerhaften Calcium-Haushalt zu tun haben, aber deshalb wird man doch nicht die rhachitischen Symptome in das Wirkungsbild von Milch-Präparaten einbeziehen. Bei einer anderen Art von Milch-Unverträglichkeit mag mangelhafte Fettverdauung zugrunde liegen und das mag, falls sonstige Hinweise dafür sprechen, zur Wahl von *Magnesium mur.* führen. Die Milch-Nährschäden der Säuglinge gar sind nicht den Bestandteilen der *Milch,* sondern ihrem Mangel an essentiellen Nahrungsstoffen zuzuschreiben. Kurz, ein Symptomengebäude, das auf so trügerischem Boden errichtet ist, ist eine haltlose Konstruktion.

Damit ist aber nicht gesagt, daß die *Milch* selbst nicht als Pharmakon in Betracht kommen könne. Bei manchen Personen wirken die artfremden Proteine der *Milch* als Allergene. Urticaria und Quinckesches Ödem sind als Folgeerscheinungen einer solchen pathologischen Resorption am besten bekannt. Es ist aber wohl möglich, daß sich auch manche Migräneformen als Milch-Allergien entpuppen. Das Verfahren, mit Verdünnungen des gleichartigen Antigens zu desensibilisieren, kann als Grenzfall des homöopathischen angesehen werden. Letzteres legt die Symptomenähnlichkeit zugrunde und bei ihr wird dann „Verschlimmerung durch *Milch*" zu einer causativen Modalität. Für die 3 genannten Milch-Arten werden Migränen als hauptsächliche Indikationen angeführt, allerdings ohne die in der Homöopathie zu fordernde Begründung durch entsprechende Arzneiprüfungen. Die aus Beobachtungen an Patienten entnommenen Symptome und Modalitäten haben nur einen beschränkten und zweifelhaften Wert, zumal *Lac felinum* äußerst selten und *Lac defloratum* selten angewandt worden sind und zuverlässige Krankengeschichten darüber in der Literatur kaum zu finden sind. Angeblich soll bei *Lac felinum* heftiger Schmerz im Augapfel mit Störung des Nahesehens und Lichtscheu kennzeichnend sein und für *Lac defloratum* außerdem, daß während des Migräneanfalls die Urinabsonderung vermehrt ist (nicht in der bei anderen Migränemitteln typischen Weise am Ende des Anfalls). Für *Lac caninum* wird auf die Modalität, daß die Schmerzen von einer Seite zur anderen hinüberwechseln, noch eingegangen werden. Die sonst noch angegebenen Symptome von Migräne sind zu gewöhnlich und die Modalitäten zu unsicher, als daß sie erwähnt zu werden brauchten.

Abgerahmte, leicht saure Milch ist seit langem ein beliebtes diätetisches Getränk bei Diabetes mellitus. Der günstige Einfluß ist auf den Gehalt an Milchsäure zurückgeführt worden. *Acidum lacticum* selbst ist gleichfalls bei Diabetes angewandt worden, und da ist die vermehrte und häufige Harnabsonderung wenigstens durch Prüfungen mit hohen und tiefen Potenzen belegt. Im Volke haben auch andere Milchsäure-haltigen Nahrungsmittel, z. B. Sauerkraut, einen alten Ruf bei Diabetes.

Der erste, welcher *Lac caninum* in Potenzen anwandte, war, HERING zufolge, REISIG (New York). Er soll damit bei Diphtherie Erfolge gehabt haben. Wie er gerade auf diese Indikation verfiel, ist nicht bekannt. Sollte er dabei an den Volksgebrauch gedacht haben, bei Halsentzündungen mit Milch zu gurgeln? Seine Empfehlung ist von späteren Autoren wiederholt und sogar auf postdiphtherische Lähmungen ausgedehnt worden. Was an Beschreibung der angeblich mit Erfolg behandelten Fälle vorliegt, läßt aber eher an pseudomembranöse Hals- und Mundentzündungen denken als an echte Diphtherie. Außer einem milchig glänzenden Schleimhautbelag wird als Hauptkennzeichen für Lac-caninum-Fälle angegeben, daß die Symptome schnell von einer Seite auf die andere hinüberwechseln. Dem wird man so leicht bei echter Diphtherie nicht begegnen. Heutzutage wird wohl kein Arzt mehr so kühn sein, sich bei Diphtherie auf eine Potenz von *Lac caninum* zu verlassen, und so wird diese sehr fragwürdige Episode am besten vergessen.

Eine Prüfung von *Lac caninum* ist lediglich mit Hochpotenzen von BAYARD und SWAN angestellt worden; sie ist im Original nicht zugänglich. Was daraus von KENT und CLARKE wiedergegeben ist, kann nur mit größtem Mißtrauen aufgenommen werden. Beschreibungen von geschwürigen Mund- und Halsentzündungen, die nur von Krankheitsfällen entlehnt sein können, finden sich neben seltsamen Phantasien, Illusionen und Halluzinationen, die von einer offenbar höchst psycho-labilen Prüferin dargeboten werden. Es besteht kein Anlaß, darauf näher einzugehen, da diese Art „Prüfung" keinerlei Gewähr gibt, daß es sich um Wirkungen von *Lac caninum* auf den menschlichen Organismus handelt.

Einstweilen verdient aber die schon erwähnte Modalität festgehalten zu werden, daß die Symptome schnell und wiederholt von einer Stelle auf die symmetrische andere Seite hinüberwechseln; denn sie hat sich für die Wahl von *Lac caninum* als wertvoll erwiesen. Zwar findet sie sich ausdrücklich angeführt nur für Halsschmerzen: Halsweh, die Seite wechselnd, mit den Menses einsetzend und aufhörend. Es sind aber Vertrauen erweckende Erfolge insbesondere bei Migränen und Neuralgien gesehen worden, wenn diese Modalität führend war. Unter den vielen Angaben von Kopfschmerzen in der sog. Prüfung findet sich ein Seitenwechsel nur angedeutet und das Migränesyndrom kommt auch nicht deutlich zum Ausdruck. Bisher ist die Beobachtung an Kranken der Feststellung der Wirkungen auf Gesunde vorausgeeilt.

Auch die Hauptwirkung von *Lac caninum,* die auf die Funktion der Milchdrüsen, ist nicht aus Arzneiprüfungen erschlossen worden. Der Anwendung bei Galaktorrhoe, wenn die Entwöhnung des Säuglings Schwierigkeiten bereitet, sowie bei schmerzhafter Anschwellung der Brustdrüsen vor den Menses (Mastalgia menstrualis) lag wohl der Gedanke zugrunde, durch eine andersartige Milch das homologe menschliche Organ zu beeinflussen. Heute wird man dafür nach bestimmten Sexualhormonen fahnden. Für eine Förderung der Milchsekretion und eine Vergrößerung der Milchdrüsenzellen kommt in erster Linie das Prolaktin, ein proteinisches Hormon des Hypophysenvorderlappens in Betracht. Seine Wirkung steht im phasischen Gegenspiel mit dem Follikel-stimulierenden Hormon bzw. den von ihm regulierten Steroidhormonen des Ovariums, den Oestrinen und Progesteron. Über das Vorhandensein und das Verhältnis dieser Hormone in der Säugetiermilch ist aber nichts Näheres bekannt. Es wäre aber verwunderlich, wenn das Prolaktin, das während der Laktation im Blut zirkuliert, nicht auch in die *Milch* überginge. Nun ist zwar das Prolaktin beim Hunde anscheinend nicht näher untersucht, aber die Prolaktine des Rindes und des Schafes sind in ihrer Zusammensetzung aus Aminosäuren verschieden, und man kann annehmen, daß auch das Prolaktin beim Hunde „spezifisch", d. i. arteigentümlich ist. Es liegt nahe, die Wirkung von potenziertem *Lac caninum* in der Laktationsphase als eine Hemmung der Prolaktinabsonderung anzusehen, aber bei der noch mangelhaften Kenntnis der Hormonverhältnisse lassen sich über den Mechanismus der Wirkung nur Vermutungen anstellen. Aus quantitativen Erwägungen kann man eine Selbsthemmung der Prolaktinabsonderung, wie sie nach Injektion von *Prolaktin* in die Blutbahn gesehen wird, wohl sicher ausschließen. Diese rückwirkende Hemmung ist aber offenbar der Grund, weshalb Versuche, die versiegende Laktation durch Prolaktin-Injektionen wieder in Gang zu bringen, meist fehlgeschlagen sind.

Wenn die Annahme, daß *Lac caninum* in das Gegenspiel von Prolaktin und gonadotropen Hormonen eingreift, sich als richtig erweisen sollte, so werden auch einige weitere Angaben über die Wirkung des Mittels auf die weiblichen Geschlechtsfunktionen verständlich: Eine verstärkte sexuelle Erregung, die schon durch Berührung der sehr empfindlichen Brüste ausgelöst wird; Vollheitsgefühl und Schmerzhaftigkeit der Brüste, namentlich beim Treppensteigen, so daß das Bedürfnis besteht, die Brüste hochzuheben; Verschlimmerung oder Auftreten mannigfaltiger Beschwerden der Mütter während und besonders gegen Ende des Stillens, sowie die schon erwähnte Abhängigkeit der Beschwerden von den Menses.

Da eine verläßliche Prüfung von *Lac caninum* an Gesunden nicht vorliegt, läßt sich ein Arzneibild im homöopathischen Sinne noch nicht geben. Die aus dem Gebrauch hervorgegangenen und ziemlich gut gesicherten Indikationen sind aber bedeutsam genug, um *Lac caninum* einen Platz im Arzneischatz einzuräumen.

Hippomanes

Hippomanes ist eines jener Tierprodukte, die in vorwissenschaftlichen Zeiten intuitiv im Sinne einer Organtherapie verwandt, in einer „aufgeklärten" Epoche nur mehr zum Spotte erwähnt wurden und schließlich in der neueren Zeit der Hormontherapie eine, wenigstens theoretische, Rechtfertigung gefunden haben. In der Homöopathie hat *Hippomanes* so gut wie keine praktische Bedeutung erlangt und wird nur deshalb hier erwähnt, weil es 1835 von HERING u. a.[3] einer Arzneiprüfung an 10 Personen unterzogen worden ist.

Zunächst muß klargestellt werden, was unter *Hippomanes* zu verstehen ist. In der altgriechischen Literatur bezeichnet dieser Name („etwas, was die Pferde toll macht") 3 verschiedene Dinge. Einmal ist es der Name einer arkadischen Euphorbiaceenart, auf die die Pferde angeblich „wild" sein sollten. Die westindische Manzinelle, Hippomane Mancinella L., führt noch diesen Gattungsnamen, und das gibt manchmal zu Verwechslungen Anlaß. Außerdem waren es aber auch 2 verschiedene Produkte des Pferdes, die unter dem Namen *Hippomanes* gingen: 1. eine fleischartige Masse, die beim neugeborenen Füllen in der Stirngegend gefunden wurde, und deren man sich gleich nach der Geburt versichern mußte, ehe die Mutterstute diese — offenbar ein Placentastück darstellende — Masse auffraß; 2. den von einer brünstigen Stute abgegebenen Vaginalschleim. Beide Produkte dienten im Altertum zu „Philtra", d. i. Liebestränken, als Aphrodisiaca. GOTTFRIED KELLER erwähnt in der Erzählung aus dem Mittelalter „Dietegen" diesen Gebrauch des „Giftes *Hippomanes,* aus dem Stirngewächs eines erstgeborenen Füllens gebraut." Im späteren Volksgebrauch haben sich nur die getrockneten und gepulverten Placentastücke als Mittel erhalten, hauptsächlich bei Epilepsie und Kinderkrämpfen, aber auch bei Gemüts- und Geisteskrankheiten im Klimakterium und in der Pubertät, also Störungen während der hormonalen Umschaltung der Geschlechtsfunktionen. Seit in den letzten Jahrzehnten der hohe Gehalt des Chorions an gonadotropem Hormon festgestellt ist, ist die Wirkung und Anwendung dieses seltsamen Tierproduktes nicht mehr als bloßer Aberglauben abzutun.

Als C. HERING[3] und 9 andere in den 50er Jahren des 19. Jh. 15 Versuche mit *Hippomanes* anstellten, stand nur eine reichlich dunkle Überlieferung zu Gebote. Nach der Schilderung ist es wohl sicher, daß die Substanz, die der Pfarrer HELFERICH, einer der Mitprüfer, von der Zunge eines neugeborenen Füllens genommen hatte, von der Allantoisflüssigkeit stammte und Chorion-Bestandteile enthielt. Die Prüfungen wurden mit einer Urtinktur, der 3., 4. und 30. Potenz angestellt, jedoch geht aus dem Bericht die bei einzelnen Prüfern angewandte Potenz nicht klar hervor; insbesondere trifft das leider zu für einen Arzt Dr. FLOTO, der am stärksten reagiert und zuverlässig beobachtet zu haben scheint. Bei ihm war die Wirkung auf die Geschlechtsfunktionen und auf den Gemütszustand am deutlichsten. Spannende und ziehende Schmerzen in den Hoden, verstärkter Geschlechtstrieb mit übermäßigen Erektionen und nächtliche Pollutionen, geile Phantasien und Träume bringen die erstere Wirkungsrichtung zum Ausdruck. Hinsichtlich der weiblichen Genitalfunktionen findet sich nur für eine Prüferin die Angabe, daß die Menses 14 Tage zu früh, ohne Schmerzen eintraten, sowie die allgemeine Bemerkung, daß die Menses, namentlich während des Klimakteriums, durch *Hippomanes* befördert würden. Zeichen von Gemütsverstimmung, geistiger und körperlicher Erschöpfung sind vielfach vermerkt: Mißmutig, hypochondrisch, unzufrieden mit allem, lebensüberdrüssig, streitsüchtig, ängstlich besorgt um die Zukunft; unfähig zu geistiger Arbeit, „nach Lesen eines Satzes hat er den Anfang vergessen", geistige Anstrengung verschlimmert die Kopfschmerzen, schlimmer gegen Abend. Die häufig geschilderten Kopfschmerzen haben keine charakteristischen Züge, Schwindel ist nur vereinzelt vermerkt. Für den alten Gebrauch von *Hippomanes* bei Epilepsie finden sich also nur schwache Hinweise. In der Homöopathie ist

Hippomanes weder dafür noch für Gemütsleiden, die mit Störungen der Sexualfunktionen in Zusammenhang stehen, gebraucht worden. Statt dessen ist hie und da ein vereinzeltes Symptom herausgegriffen worden, ohne daß ein Grund für diese Hervorhebung, geschweige denn eine Bestätigung durch die Erfahrung zu finden wäre. Wenn die einmalige Angabe in der Prüfung „Große Schwäche der Hände, so daß er nichts mit ihnen festhalten konnte" angeblich einmal zu einer „Kur" von Chorea geführt haben soll (ohne daß die betreffende Krankengeschichte gegeben ist), so genügt das wahrlich nicht, um die Indikation „Chorea" für *Hippomanes* zu wiederholen.

Nachdem das gonadotrope Hormon des Chorions, aus dem Urin schwangerer Frauen oder dem Serum schwangerer Stuten gewonnen, zur Verfügung steht, ist es unwahrscheinlich, daß Versuche mit dem bisher kaum gebrauchten *Hippomanes* wieder aufgenommen werden. So wird dieses Kapitel nur mehr ein historisches Interesse haben.

Thyreoidinum

Thyreoidin ist die getrocknete und gepulverte Schilddrüsensubstanz von Schafen. Sofern es wie viele andere Organpräparate (Ovarium, Pankreas usw.) nur im Sinne einer Substitutionstherapie, bei mangelnder Funktion des entsprechenden Organs, angewandt wird, bedarf es hier keiner Erörterung. Es liegen auch keine Arzneiprüfungen von *Thyreoidin* vor. Die Symptome der Hyperthyreose und Thyreotoxikose sind genugsam bekannt, und es ist nicht zu erwarten, daß Prüfungen mit verschiedenen Potenzen Wesentliches hinzufügen würden. Im homöopathischen Sinne ist *Thyreoidin* in höheren Potenzen nur als Zwischenmittel in seltenen Gaben bei Hyperthyreosen angewandt worden. Wieviel es in solchen Fällen zum Erfolg beigetragen hat, ist schwer zu beurteilen; denn Fälle, in denen es das einzige Mittel im Laufe der Behandlung war, sind nicht bekannt.

Thyreoidin ist aber auch auf einige diagnostische Indikationen hin gebraucht worden, bei denen eine Unterfunktion der Schilddrüse nicht unmittelbar zutage tritt. Bei veralteter Psoriasis fettsüchtiger Personen hat man zeitweilige Erfolge unter längerer Behandlung mit kleinen Gaben der Substanz selbst gesehen; es versteht sich, daß dabei Vorsicht unter ständiger Beobachtung notwendig ist. Der zeitweilige Erfolg ist wahrscheinlich dem direkten Eingriff in den intermediären Stoffwechsel, der verstärkten Oxydation und der Herabsetzung des Cholesterinspiegels im Blut, zuzuschreiben. Ähnlichkeit kann nur mit Erscheinungen der Hypothyreose, mit der trokkenen, dicken, kalten, schlecht ernährten Haut und dem hohen Cholesterinspiegel bei Myxödem gefunden werden. Diese Anwendung von *Thyreoidin* steht also der Substitutionstherapie nahe und ist nicht homöopathisch gedacht.

Bei den Versuchen, gehemmte Wachstums- und Entwicklungsprozesse durch *Thyreoidin* anzuregen, handelt es sich ebensowenig um eine abgestimmte Reiztherapie. Solche Versuche sind gemacht worden bei Ausbleiben des Descensus testiculorum bei Knaben, ferner bei verzögerter Pubertät bei beiden Geschlechtern und schließlich bei schlecht heilenden Knochenfrakturen. Zu letzteren bildet die verzögerte Wundheilung bei Hypothyreosen das Gegenstück. Es ist nicht zu bestreiten, daß das Schilddrüsenhormon auf Wachstums- und Entwicklungsvorgänge einen tiefgreifenden Einfluß haben kann. Aber es ist auch nicht verwunderlich, daß es nur hie und da gelungen ist, diesen Einfluß bei Störungen, wie den genannten, durch Verabreichung von *Thyreoidin* erfolgreich auszunutzen. Wenig Anklang scheint bisher die Empfehlung von *Thyreoidin* für Fibrome des Uterus und der Mamma gefunden zu haben. Wechselbeziehungen zwischen Schilddrüse und weiblichen Organen sind zwar altbekannt, aber die biochemischen Zusammenhänge sind noch ungenügend geklärt. Auch über den Einfluß der Schilddrüsenhormone auf gutartige Geschwülste der weiblichen Organe lassen sich noch keine bestimmten Angaben machen. Bei all diesen therapeutischen Versuchen handelt es sich um ziemlich grobe Eingriffe mit substantiellen Gaben; die Indikationen aus pathologisch-anatomischen Diagnosen sind für den einzelnen Fall zu wenig bestimmt, und dem entspricht die Unsicherheit der Erfolge. Um eine Behandlung nach homöopathischen Grundsätzen handelt es sich da jedenfalls nicht.

Da die Erfahrungen mit Potenzen von *Thyreoidin* bei Hyperthyreosen noch zu wenig gesichert sind, hat auch dieses Organmittel nur geringe Anwartschaft auf einen Platz in der homöopathischen Arzneimittellehre.

Oleum animale

Das *Tieröl,* welches mehr als ein Jahrhundert lang eine ziemlich große Bedeutung als Arznei hatte, ist das *Oleum animale aethereum,* DIPPELS *Tieröl.* Das Produkt der trockenen Destillation tierischer Stoffe war zwar schon 100 Jahre vor DIPPEL den Iatrochemikern, insbesondere VAN HELMONT, bekannt, erlangte seinen Ruf als Arznei aber erst im Anfang des 18. Jh. durch DIPPEL, der in dem Präparat geradezu eine Panacee gefunden zu haben glaubte.

Die ölige Fraktion, die sich bei der langsamen Verbrennung von tierischen Substanzen, wie Knochen oder Hirschhorn, abscheidet, ist das *Oleum animale foetidum,* Knochenteeröl bzw. Hirschhornöl. Aus diesem Rohmaterial wird durch vorsichtige Destillation das „ätherische“ *Tieröl* als wasserhelle Flüssigkeit gewonnen, die aber an der Luft bald wieder eine gelbliche und dann bräunliche Farbe annimmt. Der überaus widrige Geruch und Geschmack des Rohöls ist durch das Rektifizieren gemildert, aber nicht beseitigt. Für das *Oleum animale Dippelii* bildet das Hirschhornöl das Ausgangsmaterial.

Wie andere Teerprodukte enthält dieses Destillat eine Mannigfaltigkeit von organischen Verbindungen, und da die Bereitungsvorschriften nicht genau festgelegt sind, ist eine gleichmäßige Zusammensetzung nicht zu erwarten. In der Hauptsache sind Pyridinbasen, Pyrrol und dessen Homologe, sowie Chinolinbasen, Nitrile von Fettsäuren und Benzolkohlenwasserstoffe gefunden worden. Das ist offenbar eine Mischung mit vielen und starken Wirkungsmöglichkeiten sowohl auf das zentrale wie das autonome Nervensystem. Es ist daher nicht verwunderlich, daß man beim innerlichen Gebrauch von DIPPELS *Tieröl* Speichelfluß, Erbrechen, Durchfall und Nierenreizung beobachtet hat. Das rohe Tieröl hat bei ausgedehnter äußerlicher Anwendung Kollaps und sogar Tod zur Folge gehabt. Aber aus diesen grobtoxischen Wirkungen läßt sich nichts entnehmen, was für *Oleum animale* besonders bezeichnend wäre.

Als Arznei hat dieses Präparat bis weit in das 19. Jh. eine hervorragende Stellung unter den sog. empyrheumatischen, brenzlichen Ölen eingenommen. Die Indikationen waren sehr weit gefaßt und für heutige Begriffe nicht gerade klar beschrieben. In der Hauptsache waren es Krampfzustände, Neuralgien und Lähmungen, für die das Mittel empfohlen wurde. HAHNEMANN[4] sagt: „Man hält in der periodischen Fallsucht viel auf dasselbe, verordnet es aber seiner Kostbarkeit und seltenen Güte wegen nicht oft". In der ersten Hälfte des 19. Jh. wurde *Oleum animale* noch von vielen Ärzten bei schweren Fällen von Epilepsie, die allen anderen Mitteln widerstanden, als Heilmittel gepriesen. Es wurde in großen Gaben (von BIETT zu 40—150 Tropfen 2mal tgl.!) angewandt. Seit 100 Jahren ist es sehr still um diese wie die mannigfachen anderen Anwendungen des *Tieröls* geworden.

Auch in die homöopathische Arzneimittellehre ist nichts von dem alten Ruhm des *Oleum animale* hinübergerettet worden, trotzdem NENNING, SCHRETER und TRINKS[5] eine Arzneiprüfung vorgenommen haben. Es ist nicht ersichtlich, wieviele Prüfer und Prüferinnen daran teilgenommen haben, auch nicht, welche Potenzen und wie oft und wie lange sie gegeben wurden. Eine Angabe, daß Schweiß, Speichel, Urin und Faeces nach dem Prüfstoff rochen, läßt darauf schließen, daß z. T. wenigstens massive Gaben angewandt wurden.

Es ist nicht einfach, aus einem Register von 752 Prüfungssymptomen die für das Arzneibild wesentlichen Hinweise herauszufinden; es ist aber auch gar nicht ernsthaft versucht worden. Statt dessen hat man einige in der Prüfung wenig auffallende Modalitäten als charakteristisch hingestellt; z. B. ist aus einer Reihe von Angaben über krampfhafte Gesichtsschmerzen eine hervorgehoben worden: „In beiden Jochbeinen Gefühl, als wenn man sie mit Gewalt in die Höhe zöge, was nach Reiben vergeht." Damit ist eine andere vereinzelte Angabe verquickt worden: „Heraufgezogene, schmerzhafte Hoden", und dann „schmerzhaftes Heraufziehen" als Modalität für *Oleum animale* hingestellt worden! Die wenigen Fälle, in denen *Oleum animale* auf so willkürliche und zusammenhanglose Indizien hin angewandt worden ist, sind denn auch alles andere als überzeugend. Ein Versuch, die Prüfungssymptome im Hinblick auf die alten empirischen Indikationen hin zu sichten, ist überhaupt noch nicht unternommen worden. In der Richtung auf Epilepsie ließen sich eine ganze Reihe von Symptomen aus der Prüfung anführen, z.B.: „ein kurzer, einer bevorstehenden Ohnmacht ähnlicher Zustand; krampfhaftes Ziehen in verschiedenen Teilen des Körpers; Unbesinnlichkeit; plötzliche Besinnungslosigkeit, die nur einen Augenblick dauert; es vergeht ihm auf einen Augenblick Hören und Sehen, so daß er seiner gar nicht bewußt ist, eine Art Unbesinnlichkeit; es ist ihr wie im Traume, die Gedanken wollen ihr vergehen; öfteres Versinken in Gedankenlosigkeit, aus der sie beim Anreden wie aus dem Schlafe erwacht; Schwindel und Taumel, beim Bücken im Freien." Berichte über Anwendung von *Oleum animale* bei Epilepsie, die zur Bestätigung und genaueren Bestimmung führen könnten, sind aber nicht zu finden. Ebenso verhält es sich mit dem alten Gebrauch bei einseitigem Gesichtsschmerz und Kinnbackenkrampf; auch dafür liefert die Prüfung deutliche Hinweise, sie sind aber bisher nicht benutzt worden. Für die alte Empfehlung des Mittels bei Hysterie, die auch in die homöopathischen Texte übernommen worden ist, bietet die Prüfung dagegen keine besonderen Anhaltspunkte.

Die Arzneiprüfung hat es nicht verhindert, daß *Oleum animale* immer mehr in Vergessenheit gerät. Mangels Erfahrung hat sich ein brauchbares Arzneibild bisher nicht gestalten lassen.

Pyrogenium

Das Ausgangsmaterial für *Pyrogen* ist ein Filtrat, das aus zersetztem Rindfleisch gewonnen wird. Das Kapitel *„Pyrogen"* ist nicht gerade ein Ruhmesblatt der homöopathischen Literatur. Zunächst ist schon eine große Verwirrung über das Präparat selbst durch CLARKES[6] Bericht entstanden, der selbst von neueren Autoren unkritisch nachgeschrieben wurde. Zum größten Teil bezieht sich diese Abhandlung gar nicht auf das Präparat, welches heute *Pyrogen* genannt wird, sondern auf septischen Eiter unbekannter Herkunft. KENT[7] hat bestätigt, daß sowohl SHERBINOS[8] Prüfung als auch die meisten amerikanischen Krankengeschichten sich auf SWANS Infinitesimalpotenzen von septischem Eiter beziehen. KENT selbst hat sowohl SWANS Präparat (von Eiter) wie auch HEATHS *Pyrogen* (von zersetztem Rindfleisch) gebraucht, zog aber letzteres vor. Eine äußerst dürftige Prüfung von BOOCOCK [9] ist mit der C 6 eines Präparates angestellt worden, dessen Ursprung nicht festgestellt werden kann; die wenigen Ergebnisse sind aber auch ohnehin kaum der Erwähnung wert. Man steht also der leidigen Tatsache gegenüber, daß keine Arzneiprüfung von *Pyrogen* vorliegt und die Indikationen für den Gebrauch des Mittels nur aus Beobachtungen in Krankheitsfällen oder aus Tierversuchen abgeleitet sind. Die Tierversuche von SANDERSON [10] sind auch nicht mit *Pyrogen*, sondern mit irgendeinem Eiter angestellt, und die von DRYSDALE [11] hergestellte und benutzte Tinktur war ähnlicher Herkunft. So krasse Tierversuche aus einer vor-bakteriologischen Epoche, wie die SANDERSONS, sind völlig überholt, es brauchte darauf auch nicht mehr eingegangen zu werden, selbst wenn sie sich auf *Pyrogen* bezögen.

Die Einführung des Präparates, welches nunmehr allein als *Pyrogen* anerkannt ist, wird gewöhnlich HEATH zugeschrieben; aber selbst das trifft nicht oder doch nur mit Einschränkung zu. v. BALOGH [12] berichtet, wie er, angeregt durch die experimentelle Studie von M. HEMMER [13], zwischen 1866 und 1869 das folgende Präparat herstellte: „Es wurde das Muskelfleisch verschiedener Tiere in ein reines Glas gelegt, destilliertes Wasser darauf gegossen und dasselbe, mit feinem Batist verbunden, der Sonne ausgesetzt. Nach 6 Wochen bekam ich eine furchtbar penetrante, breiige, graubräunliche Masse, welche mit einer schmutzigen Flüssigkeit bedeckt war. Dieses Gemengsel hatte ich dann gut aufgerührt, sehr behutsam öfters durchfiltriert und bereitete dann aus der klaren Flüssigkeit lege artis die 6. Dezimalverdünnung.“ Das Herstellungsverfahren war das gleiche wie das von HEMMER angegebene, nur daß dieser Muskeln von einer menschlichen Leiche als Ausgangsmaterial benutzte. Es waren schon früher häufig Tierversuche mit Fäulnisprodukten verschiedener Art gemacht worden; sie sind von HEMMER angeführt worden, beginnend mit den umfangreichen Versuchen GASPARDS [14] zwischen 1808 und 1822. Schon frühzeitig war die Ähnlichkeit der Effekte mit den Zeichen und Symptomen von Typhusfieber aufgefallen. HEMMER scheint der erste gewesen zu sein, der das flüssige Fäulnisprodukt bei Tieren nicht nur subcutan, sondern auch auf dem Magenwege versuchte, in beiden Fällen waren die Ergebnisse im allgemeinen dieselben. Die große Ähnlichkeit der Zeichen und Symptome, namentlich der anatomischen Veränderungen am Magen-Darm-Kanal, mit denen von Typhus, wie HEMMER sie beschrieben hatte, machte einen starken Eindruck auf v. BALOGH. Er stellte sein Präparat, für das er den Namen „*Putridin*“ vorschlug, mit der ausgesprochenen Absicht her, es als das homöopathische Mittel bei Typhus zu verwenden. Da gerade keine Typhusfälle in seiner Behandlung waren, sandte er das Präparat (anscheinend die D 6) an AEGIDI, und dieser schrieb in einem Brief, April 1869, daß er einen Fall von Typhus mit dem Mittel erfolgreich behandelt habe, nachdem die sonst üblichen Mittel versagt hätten. Demnach unterscheidet sich das Präparat, das HEATH 10—11 Jahre später als „*Pyrogen*" herstellte, nur dadurch von dem v. BALOGHS, daß mageres Rindfleisch als Ausgangsmaterial bestimmt wurde und die Zeit für die Zersetzung des Fleisches statt 6 Wochen nur 2 bis 3 Wochen betrug. Bei dieser geschichtlichen Erinnerung handelt es sich nicht um die Priorität; weder HEATH noch BURNETT[15], welcher *Pyrogen*, hauptsächlich in C 6, als Fiebermittel propagiert hat, wußten offenbar etwas von HEMMERS oder v. BALOGHS früherer Arbeit. Ebensowenig kannte v. BALOGH noch im Jahre 1902 die Arbeiten von HEATH und BURNETT, denn er erwähnt nur DRYSDALE, dessen Broschüre ihm aber nicht zugänglich war. Von einer großen Errungenschaft für die Homöopathie kann man in keinem Fall sprechen, da es versäumt wurde, durch Versuche an gesunden Menschen die Voraussetzung für den homöopathischen Gebrauch eines so obskuren Präparates zu schaffen.

Niemand wird bestreiten, daß ein Fäulnisprodukt wie *Pyrogen* ernste Fieberzustände beim Menschen sowohl wie beim Tier hervorrufen kann und daß die toxischen Wirkungen beim Tier denen von Infektionen ähnlich sind, vielleicht am meisten denen von Typhus abdominalis. Aber diese toxikologische Basis ist für die Anwendung von *Pyrogenium* zu unbestimmt.

Mit der Anwesenheit pathogener Bakterien in dem Filtrat braucht nicht gerechnet zu werden. Es ist anzunehmen, daß die wirksamen Stoffe niedermolekulare Verbindungen sind, wie sie bei der bakteriellen Zersetzung von Muskel-Proteinen und -Nucleoproteiden anfallen. Die Zusammensetzung des Ausgangsmaterials wird also von der Bakterienflora abhängen, die jeweils auf dem Muskelsubstrat wächst. Für gewöhnlich dürfte das ubiquitäre Bacterium vulgare (Proteus) die Hauptrolle bei dem Zersetzungsprozeß spielen. Die Bakterien wandeln durch Decarboxylierung die verschiedenen Aminosäuren in die entsprechenden Amine um, u. zw. mit Hilfe ihres Enzyms Aminocarboxylase. So entstehen die Monoamine Isobutylamin $(CH_3)_2.CH.CH_2.NH_2$, aus Valin; Isoamylamin $(CH_3)_2.CH.CH_2.CH_2.NH_2$ aus Leucin; die Diamine, Putrescin $NH_2(CH_2)_4.NH_2$, aus Arginin und Cadaverin $NH_2.(CH_2)_5.NH_2$, aus Lysin, werden durchweg gefunden; in wechselndem Ausmaße kommen wahrscheinlich aromatische Amine hinzu, wie Phenylaethylamin von Phenylalanin, Tyramin von Tyrosin, Tryptamin von Tryptophan und Histamin von Histidin. Die Monoamine sind anscheinend in erster Linie für die Erhöhung der Körpertemperatur, des Grundumsatzes und des Blutdruckes verantwortlich; sie wirken über die ergotropen (sympathicotropen) Zentren im Zwischenhirn. Nach den Ergebnissen von Tierexperimenten zu urteilen, sind die Diamine Putrescin und Cadaverin weniger toxisch, sie setzen die Körpertemperatur und den Blutdruck herab, wirken aber stärker auf die motorischen und Atmungszentren. Bei einem Produkt von so ungleichmäßiger Zusammensetzung mögen wohl noch andere toxische Bestandteile vorkommen, aber eine organisch-chemische Analyse liegt noch nicht vor. Eine spektrographische Aschenanalyse, wie sie vor einiger Zeit in England vorgenommen wurde, ist für die toxikologische Fragestellung gänzlich belanglos.

Unsere Kenntnis von den Wirkungen des *Pyrogens* stammt aus Tierversuchen und Beobachtungen an Kranken, es fehlt ihr das wesentliche Stück, welches für eine richtige homöopathische Anwendung benötigt wird, die Kenntnis der besonderen Merkmale, die aus Versuchen an gesunden Menschen beigebracht werden müßte. Die Ähnlichkeit der toxischen Wirkungen mit den Zeichen und Symptomen von gewissen Infektionskrankheiten, etwa Typhus, ist viel zu vage; sie trifft für eine Reihe von anderen Arzneistoffen ebensogut zu. Durch welche Symptome und Modalitäten soll man *Pyrogenium* von diesen anderen unterscheiden? Die Aussichten, durch Beobachtung in Krankheitsfällen zu bestimmten Indikationen zu gelangen, sind nicht groß. Die den Infektionskrankheiten allgemein zukommenden pathognomonischen Symptome kommen dafür nicht in Betracht. Es ist nicht sehr aufschlußreich, wenn lang anhaltende und hohe Fieber mit Delirium, Ruhelosigkeit und profusen Schweißen als Indikationen für *Pyrogen* angegeben werden. Auch was an näheren Bestimmungen angeführt zu werden pflegt, kommt ebenso in den Arzneibildern anderer Fiebermittel (z. B. *Baptisia, Arsen. alb., Rhus tox.)* vor: „Rote, trockene, ‚gefirnißte' Zunge, ‚das Bett fühlt sich zu hart an', das Wundheitsgefühl wird durch Bewegung für eine kurze Weile erleichtert; Schwitzen führt keine Temperatursenkung herbei; stinkende Absonderungen." Ein Kennzeichen des Fieberverlaufs soll aber für *Pyrogen* ganz besonders sprechen: ein Mißverhältnis zwischen Körpertemperatur und Pulsfrequenz, entweder sehr hohe Körpertemperatur bei verhältnismäßig niedriger Pulsfrequenz (wie es nicht selten bei Typhus gefunden wird) oder umgekehrt eine im Verhältnis zur Temperatur sehr hohe Pulsfrequenz (wie z. B. in manchen Fällen von Endocarditis). Aber auch diese Modalitäten sind noch zu wenig durch zuverlässige Krankengeschichten gesichert. Noch wichtiger wäre eine klinische Bestätigung für die weitere Angabe, nach der *Pyrogen* noch eine günstige Wendung in Fällen herbeiführen könne, in denen die Kreuzung der Temperatur- und der Pulskurve den drohenden cardiovasculären Kollaps ankündigt.

Pyrogen ist in erster Linie empfohlen worden für lange anhaltende Fieberzustände, wie bei Typhus, Puerperal- und anderen „septischen" Fiebern. Selbst wenn mehr und genauere Erfolgsberichte vorlägen, als es der Fall ist, wäre es nicht leicht, den Wert des Einsatzes von *Pyrogen* bei solchen Infektionskrankheiten zu beurteilen. Ein paar unter *Pyrogen* geheilte Typhusfälle z. B. besagen nichts, wenn man bedenkt, daß selbst in vor-chemotherapeutischen Zeiten in manchen Epidemien 80—90% der Patienten genasen. Bei Puerperalfieber macht es einen gewaltigen Unterschied, ob es sich um eine lokalisierte oder generalisierte Infektion handelt. Ein durch *Pyrogen* geheilter Fall der letzteren Art ist in der Literatur nicht zu finden. Bei einem ungeprüften Mittel, das nur auf Krankheitsdiagnosen hin verordnet werden kann, ist die Beurteilung vollends auf klinische Kasuistik angewiesen. Was in früheren Zeiten in dieser Hinsicht versäumt worden ist, wird sicherlich in der bakteriostatischen Ära nicht nachgeholt werden. Denn kein Arzt wird wohl heute so kühn sein, sich bei Infektionskrankheiten von ernster oder zweifelhafter Prognose auf *Pyrogen,* und *Pyrogen* allein, zu verlassen. Damit ist nun nicht gesagt, daß die Anwendung von *Pyrogen* bei anhaltenden septischen Fiebern völlig zu verwerfen sei. Es mag immerhin sein, wenn ich selbst es auch nicht gesehen habe, daß *Pyrogen* in manchen Fällen dieser Art dem Krankheitsverlauf eine günstige Wendung zu geben vermag.

Pyrogen ist ferner für Folgeerscheinungen von bakteriellen Infektionen empfohlen worden, wie hartnäckige Abceßbildungen oder verzögerte Erholung. Aber auch dafür fehlt es an überzeugenden Krankengeschichten.

In den letzten Jahrzehnten ist der Gebrauch von *Pyrogen* auch auf Influenza ausgedehnt worden. Angesichts der großen Verschiedenheit im Verlauf bei Grippeepidemien, kann den „Eindrücken" einzelner Beobachter, daß *Pyrogen* den Krankheitsverlauf günstig beeinflußt und abgekürzt habe, nicht viel Gewicht beigelegt werden. Erfolgsberichte aus schweren Epidemien, wie der am Ende des ersten Weltkrieges, liegen nicht vor. Wenn nun so gewöhnliche Symptome einer beginnenden Grippe, wie „Frostigkeit und Schaudern, Zerschlagenheitsschmerz in allen Gliedern und Knochen", in das Arzneibild von *Pyrogen* eingeführt werden, ohne daß ein Anhalt dafür aus Arzneiprüfungen vorliegt, so ist darin wahrlich keine Errungenschaft zu erblicken.

Schließlich ist der Gebrauch von *Pyrogen* durch PRINZING[16] auch noch auf generalisierte Wundinfektionen ausgedehnt worden. Aus seiner Erfahrung im letzten Weltkrieg hat PRINZING über gute Erfolge mit subcutanen Injektionen von *Pyrogen,* in monatlichen Intervallen, meist in D 30, berichtet. Für *Pyrogen* geeignete Fälle sollen sich von solchen für *Lachesis* angeblich durch das Aussehen der Wunden und durch die Modalität: *Lachesis* schlimmer von Wärme, *Pyrogen* besser von Wärme, unterscheiden lassen. Eine Nachprüfung dieser Angaben in größerem Umfange ist in dieser Epoche der Antibiotica kaum zu erwarten.

Ein Arzneibild von *Pyrogen,* das homöopathischen Anforderungen genügt, haben wir nicht. Den Optimismus anderer Autoren hinsichtlich *Pyrogen* kann ich nach der — allerdings sehr geringen — Erfahrung mit D 30 und C 30 des Mittels nicht teilen.

Ambra grisea

Obwohl *Ambra* schon mindestens 500 Jahre, wahrscheinlich aber schon bei den arabischen Ärzten des Mittelalters, bekannt und im Gebrauch war, blieb die Herkunft und Beschaffenheit dieses eigenartigen Produktes lange Zeit rätselhaft und ist auch bis heute noch nicht völlig geklärt. SWEDIAUR[17] war wohl der erste, der *Ambra* als ein Produkt des Pottwals, Physeter macrocephalus L., erkannte. PARACELSUS nennt *Ambra* schon zusammen mit *Moschus* und *Zibet*, er beschreibt, wie man ihre „Quintessenz" extrahiert; ihr „Leben", d. i. ihre biologische Bedeutung, findet er in ihrem Geruch. „Der Aromatischen Dingen Leben, als da ist Bisem, Muscus, Ambra, Zibeta etc., und was da einen starken, gutten, lieblichen Geruch hatt: sein Leben ist auch nichts anders als sein gutter Geruch, dann so es denselbigen verleuret, ist es auch ein todtes Ding, das nichts mehr soll" [18]. Diese Aromatica sind nach PARACELSUS Konservierungsmittel, indem sie Ungeziefer fernhalten; die Quintessenz von *Ambra* soll nicht nur dem Aussatz seine Giftigkeit nehmen, sondern auch Lungen und Herz läutern. Bei A. LONICER [1573] findet man ein Kapitel über *Ambra* ebenfalls zwischen *Moschus* und *Zibet*. LONICER will *Ambra* „chrysea" statt „grisea" nennen, weil die goldgelbe Sorte besser sei als die graue. Damals wurde *Ambra* schon in Zusammenhang mit Walen gebracht: Eine entsprechende Stelle bei MATTHIOLUS [1554] wird von LONICER wie folgt verdeutscht: „Diese *Ambra* isset der Wall-Fisch einer, so Azelus wird genennet; so derselbigen gantz begierig nacheilet und sich daran überisset und überfüllet, daß er daran stirbet und auf dem Wasser liegen bleibet. Diss wissen die Fischer und haben Acht darauf und ziehen ihn zu Land, hauen ihn auf und nehmen also die Ambra aus ihm." Was LONICER in der herkömmlichen Weise über Kraft und Wirkung der *Ambra* zu berichten weiß, läßt den Charakter des Mittels als „Nervinum" erkennen; es wurde gebraucht bei lähmigen Gliedern, Gedächtnisschwäche, Schwindel, als Räuchermittel bei epileptischen und hysterischen Anfällen, zur „Stärkung von Herz und Hirn und zur Reinigung der Brust." MATTHIOLUS [1554] betont besonders die Wirkung von *Ambra* bei Impotenz der alten und der von Natur frigiden Leute. Eine ähnliche Wirkung wurde dem Moschus- und Zibet-Sekret zugeschrieben, die beide als Aphrodisiaca mehr gebraucht wurden als *Ambra*. HAHNEMANN[19] sagt über den arzneilichen Gebrauch der *Ambra: „Ambra* ist fast für jedermann das angenehmste Räucherwerk, und eins der besten analeptischen, herzstärkenden und Lebensgeist ermunternden Mittel, doch nur in größeren Gaben als man sonst gab. Erst nach 30 Gran erscheint nach BOSWELL [20] eine angenehm reizende Wirkung auf die Nerven und Blutgefäße; in Auflösung vermutlich schon bei kleinern Gaben. Es lassen sich krampfstillende und beruhigende Kräfte von ihm erwarten. Was er in Unvermögenheit, Unfruchtbarkeit, Hysterie und Schlagflüssen vermag, muß außer dem, was die Alten darüber gesagt, noch durch nähere Erfahrung bestätigt werden."

Damals [1793] war sich HAHNEMANN über die Herkunft der *Ambra* vom Pottwal noch nicht klar, er hatte SWEDIAUR (l. c.) offenbar noch nicht gelesen. In der Vorrede zu seiner Prüfung der *Ambra*[21] führte er aber an: „Die ächte *Ambra,* ein Erzeugnis in den Eingeweiden des Pottfisches, wie schon SWEDJAUR bewies, und wahrscheinlich ein talgartiges Product aus der Gallblase desselben, wird in der besten Güte an den Küsten von Madagaskar und Sumatra, besonders nach Seestürmen aus dem Meere gefischt.". Im Apothekerlexikon hatte HAHNEMANN aber schon eine überaus genaue Beschreibung der äußeren Kennzeichen der verschiedenen Sorten von *Ambra* gegeben und auch die häufigen Einschlüsse von Stückchen des Kiefers von Octopoden in *Ambra* nicht unbeachtet gelassen. Er wußte ferner, daß die wachsartigen Stücke „mit eingesprengten weißlichen, sehr geruchvollen Punkten durchwebt sind". Als Probe auf die Güte der *Ambra* galt, „daß, wenn man mit einer glühenden Nadel hineinsteche, zwar nichts an derselben hängen bleibe, aber ein wohlriechendes Öl aus der Öffnung dringe".

Von dem in *Ambra* eingeschlossenen flüchtigen, wohlriechenden Öl kennt man heute 2 Bestandteile, beide Terpenoide, die offenbar genetisch zusammenhängen: Dihydro-γ-Ionon und Ambrein; ersteres ein Sesquiterpenoidketon und letzteres ein Triterpenoidalkohol. Im Hinblick auf die nahe Verwandtschaft der *Ambra* zu Castoreum ist die dem Dihydro-γ-Ionon sehr ähnliche Strukturformel eines in *Castoreum* aufgefundenen Terpenoids beigefügt.

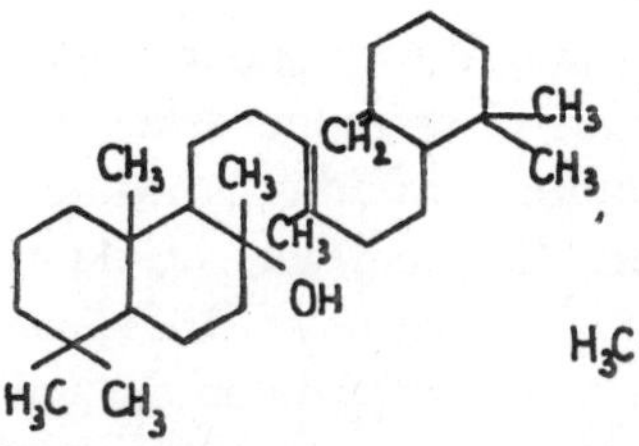

Ambrein $C_{30}H_{52}O$ 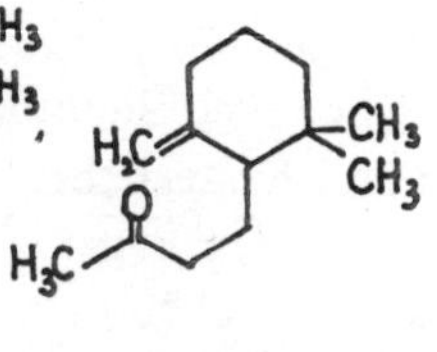 Dihydro-γ-Jonon (Ambra) $C_{13}H_{22}O$ 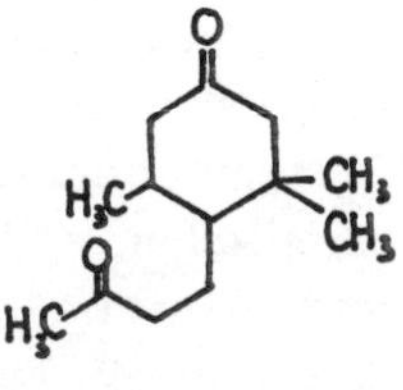 (in Castoreum) $C_{13}H_{22}O_2$

Derartige Terpenoide sind bei Tieren, im Gegensatz zu Pflanzen, sehr selten gefunden worden; eine ähnliche Verbindung ist uns nur im Iridomyrmecin der Ameisen begegnet. Es ist kaum zu bezweifeln, daß die beiden Terpenoide aktive Substanzen von *Ambra* sind, aber damit ist nicht gesagt, daß sie die einzigen sind. Über ihre Entstehung im Stoffwechsel des Wales ist nichts Sicheres bekannt. Es ist aber wahrscheinlich, daß Ambrein aus 2 Molekülen Squalen unter Ringbildungen zustande kommt. Squalen ist ein in Fischölen häufig vorkommender Stoff, könnte also mit der Nahrung aufgenommen sein, falls er nicht auch vom Wal aus Essigsäure-Molekülen synthetisiert werden kann. Das Dihydro-γ-Ionon ist offensichtlich ein Bruchstück von Ambrein.

Es ist aber auch daran zu denken, daß die wachsartige Grundsubstanz von *Ambra* eine Quelle weiterer wirksamer Stoffe sein könnte. Die Hauptmasse ist ein echtes Wachs, d. i. ein Ester eines höheren Alkohols mit einer höheren Fettsäure. Ein solches Wachs ist gerade beim Pottwal als Walrat, Cetaceum (auch Spermacetum genannt, weil es für das Sperma des „Spermwals" gehalten wurde) sehr gut bekannt. Es scheidet sich bei Abkühlung aus dem Öl aus, welches besonders reichlich in einem Hohlraum oberhalb des Schädels des Pottwals, Physeter macrocephalus, abgelagert ist; es spielt offenbar die Rolle des Fettes bei anderen Säugetieren. Das Wachs dieses Öles ist ein Ester der Palmitinsäure, $CH_3(CH_2)_{14} \cdot COOH$, und des Cetylalkohols, $CH_3(CH_2)_{14}CH_2OH$. Cetylalkohol ist übrigens auch im Darm von anderen Säugetieren, auch von neugeborenen Menschen, gefunden worden. Von diesem 16-C-Alkohol könnte sehr wohl ein Keton entstehen, das dem später zu erwähnenden Muscon (in *Moschus*) und Zibeton (in *Zibet*) an die Seite zu stellen wäre. Damit würde die Ähnlichkeit der Wirkungen auch von *Ambra* und *Moschus* eine chemische Basis erhalten. Bisher ist aber ein solches vom Cetylalkohol abzuleitendes Keton in *Ambra* noch nicht nachgewiesen.

Endlich sind in *Ambra* auch noch Steroide, eine weitere Komplizierung der Terpenoide, festgestellt worden; ihre Konstitution ist noch nicht bekannt.

Die biologische Bedeutung des flüchtigen Öles in *Ambra* für die Wale könnte, wie bei anderen arteigenen Geruchsstoffen im Tierreich, in der Instinktlenkung gesehen werden, und die von LONICER angeführte Erfahrung der Walfischfänger scheint das zu bestätigen. Dagegen spricht aber, daß der Riechapparat der Wale nur mangelhaft ausgebildet ist, und so muß diese Frage einstweilen offenbleiben. (Hat doch ein Wal schon früher einmal trotz seines überaus engen Schlundes einen kleinen Propheten lebendig verschluckt!) Was aber die potentiellen Wirkungen der Geruchsstoffe von *Ambra*, wie von *Moschus*, *Castoreum* und *Mephitis*, auf den Menschen betrifft, so erstrecken sie sich allem Anschein nach vornehmlich auf die instinktiven, triebhaften und emotionellen Funktionen, die so eng mit dem Geruchssinn gekoppelt sind.

Die Reaktionen des Menschen auf diese „Nervina" liegen durchweg im psychischen Bereich; die Symptome erfassen Selbstbeobachtungen oder Beobachtungen des Verhaltens anderer Menschen, sie lassen sich der Art und

Bedeutung nach vergleichen, aber nicht mittels eines gemeinsamen Maßstabes messen. Der alte Streit, ob diese Nervina erregend oder beruhigend wirken, ist müßig; denn der eine oder der andere Effekt ist von den Bedingungen der Anwendung abhängig, der jeweiligen Reaktionslage der Person, der wirksamen Stoffmenge usw. Niemand dürfte bezweifeln, daß durch die Einwirkung vieler Stoffe auf den Menschen psychische Symptome hervorgerufen werden können. Man stößt aber nicht selten auf einen grundsätzlichen Einwand gegen die Brauchbarkeit arzneilicher Stoffe bei psychogenen Störungen; wenn bei diesen die Angepaßtheit im Verhalten der Person an ihre Umgebung wiederhergestellt werde, so sei das stets, wenn nicht geplanter, dann unbeabsichtigter Psychotherapie zuzuschreiben. Dahinter steckt das Mißverständnis der sog. „causalen Therapie", als ob die Arznei oder der psychotherapeutische Einfluß d i e Ursache des heilsamen Effektes wäre und dabei von der betroffenen Person, einer doch nicht minder wesentlichen „Ursache", abgesehen werden könnte. In Wirklichkeit ist es doch so, daß sowohl die stofflichen wie die psychologischen Mittel (bedeutungsvermittelnde Worte oder Gesten) als Reize wirken, daß sie Reaktionen wecken, und daß es nicht nur von der Art des Reizes, sondern auch von der Responsivität der Person abhängt, was bei diesem „Treffen" herauskommt. Kurz, die Abgestimmtheit, eine qualitative Beziehung zwischen Agens und Reagens, ist entscheidend. Die Wahl des Mittels, ob arzneistofflich oder psychologisch, muß sich nach der Aufgabe richten, und wenn dasselbe Ziel auf verschiedenen Wegen erreicht werden kann, wird man den kürzesten und sichersten wählen.

Die potentiellen Wirkungen der Nervina liegen in jenem Zwischenbereich, in dem das Verhalten der Person einerseits nicht mehr normal, andererseits aber noch nicht ausgeprägt neurotisch erscheint, man könnte von einem prä-neurotischen Syndrom sprechen. Der Eingriff in den ständigen Anpassungsprozeß des Lebens ist — relativ zu der erlebenden Person — stark genug, um Symptome hervorzurufen, und die Symptome sind der Art, wie sie in seelischen Konfliktsituationen beobachtet werden, wenn die Bewältigung emotioneller und triebhafter Erlebnisse, ihre Einordnung in die Lebenserfahrung der Person, in Frage gestellt ist. Ob man ein solches Syndrom ein „neurotisches" nennt, ist eine sachlich unwichtige Frage der Definition. Jedenfalls wird man nicht von einer Neurose im üblichen Sinne sprechen, bei der die ursprünglichen Erlebniskonflikte in die Tiefe des Unbewußten versenkt oder verdrängt sind. In solchen Fällen kann eine Psychotherapie, die den vergessenen, aber nicht gelösten Konflikt wieder ins Bewußtsein hebt und einer psychischen Neubearbeitung und Erledigung zugänglich macht, mehr leisten als eine arzneiliche Behandlung. Damit ist aber nicht gesagt, daß nicht auch in einer „alt-eingelebten" Neurose gelegentlich die durch gegenwärtige Symptome angezeigte Arznei von Nutzen sein kann; nur zeigt die Erfahrung, daß das so behobene Syndrom alsbald durch ein anderes ersetzt zu werden pflegt. Man steht hier, im psychischen Sektor, dem Problem des Syndromwechsels bei chronischen Krankheiten gegenüber, dem Kern der von HAHNEMANN mit einer unassimilierbaren Schale umkleideten Psoratheorie.

Dem neurotischen Syndrom selbst kann man nicht ohne weiteres ansehen, ob eine arzneiliche oder psychologische Behandlung richtiger ist; vielmehr ist sein lebensgeschichtlicher Zusammenhang bestimmend für die Wahl der Methode. Entscheidend ist die Erfahrung. Eine sachliche Verständigung darüber ist aber nicht möglich, wenn gemeinsame Voraussetzungen fehlen, und das ist sowohl bei der arzneilichen wie bei der psychologischen Behandlung leider der Fall. Ein Beispiel mag das erläutern. Unser Patient leidet unter einer Einschlafstörung; sobald er sich abends zur Ruhe legt, drängen sich ihm unangenehme Gedanken und Phantasien auf, er kommt in eine Aufregung, die ihn nicht schlafen läßt. Eine oder einige wenige Gaben von *Ambra* D 3 beheben diese Schlafstörung. Außerdem findet man, daß auch gewisse „nervöse" Symptome, die sich tagsüber zu zeigen pflegten, verschwunden sind, u. zw. nicht nur solche, die sich als Folgen der mangelhaften Nachtruhe deuten lassen, sondern auch andere, die der Patient vorher zu erwähnen „vergessen" hat, die aber in seinem Verhalten aufgefallen sind; mag er selbst nun diese Symptome für belanglos gehalten haben oder aber, was für einen Ambra-Patienten kennzeichnend ist, wegen ihres heimlichen affektiven Gehalts der eigenen und fremden Aufmerksamkeit entzogen haben. Gegen eine solche ärztliche Erfahrung einzuwenden, daß es sich um eine suggestive Wirkung handele, ist allzu billig. Denn einmal kann man einen solchen nachhaltigen Erfolg von *Ambra* auch in Fällen sehen, in denen Abend für Abend Schlaf-erzwingende Arzneistoffe ohne nachhaltigen Erfolg (von unerfreulichen „Nebenwirkungen" ganz zu schweigen) verabreicht wurden, und zweitens müßte erst gezeigt werden, daß ein gleiches Resultat auch durch Scheinarznei erzielt werden kann. Es wird zwar niemand bestreiten, daß auch durch ablenkende Suggestionsbehandlung oder gar Hypnose eine nervöse Einschlafstörung zu beheben ist, aber jeder, der es versucht hat, wird zugestehen, daß das Verfahren mühsam und oft unbefriedigend ist. Wer den Versuch mit *Ambra* in geeigneten Fällen nicht gemacht hat und nicht machen will, ist nicht kompetent, ein Urteil abzugeben. Welche Fälle aber für *Ambra* geeignet sind, muß man aus deren Wirkungen auf den Menschen kennenlernen.

Für diese Kenntnis der Ambrawirkung ist HAHNEMANNS Prüfung[21] bis heute noch die Hauptquelle. Z. T. wurde die Prüfung von v. GERSDORFF geleitet. Wir wissen nicht, wieviel Prüfer und Prüferinnen daran teilgenommen haben, auch nicht welche Potenz zur Anwendung kam; daß die Potenz jedenfalls nicht höher als die C 3-Verreibung war, läßt sich daraus schließen, daß in der Vorrede die C 3 als für therapeutische Zwecke angemessen bezeichnet ist. Die 490 Symptome sind nach dem bei HAHNEMANN üblichen topographischen Schema registriert, was dem Verständnis des funktionellen Zusammenhangs nicht förderlich ist.

Die Wirkungen von *Ambra* äußern sich durchweg in psychischen und psychisch motivierten vegetativen Symptomen. Dasselbe gilt für die ganze Gruppe der „Nervina". Die Methode der Prüfung am Gesunden bringt es nun freilich mit sich, daß Symptome dieser Art fast in jedem Arzneiwirkungsbild einen hervorragenden Platz haben, und das hat die wohlbekannten Vorzüge und Nachteile bei der Verwertung der Ergebnisse. Die flüchtigen Geruchsstoffe erweisen sich aber als Nervina im engeren Sinne, weil sie auch bei massiver Dosierung keine strukturellen Veränderungen an den Geweben und Organen erkennen lassen. Wenn, wie bei den Nervina, eine lediglich psychologisch faßbare Symptomatik vorliegt, macht die Herausarbeitung der unterscheidenden Züge bei den sich nahestehenden Arzneimitteln begreifliche Schwierigkeiten. Die psychischen Reaktionen unterliegen von Person zu Person und von einer Lebensphase zur anderen erheblichen Schwankungen, und wenn diese durch arzneiliche Einwirkung verstärkt werden, muß schon die individuelle Verschiedenheit der Prüfer eine vielgestaltige Symptomatik ergeben. Allgemeine Beschreibungen, wie „deprimiert oder heiter, aufgeregt oder gehemmt, gelassen oder reizbar usw.", können daher wenig zur Charakteristik der einzelnen Arzneien aussagen. Erst recht sind diagnostische Begriffe, wie reizbare Schwäche, Neurasthenie, lediglich Überschriften, unter die alle Nervina gebracht werden können. Nicht auf die Häufigkeit, sondern auf die besondere Wertigkeit der Symptome für das bestimmte Arzneibild kommt es an. Bei dieser Auswertung hat die Erfahrung aus dem Gebrauch des Arzneimittels ein gewichtiges Wort mitzusprechen.

Bei *Ambra* ist es zweckmäßig, von den schon erwähnten Schlafstörungen auszugehen. Einmal sind diese durch Prüfungssymptome gut belegt und ferner werden sie kaum je bei Ambra-Patienten fehlen. „Gemüt so unruhig und aufgeregt. Unruhe und Aufgeregtheit, die das Einschlafen verhindern, unruhiger Schlaf mit ängstlichen Träumen, schreckhaftes Auffahren beim Einschlafen" sind Symptome, die man ebenso wie „Mattigkeit und Schwindel beim Aufwachen" auch bei vielen anderen Arzneimitteln finden kann. Bei *Ambra* sind es unangenehme Gedanken und Phantasien, eine Gemütsunruhe, die den Schlaf beeinträchtigen. „Ängstigende Gedanken steigen in ihm auf; der Phantasie bemächtigen sich Zerrbilder, Fratzen, Teufelsgesichter, welche er nicht loswerden kann; die Phantasie beschäftigt sich mit vielen geilen Bildern, auch im Traume." Es ist müßig, analytische Betrachtungen über den Ursprung dieser affektbetonten Unruhe anzustellen; denn es handelt sich hier nicht um die psychotherapeutische Behandlung des Prüfers, sondern um die Charakterisierung der Ambra-Symptome. Dafür müssen die sonstigen psychischen Symptome herangezogen werden, die unabhängig von der Schlafstörung bei den auf *Ambra* reagierenden Personen, Prüfern oder Patienten, beobachtet worden sind. Solche Angaben werden von Patienten selten spontan gemacht, es sind für sie unangenehme Erscheinungen, nicht Beschwerden, für die Abhilfe gesucht wird, der Patient vermeidet eher, die Aufmerksamkeit darauf zu lenken. Diese Scheu, seine affektive Übererregbarkeit offenbar werden zu lassen, ist gerade charakteristisch für Ambra-Patienten. In der Prüfung findet sich allerdings nur eine Angabe in dieser Richtung: „Ein öfteres Nottun zum Stuhle, es kommt aber kein Stuhl, und das macht sie sehr bänglich, wobei ihr die Nähe anderer Menschen unerträglich wird." Eine Verschlimmerung aller Beschwerden in Gegenwart anderer Personen, besonders Fremder, sowie beim Denken an die Beschwerden ist in das Arzneibild aus der Beobachtung an Patienten hineingekommen. Unbehagen und Verlegenheit in Gegenwart anderer Personen wird in mancherlei Symptomen geschildert, ohne daß diese eigentlich als krankhaft bezeichnet werden könnten: „Kann Stuhl (oder Urin) nicht in Gegenwart anderer entleeren; scheut Gesellschaft, ist wie stupid, errötet leicht; krampfhaftes Husten und Aufstoßen aus Verlegenheit." Man kann in der Prüfung eine ganze Anzahl ähnlicher psychogener Symptome finden, aber ihre Verschlimmerung in Gegenwart anderer Personen ist, abgesehen von dem erwähnten Beispiel, nicht vermerkt. Ablenkung und Hemmung der Aufmerksamkeit durch „innere", d. i. Gemüts-Unruhe dürfte solchen Symptomen zugrundeliegen wie: „Er konnte nichts recht überdenken, er ist wie stupid; die Gedanken sind sehr schwach, er muß alles 3- bis 4mal lesen und hat's doch nicht verstanden; arge Schwäche im Kopfe, mit Schwindel; dumm machende Spannung im Kopfe." Als eine affektive Hemmung des Auffassens darf man auch die „nervöse" Schwerhörigkeit ansehen; in der Prüfung: „Von Tage zu Tage immer mehr vermindertes Gehör." Die innere Unruhe kommt zum Durchbruch in Gereiztheit, Ungeduld und Hastigkeit: „Gereizte Stimmung, wie nervenschwach und ungeduldig; bei geistigem Arbeiten Hastigkeit; aufgeregt, sie sprach ungewöhnlich viel, ward dadurch sehr angegriffen, konnte die Nacht nicht schlafen, bekam einen Kopfschmerz, als läge ihr eine große Last auf dem Kopfe, sie fühlte sich sehr beklommen, mußte im Bett aufsitzen und bekam Angst und Schweiß durch den ganzen Körper; von Sprechen wird sie gereizt, bekommt Beben und Zittern durch den ganzen Körper, vorzüglich in den Beinen, und muß einige Zeit allein sein, um auszuruhen; steter Wechsel von Niedergeschlagenheit und Leidenschaftlichkeit, was ihn zu keiner ruhigen Stimmung kommen läßt." Besondere Beachtung, wohl mit Recht, hat die Angabe eines Prüfers gefunden: „Musik treibt ihm das Blut nach dem Kopfe". Die emotionelle, aufregende Wirkung von Musik ist dahin verallgemeinert worden, daß Musik alle Beschwerden verschlimmert und zum Weinen bringt. Eine übermäßige Affektreaktion auf Musik findet sich aber auch bei einer Reihe anderer Arzneimittel und kann für *Ambra* nur als gelegentlicher Hinweis mitverwertet werden. Zahlreiche Symptome in der Prüfung von seiten der Atmung und des Kreislaufs lassen sich zwanglos als psychogen erkennen: „Beklemmung und Beengung auf der Brust mit vieler Unruhe, kann nicht tief atmen, Ängstlichkeit am Herzen, bis zum Atem-Hemmen, mit fliegender Hitze; bei starkem Herzklopfen Pressung in der Brust, als wenn da ein Klumpen läge oder die Brust da verstopft wäre." Auch die Magen-Darm-Symptome, Dyspepsie, Tympanie und Atonie können nur als vegetative Begleiterscheinungen ohne eigenen Wert für die Arzneiwahl betrachtet werden. Es gibt ein schiefes Bild, wenn das eine ohne andere derartige Symptome, etwa das Klumpengefühl, als charakteristisch herausgehoben wird. Dasselbe gilt für die öfters angegebenen Sensationen von Eingeschlafenheit, Taubheit, Brennen und Kälte an wechselnden Stellen, sowie für die erratischen, leichten Schmerzempfindungen verschiedener Art. Zeichen von motorischer Hyperreflexie finden sich bei dieser ganzen Gruppe der Nervina, bei *Ambra* im Facialisgebiet als krampfhaftes Zucken und Zittern in Gesichtsmuskeln und als krampfhafter Husten mit vielem Aufstoßen. Der Husten wird durch Kitzel im Hals unterhalten und ist sogar als „eine Art Keuchhusten" beschrieben. Das ist indes nicht als eine Indikation für die Anwendung von *Ambra* genommen worden, wohl aber für die des ihr nahestehenden *Mephitis,* bei dem die Hyperreflexie stärker ausgeprägt ist.

Von der Haut ist mehrfach Jucken, Kitzel und Brennen, bald an dieser, bald an jener Stelle, vermerkt. Das sind nur unbedeutende

Striche im psychogenen Bilde. Zwei Zeilen in der Prüfung fordern aber ernsthafte Bedenken heraus, weil sie HAHNEMANNS damalige Voreingenommenheit mit seiner speziellen Psoratheorie illustrieren: „Treibt den Krätzeausschlag auf die Haut, mit vielem Jücken; bringt die Flechten wieder zum Vorschein." Als einzige schwache Andeutung in dieser Hinsicht findet sich in dem langen Symptomenregister: „Eine kleine Flechte entsteht zwischen Daumen und Zeigefinger, welche jückt." Das genügt nun wirklich nicht, um aus einem so wenig tiefgreifenden Mittel wie *Ambra* ein „Antipsoricum" zu machen. Nach Bestätigung aus der Erfahrung bei chronisch Kranken sucht man denn auch vergebens. Spätere Autoren (z. B. KENT) haben eine Lesart der Ambra-Wirkungen produziert, die man am liebsten mit Stillschweigen übergehen würde. Danach soll *Ambra* ganz besonders für geistes- und gedächtnisschwache, zittrige Greise und vorzeitig Gealterte passen. Die wortreiche Schilderung der Erscheinungen einer vorgeschrittenen Hirnarteriensklerose kann nicht darüber hinwegtäuschen, daß nicht ein einziger glaubhafter Fall einer derartigen Ambra-Wirkung berichtet wird.

Dagegen fügt es sich wohl in den Rahmen der geschilderten Ambra-Wirkungen ein, daß in der Prüfung auch in der Harnröhre, am After und ganz besonders an den Schamlippen Jucken und Kitzel beobachtet wurden. Es mag wohl sein, daß dabei eine erotische Reizung mitspielt. Von den männlichen Prüfern ist jedenfalls sowohl Wollustgefühl im Innern der Geschlechtsteile ohne Erektion, wie auch starke Erektion ohne Wollustempfindung angegeben. Danach ist der alte Gebrauch von *Ambra* als Aphrodisiacum bei Impotenz sicherlich nicht im homöopathischen Sinne zu deuten. Wohl aber kann man daraus schließen, daß bei dem psychogenen Ambra-Syndrom eine erotische Komponente mitspielt.

Schließlich finden sich in der Prüfung noch einige Angaben über Schleimhautblutungen, aus der Nase, vom Zahnfleisch, vom Darm und von der Scheide „Brennen in den Geburtsteilen mit etlichen Tropfen Blutabgang, besonders nach Gehen und nach hartem Stuhlabgange." Es erscheint aber nicht gerechtfertigt, daraus eine Neigung zu Blutungen abzuleiten. Ebensowenig läßt es sich für *Ambra* verallgemeinern, wenn die Menses einmal 3, ein anderes Mal 4 Tage zu früh bei Prüferinnen eintraten. Eine Angabe, daß während der Menses die Venen an einem Unterschenkel blau aufgetrieben waren, steht vereinzelt da. Es sind bis jetzt auch keine Erfahrungen bekannt geworden, daß *Ambra* bei derartigen Menstrualstörungen sich als wirksam erweist.

S k i z z e :

Ambra grisea

(Eine wachsartige, Geruchsstoffe einschließende Absonderung vom Darm des Pottwals, Physeter macrocephalus)

Psychogenes, prä-neurotisches Syndrom:

S c h l a f s t ö r u n g :

Einschlafen verhindert durch Gemütsunruhe, Zudrang unangenehmer Gedanken und Phantasiebilder.

Ängstliche Träume, Aufschrecken.

Morgens beim Aufwachen Mattigkeit und Schwindel.

G e m ü t s u n r u h e , p r ä o c c u p i e r t , a f f e k t i v e G e h e m m t h e i t :

Verlegen und scheu in Gesellschaft, kann die Gedanken nicht sammeln; Erröten, Husten und Aufstoßen.

Verschlimmerung der Symptome in Gegenwart anderer, namentlich fremder Personen.

„Nervöse“ Schwerhörigkeit.

Angeregtheit gefolgt von Mattigkeit und Ruhebedürfnis, Niedergeschlagenheit wechselt mit Leidenschaftlichkeit.

Gereizt, Rededrang und danach sehr angegriffen.

Musik wirkt aufregend und verschlimmert die Symptome.

V e g e t a t i v e u n d s e n s o - m o t o r i s c h e B e g l e i t s y m p t o m e :

Atembeklemmung, Beängstigung am Herzen, starkes Herzklopfen und Pulsieren; nervöse Dyspepsie, Tympanie und Atonie des Darmtraktes.

Empfindungen von Eingeschlafensein, Taubheit, Brennen und Kälte an wechselnden Körperstellen.

Kitzel und Jucken der Haut und in der Schleimhaut am After, in der Harnröhre und an der Vulva.

Gesteigerte Geschlechtserregbarkeit.

Hyperreflexie.

Krampfhafter Husten mit vielem Aufstoßen.

Zucken und Zittern in den Gesichtsmuskeln.

Dosierung: Eigene Erfahrung nur mit D 3. Es werden auch C 3 (im Anschluß an HAHNEMANN) und höhere Potenzen empfohlen.

Moschus

Moschus ist das Drüsensekret, das sich beim männlichen Moschustier, dem Bisam, Moschus moschiferus L., in einer beutelförmigen Hauttasche am Unterbauch in der Nähe des Genitale findet. Im frischen Zustand am lebenden Tier ist der Inhalt des Beutels ölig-flüssig, beim Erkalten erstarrt er zu einer dunklen, rötlich-braunen, körnigen Masse. (Die Bezeichnung „Moschus in grano“ für eine Handelssorte sollte vermieden werden, da unter „Moschuskörner“ die Samen von Hibiscus Abelmoschus L. verstanden werden, einer

Malvacea Ostindiens. Aus diesem Samen wird das früher offizinelle Moschuskörneröl gewonnen, das, neben dem aliphatischen Sesquiterpenalkohol Farnesol, die Ambrettolsäure, $CH_3(CH_2)_5.CH(OH)(CH_2)_8.COOH$, enthält, die wahrscheinlich für den moschusartigen Geruch verantwortlich ist.)

Das nur etwa 50 cm hohe, Reh-ähnliche Moschustier lebt in der Hochgebirgslandschaft des Himalaya. Das Männchen unterscheidet sich vom Weibchen außer durch den Moschusbeutel durch die großen, hervorstehenden Eckzähne des Oberkiefers. Infolge der Jahrhunderte langen, rücksichtslosen Jagd nach dem hochbezahlten Stoff ist das graziöse, scheue, aber durch Flötenspiel angezogene Tier selten geworden. Da der für die Parfümerie so gesuchte Riechstoff jetzt durch synthetische chemische Erzeugnisse ersetzt wird und der medizinische Gebrauch des natürlichen Moschus äußerst gering geworden ist, sind die Aussichten für die Erhaltung der Tierart besser geworden.

Drüsen in der Perinealgegend, die ein für den Art- oder Sexualgeruch verantwortliches Sekret abgeben, sind bei Säugetieren und Vögeln nicht selten; bei Kaninchen und Hasen sind sie wohlbekannt, und derartige Sekrete des Bibers, das *Castoreum* von Castor fiber, und des Skunks *Mephitis putorius,* werden uns noch zu beschäftigen haben, weil sie arzneilich gebraucht werden. Einen Moschus-artigen Geruch haben auch die Sekrete der Moschus-Ratte Nordamerikas und der Moschus-Ente Australiens. Auch eine Reihe von Pflanzen riechen Moschus-ähnlich; außer dem schon erwähnten Abelmoschus vor allem die Wurzel von Ferula Sumbul, einer Umbellifere, die in der Heimat des Moschustieres wächst. Für die Entstehung des flüchtigen Öles im Sekret des Moschusbocks ist es wahrscheinlich von Belang, daß das Tier diese „Moschuswurzel“ mit Vorliebe frißt. Auch Flechten werden vom Moschustier gern gefressen; ob es die von den Alten als „Muscus“ bezeichnete wohlriechende, der Usnea barbata nahe verwandte Flechte Evernia prunastri ist, aus der das in der Parfümerie verwendete Eichenmoosöl gewonnen wird, und ob diese Flechte im Himalaya häufig ist, ist dem Verf. nicht bekannt. Schon der arabische Arzt SERAPIO (dessen Lebzeit einige ins 8., andere ins 11. Jh. verlegen) bemerkte, daß die Moschusböcke den besten Moschus liefern, die sich von den wohlriechenden Kräutern im Lande der Tumbasker (Herkunft des Tonkin-Moschus, der als die beste Sorte gilt?) ernähren; von solchen Kräutern nennt er insbesondere den von altersher so hochgeschätzten „Nardus“, d. i. Arten von Nardostachys (Valerianaceae), dessen Rhizom (Nardus indica oder Spica Nardi) reich an aetherischen Ölen ist; und diese Pflanze ist in der Tat im Himalaya-Gebiet heimisch. Wenn auch die Stoffwechselvorgänge im Moschustier, die zum Muscon und ähnlichen Stoffen im Moschussekret führen, noch nicht bekannt sind, so darf man doch wohl annehmen, daß die Ernährung mit aromatischen Pflanzenstoffen, die reich an aetherischen Ölen sind, von Bedeutung ist. Im übrigen wird gesagt, daß der im Frühling, zur Brunstzeit, entnommene *Moschus* der kräftigste sei.

Der natürliche *Moschus* übertrifft alle anderen ähnlich riechenden Tier- und Pflanzenstoffe an Intensität, Nachhaltigkeit und Haftvermögen des Geruches. Er wird noch in einer Verdünnung von $10^{-12}/1$ ccm Luft wahrgenommen, und wenn man eine Flasche mit der Verdünnung 10^{-17} öffnet, ist der Geruch noch unterscheidbar. Das bedeutet, daß eine Flüssigkeit, die Moschusmoleküle von der Größenordnung 10 000 enthält, noch genügend Moleküle an die Luft abgibt, um auf das Geruchsorgan des Menschen zu wirken. (Wir befinden uns da an der Grenze der Nachweisbarkeit radioaktiver Elemente!) Es ist berichtet, daß die Gemächer der Kaiserin Josephine, deren Lieblingsparfüm *Moschus* war, noch jahrelang nach ihrem Tode den Geruch aufbewahrten. *Moschus* gilt in der Parfümerie als sog. Fixativ, d. h. es wird benutzt, um Mischungen von Geruchsstoffen dauerhaft zu binden.

Moschus ist wohl seit undenklichen Zeiten von den Chinesen benutzt worden, namentlich als Aphrodisiacum. Den alten Griechen war *Moschus* aber, soweit ersichtlich, nicht bekannt. Was HIPPOKRATES[22] bei Unfruchtbarkeit der Frauen sowohl zu Räucherungen und vaginalen Einlagen, wie in kleinen innerlichen Gaben anwandte, war nicht, wie man bisweilen angegeben findet, *Moschus*, sondern *Castoreum*, Bibergeil. Die Philologen haben uns darüber belehrt, daß schon sehr früh eine Verwechslung von *Moschus* mit *Castoreum* vorgelegen haben muß. Der Name für *Moschus* in Sanskrit war kastûri. Die Griechen haben daraus kastor für den Biber gemacht, sie haben offenbar Bibergeil, das ihnen bekannt war und zur Verfügung stand, für dasselbe gehalten wie den *Moschus* der Inder und Chinesen. Was DIOSCORIDES als „Muscus" beschrieb, das „Bryon" bei HIPPOKRATES[22], ist eine wohlriechende Baumflechte, vielleicht die schon erwähnte Evernia prunastri. (Die Abbildung bei MATTHIOLUS läßt nicht erkennen, um welche Baumflechtenart es sich handelt, als Wirt ist eine Eiche dargestellt.) MATTHIOLUS bespricht in seinem Kommentar den echten *Moschus*, *Zibet* und *Ambra* im Anschluß an den „Muscus" des DIOSCORIDES. Der *Moschus*, den „Könige als Geschenk empfangen und gebrauchen", wurde durch die arabischen Ärzte, insbesondere SERAPIO, in die westliche Medizin eingeführt, ebenso wie *Zibet*, das aber nie die gleiche Bedeutung erlangte wie *Moschus*. SERAPIO kannte schon die Verfälschungen des *Moschus* durch die Chinesen und Proben auf die Güte der Ware. Angepriesen wurde *Moschus* als Stärkungsmittel für Herz und Gehirn, bei chronischen Kopfschmerzen und zur Erregung des Geschlechtstriebes. MOHAMMED preist *Moschus* schon im Koran [also um 600 n. Chr.] mit den Worten: „Wer nach Glückseligkeit lechzt, der lechze nach *Moschus*."

Die Wirkung des *Moschus* als Nervinum ist, wie die der *Ambra*, wohl sicher den flüchtigen Bestandteilen zuzuschreiben. Von diesen ist das Muscon schon seit 1906 durch H. WALBAUM[23] isoliert und von L. RUZICKA 1926[24] in seiner Konstitution aufgeklärt worden.

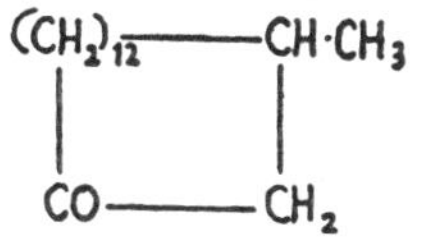

$$\begin{array}{ccc} (CH_2)_{12} & \text{———} & CH\cdot CH_3 \\ | & & | \\ CO & \text{———} & CH_2 \end{array}$$

Muscon

Von einem weiteren Keton im *Moschus* ist die Struktur noch nicht bekannt. (Ein dem Muscon ähnliches Keton ist das Zibeton im Sekret der Zibetkatze; wie ersteres als ein Umwandlungsprodukt der Palmitinsäure anzusehen ist, so ist letzteres von der Ölsäure abzuleiten. Zibet, das konzentriert widrig riecht, wird in starker Verdünnung in der Parfümerie gebraucht, medizinische Anwendung findet es schon seit langer Zeit nicht mehr.) Die chemische Verwandtschaft des 16-C-Ketons in *Moschus* mit dem 13-C-Keton in *Ambra* ist deutlich. Ob die flüchtigen Stoffe in *Castoreum* und *Mephitis* zur selben Gruppe von Verbindungen gehören, ist noch nicht bekannt. In der Grundsubstanz des Moschus-Sekretes sind neben den gewöhnlichen Sterinen auch männliche Sexualhormone gefunden worden. Vielleicht ist das für den alten Gebrauch bei Sterilität und Impotenz nicht ohne Bedeutung; man findet aber auch die Angabe, daß *Moschus*, im Übermaß gebraucht, Sterilität verursache. Schließlich ist im *Moschus* noch eine N-haltige Base Mucopyridin, $C_{16}H_{25}N$, gefunden worden, über deren Konstitution und etwaige Wirkung aber nichts bekannt ist[25].

In seinem Apothekerlexikon[19] sagt HAHNEMANN über den herkömmlichen Gebrauch großer Gaben von *Moschus:* „Beim Sinken der Kräfte von Nervenfiebern und zurückgetriebener Ausschlags- oder Gichtmaterie, sowie bei krampfhaften Krankheiten mehrerer Art ist der innere Gebrauch des besten *Moschus* in Gaben zu 20 und mehreren Granen sehr wirksam; er erregt dann erleichternde Ausdünstung und beruhigt." Als HAHNEMANN die Prüfung von Moschus unternahm[26], hatte er offenbar gründlichere Studien über die Literatur des 17. und 18. Jh. zu diesem Thema gemacht, denn er zitiert dort etwa 30 Autoren; eine Reihe dieser Zitate gehen zurück auf eine Dissertation von R. L. TRALLES[27]. Diese Angaben stammen von Beobachtungen beim Gebrauch an Kranken und sind in einer „reinen" Arzneimittellehre fehl am Platze. Aus der Vorrede zu seiner Arzneiprüfung[26] geht aber deutlich hervor, daß die bessere Kenntnis der Literatur HAHNEMANNS Ansichten von der Wirkung des *Moschus* bestimmter gemacht hat. Es heißt da: „Man wird große Heilkräfte von ihm (*Moschus*) erfahren in dem gespannten, tonisch krampfhaften Zustande der meisten, hypochondrischen Personen, wenn man ihn nicht, wie bisher in großen, sondern in den kleinsten, hoch potenzierten Gaben, wenigstens als ein homöopathisches Zwischen-Mittel, bei ihnen gebrauchen wird." Ferner: „Seine Geschlechtstrieb erregenden Kräfte sind Erstwirkung und bringen das gerade Gegenteil in der Nachwirkung hervor, so wie Personen, die *Moschus* an sich tragen, um sich wohlriechend zu machen, durch den steten Einfluß dieses heftigen Geruchs auf ihre Nerven sich schwächen und eine Menge Nerven-Erregungen zuziehen." Ob HAHNEMANN dabei wohl an die sterile Kaiserin Josephine gedacht hat?

Zu der Prüfung selbst hat HAHNEMANN kaum etwas beigetragen. Fast alle Symptome sind von seinem Sohn FRIEDRICH HAHNEMANN und von GROSS und STAPF verzeichnet. Es ist auch nicht ersichtlich, wieviel männliche und wieviel weibliche Prüfer beteiligt waren, auch nicht, welche Potenzen geprüft wurden. Aus den Symptomen dieser Prüfung allein läßt sich kein charakteristisches Bild der Wirkungen und Indikationen von *Moschus* gewinnen. Um ihre Bedeutung im Zusammenhange zu erkennen, muß man anderweitige Beobachtungen hinzu- bzw. vorwegnehmen. Bei einem Nervinum wie *Moschus* ist es zweckmäßig, die zentralen, sensorischen und motorischen Symptome vor den vegetativen, am Gefäßsystem und den Organsystemen sich äußernden zu erörtern, obwohl eine solche Trennung nicht dem Ineinandergreifen in der Wirklichkeit entspricht.

Schwindel, Eingenommenheit und betäubender Druck im Kopf sind auch in der HAHNEMANNschen Prüfung ausgesprochen. Wie weit dabei eine direkte Wirkung auf das Sensorium oder eine indirekte vasomotorische beteiligt ist, wird man schwerlich auseinanderhalten können. In der HAHNEMANNschen Prüfung finden sich nur Vorboten der für *Moschus* charakteristischen anfallsweisen, kurzfristigen Wirkung auf das Sensorium und höchstens Andeutungen einer Neigung zu tonischen Krämpfen in willkürlichen Muskeln. Es heißt da: „Schwindel bei Bewegen des Kopfes, Auf- und Abbewegen vor den Augen; Schwindel mit Übelkeit, Kopfweh und Übelkeit, anfallsweise Übelkeit; als ob ihm die Sinne vergehen wollten, mit einem allgemeinen betäubenden Druck des Gehirns, einem Zusammendrücken ähnlich; es wandelt ihn bisweilen eine gewisse Unbehaglichkeit, eine leise Ohnmächtigkeit an, die gleich wieder vergeht; Schwere im Kopf, der Kopf tut weh, in freier Luft besser, im Zimmer viel schlimmer; Trübe vor den Augen." Auf die Krampfneigung findet sich nur ein so schwacher Hinweis wie: „Klammartiges Ziehen (lähmiges Ziehen) in den Händen und Fingern, als wollte Krampf darin entstehen."

Von seiten des Kreislaufs ist eine mäßige Pulsbeschleunigung und Herzklopfen wie von ängstlicher Erwartung vermerkt. Sowohl vermehrtes Wärmegefühl mit reichlicher Dünstung und erhöhter Lebhaftigkeit und gelinder Schweiß, wie auch Kälte- und Schaudergefühle und Empfindlichkeit gegen kalte Luft sind angegeben. Ängstlichkeit, Beengungsgefühle und Spasmen drücken sich in verschiedenen Organsymptomen aus: „In der Kehle Gefühl wie von Schwefeldampf mit Zusammenschnürung der Luftröhre; oben in der Kehle plötzliches Gefühl, als wollte es ihm den Atem verschließen, fast wie wenn man Schwefeldampf eingeatmet hat; beengtes Atmen, sie muß tief atmen; in der Brust Wehtun, besonders beim Einatmen mit einer Ängstlichkeit in der Brust. Es ist ihm um die Herzgrube alles zu eng, jedesmal nach dem Mittagessen. Es ist ihr zu eng im Unterleibe, ohne Schmerz, mit Ängstlichkeit, daß sie keine Arbeit vornehmen und nirgends bleiben konnte; ruckweises Zusammenraffen über dem Nabel, das ihr den Atem versetzt. Wiederholtes, gewaltsames, hörbares Aufstoßen von Luft; Vollheitsgefühl in der Magen-Gegend, schon durch mäßiges Essen vermehrt." Eine Wirkung auf die Geschlechtsfunktionen ist durch wenige Symptome angedeutet: „Es scheint den Geschlechtstrieb zu erregen. Ein Ziehen und Drängen nach den Geschlechtsteilen zu; Gefühl als sollte das Monatliche erscheinen; das Monatliche kam 6 Tage zu früh und sehr stark."

Im Jahre 1824 hat Jörg[27a] ein Prüfung an 9 Personen (7 männliche und 2 weibliche) mit massiven Gaben von *Moschus* angestellt. Daß dabei häufiges Aufstoßen mit Geschmack und Geruch nach *Moschus* auftrat, ist nicht verwunderlich und läßt sich für das Wirkungsbild nicht verwerten. Das Ergebnis ist im übrigen kärglich. Schwindel, Eingenommenheit des Kopfes, Benommenheit, Drücken in der Stirn durch Bewegung vermehrt, dumpfer Kopfschmerz kamen auch in dieser Prüfung mehrfach zum Vorschein, einmal verbunden mit „Zerstreutheit, daß er morgens beim besten Willen nicht arbeiten konnte." Auch eine mäßige Pulsbeschleunigung ist mehrfach angegeben, von einem Prüfer auch erhöhtes Wärmegefühl mit einigem Schweiß und beim Eintreten ins Freie plötzlich ein Gefühl von Hitze in einer Gesichtshälfte. Neu und wiederholt beobachtet ist in dieser Prüfung Schläfrigkeit und viel Gähnen am Tage, während der Nachtschlaf durchweg gut war (in der Hahnemannschen Prüfung kommt dagegen unruhiger, traumreicher Nachtschlaf vor). Meteoristische Symptome kommen auch in der Jörgschen Prüfung vor, einmal mit „Drücken in der Herzgrube in so hohem Grade, daß es ihm Beängstigung und Beengung der Brusthöhle zuzog, und er öfter und tiefer als gewöhnlich einatmen mußte. Neu und mehrfach erscheinen in dieser Prüfung Trockenheit des Mundes, des Schlundes und der Speiseröhre. Einmal waren Benommenheit des Kopfes und leichter Schwindel mit „mäßigem Zittern und Beben durch den ganzen Körper“ verbunden. Anfälle von Krampf oder Ohnmacht kamen aber nicht zur Beobachtung.

Eine kurze Prüfung von Berridge [28] mit 5 weiblichen und 1 männlichen Person ergab wenig Bemerkenswertes. Bei einer frigiden Frau änderte sich an den Sexualfunktionen nichts durch innerliche und vaginale Anwendung von *Moschus,* nur bekam sie Schmerzen in den „Knochen“ der Beine. Eine Prüferin beobachtete nach der C6 Schläfrigkeit mit Gähnen und einem benommenen Gefühl im Kopf, nach der C3 dagegen Unfähigkeit zu schlafen, und bei einer anderen traten nach C1 Kriebeln und Bewegungsunruhe auf, die den Schlaf verhinderten; bei der letzteren auch eine Atembeklemmung und Ängstlichkeit, als ob ihr etwas bevorstehe. Berridge selbst empfand nach der C6 einen Anfall von leichter Frostigkeit über den Körper. Die wenigen Symptome wiederholen also nur schon aus den früheren Prüfungen Bekanntes.

Viel dramatischer erscheinen die Wirkungen des *Moschus* in einem ausführlichen Bericht von Hromoda (Teplitz) [29]. Am stärksten waren die Störungen des Sensoriums bei Personen, die mit der Verreibung der C1 von *Moschus* beschäftigt waren, sie erinnern in der Tat an hysteriformes Gebaren. Von einem 52jährigen Mann heißt es da: „In den ersten 5 Minuten eine Art Blutandrang nach dem Kopfe, mit starren Augen und Krampf im Munde, so daß er nicht imstande war, eine an ihn gerichtete Frage: wie ist es Euch? zu beantworten, obgleich er es gut verstanden. Verdrehen der Augen nach oben; in der 7. Minute erst fing er an zu sprechen, so schnell aufeinander und so alles untereinander, daß man etwas aufzuschreiben nicht imstande war, ebensowenig ließ er sich unterbrechen in seinem verwirrten Gespräche; bis zur 10. Minute ward er leichenblaß, das Gesicht und die Haare trieften von Schweiß.“ Bei demselben Mann ein anderes Mal: „Die Gesichtsmuskeln ganz verzogen, daß er nicht kenntlich war, die Augen starr, aus den Augenhöhlen hervorgetrieben, der Mund halb geöffnet, aus welchem häufig weißer Schleim floß. Nach 1/2 Stunde, als er wieder in freier Luft saß, fing er an zu phantasieren, sprach sehr leise und als ob er jemand nicht stören wollte und bedeutete dies durch Bst! Bst! Bst!, dann fing er an tief zu seufzen und dabei spielte er an den Knöpfen seiner Weste, als ob er sie auf- und zumachen wollte; dies dauerte 10, fast 11 Minuten, dann bekam er seine Besinnungskraft wieder.“ Bei einer 45jährigen Frau werden die synkopalen Erscheinungen beim Verreiben von *Moschus* wie folgt geschildert: „Sie wurde nach 4 Minuten etwas starr im Auge, blässer im Gesicht, klagte über Schwere des Kopfes, Drücken im Genicke, Kälte über den ganzen Körper, eine Art Übeligkeit; in der 9. Minute verlor sie das Augenlicht und die Pupillen zogen sich ganz zusammen, sie verlor das Gleichgewicht, die rechte Hand, worin sie den Läufer der Reibeschale hielt, wurde steif, die Finger an derselben Hand ganz steif und gerade gestreckt." Nachdem sie ins Freie gebracht war, kam sie in 5 Minuten wieder zu sich und klagte im ersten Augenblick über Schwindel. Vor dem Bewußtseinsverlust schien alles sich im Kreise zu drehen, zuerst langsam, dann immer schneller und zuletzt schien es, als ob sie in der Luft schwebte; betäubt, und in dieser Betäubung schien es ihr, als ob sie hoch herunterfiele. Das Gefühl des Fallens ist mehrfach bei ähnlichen Zuständen von Schwindel, Benommenheit und Ohnmachtsanwandlung angegeben, auch bei der Prüfung mit der C 6 Dil. Die Begleiterscheinungen des Hauptsyndroms, Schwindel, Betäubtheit und Synkope, sind aber so mannigfaltig (z. B. starkes Rauschen in den Ohren wie von starkem Wind, plötzliche Trübheit vor den Augen), daß man kaum ein einzelnes Symptom als charakteristisch hervorheben darf. Es geht auch wohl zu weit, wenn das einmalige Prüfungssymptom „Kopfschmerz, als wäre etwas im Hinterkopfe eingeschlagen" als Clavus hystericus gedeutet wird.

Das dürfte insbesondere für die vielgestaltigen Affektentladungen zutreffen, die bei den akuten Verwirrtheitszuständen während des Verreibens von *Moschus* beobachtet wurden, wie z. B.: „Sehr heftiges Zanken, sie läßt sich durch nichts beruhigen, zankt fort, bis der Mund ganz trocken, die Lippen blau, die Augen starr, das Gesicht leichenblaß ist und sie so zur Erde fiel." „Sehr ärgerlich, er springt wild auf vor Ärger und weiß sich vor Bosheit nicht zu lassen, bis er einen Topf, der in der Nähe stand, zerschlug, dann wurde es besser." „Geschäftslos sitzend, dann wieder unruhig hin- und herlaufend, zankt er mit allen, nur den Beobachter allein schien er zu scheuen." „Er klagt über ungeheure Schmerzen, und fragt man ihn wo, so fängt er noch heftiger zu klagen an, aber wo, erfährt man nicht." „Sie sprach von nichts, als daß sie sterben müsse". „Er hatte eine außerordentliche Angst vor dem Tode, nach 3minutlichem Reiben fing er an: diesmal ist's mein Tod!, wurde leichenblaß und fiel in der 10. Minute ohnmächtig zusammen; durch Kampfer erholte er sich schnell." „Sie sitzt in Gedanken, schlägt die Hände übereinander und macht so mannigfaltige Gebärden, daß man für sie besorgt ist, als komme sie von Sinnen; in ½ Stunde war alles vorüber." „Sehr ängstlich, sie schreckt jedesmal zusammen, wenn jemand die Türe aufmacht, und man sieht, wie sie am Leibe zittert."

Von den motorischen Begleiterscheinungen wurden einige, die auf tonischen Krampf in einzelnen Muskelpartien deuten (Steifwerden der Finger, auch in der Prüfung der C 6 Dil. beobachtet, Verzerrung der Gesichts- und Augenmuskeln), schon erwähnt. Allgemeine Krämpfe sind aber nicht berichtet. Zu den Automatismen in den geschilderten Verwirrtheitszuständen mag noch hinzugefügt werden: „Unwillkürliche Bewegung der Finger, als wenn er etwas klauben oder etwas mit den Fingern zählen sollte. Unwillkürliches Herumwerfen der Hände und Füße, in denen er dann starke Schmerzen empfindet." „Bewegungen des Unterkiefers, als ob er etwas kaue."

Durchweg ist die Besserung in frischer Luft bestätigt und für den Druck im Kopf oder auf dem Scheitel eine Verschlimmerung durch Bewegung. Während von massiven Gaben zunächst mehrfach Blutandrang zum Kopf beobachtet wurde, herrschen im weiteren Verlauf Kältegefühl, gelegentlich mit blauen Flecken an Oberschenkeln und Bauch, Empfindlichkeit gegen kalte Luft und Schauder vor; das war bei der Prüfung mit der C 6 Dil. von vornherein der Fall. Auch aschfahles Gesicht, Schwitzen und große Abgeschlagenheit wurden bei dieser Prüfung beobachtet.

Gegenüber den sensorischen und motorischen Allgemeinerscheinungen treten die Organsymptome an Bedeutung zurück. Trockenheit des Mundes und Brennen in der Speiseröhre sind auch von Hromada berichtet, u. zw. hier mit ungewöhnlichem Verlangen nach Branntwein oder Bier. Da dies nur beim Einatmen konzentrierter Moschus-Dämpfe während des Verreibens vorkam, kann man diese Erscheinungen kaum anders bewerten, als das Aufstoßen mit dem Geschmack oder Geruch nach *Moschus.* Als eine lokale Wirkung auf die Magenschleimhaut darf auch angesehen werden, was im Anschluß an Brennen in der Speiseröhre beim Verreiben von *Moschus* bei einem Mann auftrat: „Ekel vor allem Essen, und wenn er das Essen sieht, bekommt er Übelkeit und, wenn er sich nicht entfernt, wirkliches Erbrechen." Übelkeit und Erbrechen sind häufig berichtet, sowohl vom Verreiben, wie nach der C 6 Dil. von *Moschus,* teils im Zusammenhang mit Schwindel, teils von „nervöser", spasmodischer Art. Sie sind als Teilerscheinungen im Gesamtbild der psycho-sensorischen Anfälligkeit zu werten. Magendrücken, Vollheitsgefühl im Leib, Aufstoßen, Meteorismus mit viel Drängen auf den Stuhl, bald mit Verstopfung, bald mit Durchfall, sind zwar vielfach vermerkt, aber ohne besondere Kennzeichen gerade für *Moschus.* Spasmodische Erscheinungen von den Atemwegen werden geschildert nach dem Verreiben von *Moschus* als: „Druck auf der Brust, so daß er nicht liegen konnte, er glaubte zu ersticken und schnappte nach Luft", und bei der Prüfung von C 6 als: „Eine Art Lungenkrampf, der mit einem Reiz zum Husten anfängt, sich allmählich erhöht und bis zur höchsten Verzweiflung bringt; nach 5 Minuten war alles wieder gut." Schließlich ist auch die Reizwirkung auf die Geschlechtsorgane und die Erregung des Geschlechtstriebes bei beiden Geschlechtern in HROMADAS Bericht mehrfach bestätigt, u. zw. sowohl im Gefolge der Einatmung von *Moschus* beim Verreiben, wie auch bei der Prüfung der Dilution. Desgleichen ist verfrühtes Eintreten der Menses unter ungewohnten, ziehenden Schmerzen, sowie Wiedererscheinen der erst vor kurzem beendigten Menstruation vermerkt.

Moschus wird heutzutage auch in der Homöopathie so selten gebraucht, daß es naheliegt zu fragen, ob sich denn ein so ausführliches Eingehen auf die vielen früheren Untersuchungen der Moschus-Wirkung auf den Menschen noch lohnt. Zudem ist eine individuelle Idiosynkrasie für den Moschus-Geruch schon lange bekannt, die sich in spasmodischen Erscheinungen, Schwindel, Kopfschmerz und gelegentlich Erbrechen, Durchfall und sexueller Erregung äußert. So berichtete DUDGEON[30] von einem 40jährigen Fräulein, die ohnmächtig wurde, wenn sie nur einen Brief öffnete, der stark mit *Moschus* parfümiert war, und auf die Verordnung von 1/4 Gran *Moschus* fast 1 Woche lang Anfälle von Bewußtlosigkeit mit heftigen Krämpfen bekam. Von den Empirikern des 18. und 19. Jh. (z. B. CULLEN, GRAVES[31]) wurde *Moschus* ebensoviel benutzt wie von homöopathischen Ärzten, u. zw. auf dieselben Indikationen hin, die man nach den Versuchen an gesunden Menschen als homöopathische anerkennen muß. Wenn in den letzten Jahrzehnten *Moschus* auch in der Homöopathie immer seltener zur Anwendung gekommen ist, so hat das seine guten Gründe. *Moschus* ist ein kurzfristig wirkendes Mittel, passend für psychogene, hysteriforme Anfälle, aber nicht geeignet, die Anfälligkeit, den neurotischen Hintergrund, auf die Dauer zu beheben. Auch scheint es dem Verf., als seien in den letzten 50 Jahren die „expressionistischen" Formen der Neurose, die hysterischen Ohnmachten und tetanischen Krämpfe mit „arc en cercle", erheblich seltener geworden; und in eben diesen Schaustücken wirkte etwas *Moschus* zum mindesten eleganter als ein Guß kalten Wassers. Es mag aber auch sein, daß *Moschus* bei Paroxysmen sog. Organneurosen (z. B. gewissen Formen von Asthma oder Dysmenorrhoe) zu sehr vernachlässigt worden ist. Die Erfahrung, daß der Erfolg der Anwendung von *Moschus* bei Wiederholung geringer wird, war allerdings nicht ermutigend.

In Anbetracht der kurzfristigen Wirkung und des Gebrauchs bei Anfallssyndromen sind tiefe Potenzen (D 2—D 3) in häufigen Gaben empfohlen worden.

Skizze:

Moschus

(Inhalt des Moschusbeutels, Sekret des männlichen Moschustieres, Moschus moschiferus L.)

Mammalia: Ungulata

Kurzfristig wirkendes „Nervinum“

Psychische, sensorische und motorische Allgemeinwirkungen:

Schwindel, Eingenommenheit und betäubender Druck im Kopf, schlimmer von Bewegung, besser in frischer Luft.

Zerstreutheit, Verwirrtheit mit Affektentladungen, Zanken, Ärger und Zerstörungswut, übertriebene Schmerzäußerungen, hysterisches Gebaren. Zusammenschrecken, Zittern.

Ohnmachtsanwandlungen.

Gefühl des Fallens.

Schläfrigkeit mit viel Gähnen am Tage, nachts unruhiger, traumreicher Schlaf.

Tonische Krampfhaltungen, Bewegungsautomatismen.

Vasomotorische und Organsymptome:

Kälte und Schauder, anfänglich Blutandrang zum Kopf; empfindlich gegen kalte Luft.

Ängstlichkeit, Beengungsgefühle, Spasmen.

Herzklopfen wie von ängstlicher Erwartung.

Zusammenschnüren in der Kehle wie von Schwefeldampf.

Gewaltsames Luftaufstoßen. Meteorismus.

Anfallsweise Übelkeit und Erbrechen, schlimmer schon vom Anblick der Speisen.

Drängen im Darm.

Drängen nach den Geschlechtsorganen zu, als ob die Menses erscheinen wollten.

Menses verfrüht und stark.

Reizwirkung auf die Geschlechtsorgane und Erregung des Geschlechtstriebes bei beiden Geschlechtern.

Castor equi

Dieses seltsame Produkt hat eine alte Geschichte als Arzneimittel, wird aber nur mehr selten angewandt. Das Material wird geliefert von den hornigen Knoten, volkstümlich „Kastanien“ genannt, die sich an der Innenseite der Vorder- und Hinterfüße der Pferde nahe den Sprunggelenken befinden. (In der älteren Literatur werden die Sprunggelenke des Pferdes meist als Knie angesehen.) Diese Auswüchse von epithelialem Gewebe hat man als Überbleibsel von Zehen aufgefaßt, welche in der langen Abstammungsreihe unseres Equus caballus vom Eohippus des Eocäns mehr und mehr rudimentär geworden sind; beim heutigen Pferd sind die Metacarpi bzw. Metatarsi II. und IV. nur mehr als kleine Knochenspäne vertreten.

C. Hering hielt, im Anschluß an Oken, diese Gebilde für rudimentäre Daumennägel. Das kann aber kaum aufrechterhalten werden; denn schon der so weit entfernte Vorfahre des Pferdes, Eohippus, hatte eine reduzierte erste Zehe nur an den Vorderfüßen, das heutige Pferd hat aber auch davon nicht mehr die geringste Spur.

Wenn die spröde, blättrige Substanz der „Kastanien“ verrieben wird, gibt sie einen eigenartigen, süßlich aromatischen Geruch ab, der von den einen als dem *Moschus*, von anderen als dem *Castoreum* ähnlich bezeichnet wird. Offenbar hat die Ähnlichkeit des Geruchs mit dem des Bibergeils (Kastor ist der griechische Name für den Biber) zu dem Namen *Castor equi* Anlaß gegeben. Im Altertum hießen die Auswüchse Lichenes equorum und bei Paracelsus Verrucae equorum genuum.

Bei neugeborenen Füllen und seltener bei erwachsenen Pferden sondern die „Kastanien“ manchmal noch eine riechende Flüssigkeit ab. Das deutet auf einen drüsigen Ursprung der Gebilde hin; sie würden dann den Geruchsstoffdrüsen entsprechen, die sich bei Hirschen und Rehen an den Beinen vorfinden und wahrscheinlich als Vermittler für den Artinstinkt von Bedeutung sind. Beim nicht mehr in freier Wildbahn lebenden Pferd sind sie stark zurückgebildet, aber der Geruch verrät noch ihren Ursprung. Die Träger des Geruches sind noch nicht bekannt. Man wird Terpenoide, ähnlich wie bei *Ambra* und *Castoreum* vermuten.

Bei Dioscorides[2] heißt es: „Lichenes sind an den Knien der Pferde über den Hufen verhärtete Auftreibungen, welche, wenn sie verrieben und in Essig getrunken werden, Epilepsie (comitialia) heilen sollen.“ C. Hering erwähnt in der Vorrede zu seiner Prüfung von *Castor equi*[32], daß er gerade von einer Dauerheilung einer chronischen Epilepsie gehört hätte und daß diese Sage ihn im Jahre 1836 bestimmt hätte, das Mittel zu bereiten und zu prüfen.

Die Symptome in Herings Prüfung stammen von 5 Beobachtern. Beim Verreiben des Stoffes empfand einer: „Druckschmerz in beiden Schläfen von innen nach außen, als würde der Kopf auseinandergeschraubt“, ein anderer nach dem Verreiben: „Einschlafen der Kopfhaut vom Nacken herauf bis an den Wirbel; dabei ein Gefühl, als läge die hintere Kopfhälfte in Eis.“ Ähnliche Symptome sind nach Einnehmen der 3. Verreibung angegeben. Der Prüfer einer höheren Potenz (welche ist nicht gesagt) vermerkte: „Schwindel, Kopfschmerz und Übelkeit morgens.“ Derartige Symptome können wohl auf die flüchtige Geruchsubstanz in *Castor equi* zurückzuführen sein, aber als Anzeigen für den Gebrauch des Mittels bei Epilepsie sind sie unzureichend. In der Tat ist in der neueren Literatur von dieser Anwendung nicht mehr die Rede.

Die Prüfungen haben aber eine andere und vielleicht bedeutsamere Wirkungsrichtung von *Castor equi* herausgestellt, nämlich die auf die Brüste und die Brustwarzen. Von einer Frau heißt es da: „Die Areolae werden rot wie bei der Rose, ebenso die Warzen; an der linken Brust sehr schmerzend", bei einer anderen Frau nach 3 Dosen der 3. Verreibung: „Heftiges inneres Zucken in den Brüsten, meistens in der rechten, in Anfällen ‚zum Rasendwerden'; das Reiben und Kratzen erleichtert, macht aber die Haut rauh. Die Areola ist weit umher gerötet und die Warzen schmerzen, sind trockener als gewöhnlich. Das Jucken erstreckt sich nach hinten bis zur Schulter." Ein männlicher Prüfer berichtet: „Anschwellen der Brustdrüsen, besonders der rechten; sie sind schmerzhaft, besonders gegen Berührung, am meisten die linke. Die angeschwollenen Brustdrüsen sind beim Treppabsteigen sehr schmerzhaft; es ist, als wollten dieselben abfallen, er mußte, dieses lästige Gefühl zu mindern, mit den Händen dagegen drücken." Man möchte hinter diesen Reizerscheinungen an den Brustwarzen einen hormonalen Einfluß vermuten. Leider wissen wir nicht, ob *Castor equi* außer (auch nur vermuteten) Terpenoiden noch Steroide enthält; biochemisch liegen nach heutigen Anschauungen diese beiden Typen auf derselben Linie der Bildung aus kleineren Molekülen, wahrscheinlich Essigsäure. Was immer in Zukunft für das Verständnis dieser Wirkungen auch beigebracht werden mag, jedenfalls hat sich schon zu HERINGS Zeiten *Castor equi* in der 3. Verreibung mehreren Autoren hilfreich erwiesen bei rissigen, wunden Brustwarzen säugender Frauen.

Castoreum

Castoreum, Bibergeil, ist das Sekret, das sich in den paarigen, ovalen Drüsensäcken des Bibers, Castor fiber L., findet. Die Ausführungsgänge dieser Säcke münden in die Vorhaut bzw. Vagina. *Castoreum* kommt also sowohl vom männlichen wie vom weiblichen Biber und hat offenbar eine Rolle in der Lenkung des Sexualinstinktes der Tiere. Da der früher in Europa und in Asien weit verbreitete Castor fiber sehr selten geworden ist, wird jetzt statt des *Castoreum sibiricum* meist *Castoreum canadense* verwandt, welches von *Castor canadensis* Kuhl stammt. Das kanadische *Castoreum* enthält aber nur etwa die Hälfte (1%) an den für die Wirkung wesentlichen flüchtigen Geruchsstoffen gegenüber (2%) dem sibirischen. Ob sich das *Castoreum* des männlichen Tieres von dem des weiblichen in der Zusammensetzung unterscheidet, ist nicht bekannt. Die Drüsensäcke wurden früher fälschlich für die Hoden des Bibers gehalten.

Über die gesellige Lebensweise und den kunstvollen Wohnungsbau dieser ³/₄—1 m langen Nagetiere wissen die Pelzjäger viel Interessantes zu erzählen. Die Biber leben in der Nähe von Wasserläufen und stehenden Gewässern. Sie ernähren sich hauptsächlich von Rinden der Weiden, Pappeln, Birken und Eschen. Wahrscheinlich ist es darauf zurückzuführen, daß sich in *Castoreum* eine Reihe von Phenolen, Phenolsäuren und deren Ester finden, wie Hydrochinon und sein Monomethylester, ein Ester der Gentisinsäure[[33]], sowie Salicylsäure und Salizin. Für die Wirkung des *Castoreum* scheinen diese Bestandteile aber keine wesentliche Bedeutung zu haben.

Das Sekret ist beim lebenden Tier flüssig, beim Trocknen geht es zunächst in eine salbenartige und dann harzige rotbraune oder braunschwarze Masse über. Der durchdringend starke, widrige Geruch erinnert an Baldrian, der Geschmack ist bitter, scharf, aromatisch. Von den flüchtigen Substanzen ist bisher eine dem Dihydro-γ-Ionon in *Ambra* sehr ähnliche Verbindung festgestellt (s. Formel bei *Ambra*). Die Vermutung, daß außerdem wie bei *Moschus* und *Zibet* Ketone höherer Fettsäuren vorhanden sind, liegt nahe. Es ist noch nicht bekannt, ob sich unter den vorhandenen Sterinen Sexualhormone befinden. Sollte das der Fall sein, so hätte die Hippokratische Anwendung von *Castoreum* bei Sterilität der Frauen eine rationelle Begründung.

Als Arzneimittel hat *Castoreum* eine lange Geschichte, ist aber in der Neuzeit nahezu bedeutungslos geworden. Aus dem Corpus Hippocraticum sei nur erwähnt, daß „ein wenig Bibergeil" empfohlen wurde bei Amenorrhoe, wenn Erstickungsanfälle auftreten (an anderen Stellen werden diese in der Art von hysterischen Krampfzuständen geschildert). ([[22]] Das Buch: „Die Frauenkrankheiten" wird von den Fachleuten indes der knidischen Schule zugerechnet). Auch DIOSCORIDES führt den Gebrauch zur Förderung der Menses und der Geburt und zur Austreibung der Nachgeburt an, außerdem u. a. bei Meteorismus, Kolik, Singultus, Zittern, Konvulsionen und allen Nervenleiden. Er kannte schon die Verfälschungen des Bibergeil und verwies ins Reich der Fabel, daß der gejagte Biber durch Abbeißen seine Hoden dem Jäger opfere. Trotzdem führt z. B. Ad. LONICER 1573 die unsinnige Geschichte noch an; im übrigen hat er die Indikationen von den alten Autoren abgeschrieben. Am Ende des 18. Jh. war der Gebrauch von *Castoreum* schon sehr eingeschränkt. HAHNEMANN[[19]] führt nur mehr an: „Bibergeil von bester Güte zeigt in gehörig großer Gabe sehr krampfwidrige, anthysterische Kräfte und ist sehr heilsam, wo von seiner erhitzenden Kraft nichts zu befürchten ist."

Ein Prüfungsfragment aus dem Nachlaß von D. CASPARI ist zusammen mit vielen, aber wenig besagenden Symptomen einer Prüfung des *Castoreum* durch NENNING[[34]] veröffentlicht. Wiederum wissen wir nicht, wieviele Prüfer beteiligt waren und mit welchen Potenzen geprüft wurde. Soweit ersichtlich, waren alle Versuchspersonen weiblich, und das mag der Grund sein, weshalb Castoreum hauptsächlich für zarte, geschwächte, reizbare Frauen mit Dysmenorrhoe und Schlafstörungen als passend befunden worden ist, insbesondere bei solchen, die sich nach schweren Krankheiten nicht völlig erholen können. Diese Anzeigen sind offenbar dem Gebrauch bei Kranken entnommen. Aus der Prüfung können dazu vielleicht als Hinweise herangezogen werden: „Sie sieht sehr bleich und krank aus während des Monatlichen", Frostigkeit und Schauder an einzelnen Körperteilen z. B. „Ein plötzliches Schütteln und im Rücken eiskalt", im allgemeinen Besserung durch Wärme; nächtliche Schweiße; häufiges Gähnen während des Schauders. Zahlreich sind die Angaben über Schlafstörung, unruhiger Schlaf mit Angstträumen und Aufschrecken. Seelisch ist eine traurige, bange, wehmütige Stimmung betont, jedoch auch Verdrießlichkeit, besonders während der Menses. Viele und mannigfaltige Schmerzen sind angeführt, zumal auch in den Zähnen, sie sind im allgemeinen schlimmer von Kälte und besser von Wärme; Kopfschmerzen aller Art, doch ohne charakteristische Modalitäten, jedoch ist ihre Verbindung mit „Magenweh und Brecherlichkeit nach dem Mittagessen und nach einem Ärgernis" als Hinweis auf Migräne genommen worden. Für die alte Indikation bei allgemeinen Krämpfen bietet die Prüfung keine Anhaltspunkte.

Eine Neigung zu Spasmen der Hohlorgane läßt sich aus den heftigen Bauchschmerzen mit beständigem Kollern und Frösteln oder mit Atemversetzung und Gähnen entnehmen. Die Bauchschmerzen werden durch Wärme, Zusammendrücken und Zusammenkrümmen erleichtert. Vollheitsgefühl mit Aufgetriebenheit, Aufblähung, besonders des Unterleibes, eiliger Stuhldrang und häufiger Stuhl, Durchfälle, beim Abführen Gähnen und Frost sind in der Prüfung geschildert. Das Syndrom wird für den praktischen Gebrauch wohl mit Recht als „nervöser" Art aufgefaßt. Dasselbe gilt für „Drängen in beiden Schößen mit Wehtun im Bauche" während der Menses und sonstige dysmenorrhoische Beschwerden, von denen die Frostigkeit und die verdrießliche Stimmung schon erwähnt wurden. Wenn man die wenigen Angaben der Prüfung verallgemeinern darf, treten die Menses unter der Castoreum-Wirkung verfrüht auf oder erscheinen wieder, nachdem sie kurz zuvor aufgehört haben.

Skizze:

Castoreum

Sekret der in die äußeren Genitalorgane einmündenden Drüsensäcke des Bibers
Castor fiber L., Mammalia: Rodentia

„Nervinum":
namentlich für zarte, geschwächte, reizbare Frauen, die sich nach erschöpfenden Krankheiten nicht völlig erholen können.
Traurige, bange, wehmütige Stimmung; während Menses Verdrießlichkeit.
Viele Beschwerden während der Menses:
Frostigkeit und Schauder, im Rücken Eiskälte.
Besserung im allgemeinen durch Wärme; schlimmer von Kälte.
Nächtliche Schweiße.
Unruhiger Schlaf mit Angstträumen und Aufschrecken.
Schmerzen (Zähne, Kopf) viel und mannigfaltig; empfindlich.
Häufiges Gähnen während des Schauders.
Spasmen der Hohlorgane:
Heftige Bauchschmerzen mit ständigem Kollern und Frösteln oder mit Atemversetzung und Gähnen.
Bauchschmerzen erleichtert durch Wärme, Druck und Zusammenkrümmen.
Meteorismus. Eiliger Stuhldrang, häufiger durchfälliger Stuhl; beim Abführen Gähnen und Frost.
Schmerzen und Drängen im Unterbauch (Dysmenorrhoe).
Menses verfrüht.

Dosierung: D 3—D 6 werden empfohlen (keine eigene Erfahrung).

Mephitis

Unter der Bezeichnung *Mephitis* ist das Produkt der Analdrüsen des nordamerikanischen Stinktieres oder Skunks zu verstehen. Hering, der diesen Stoff in die homöopathische Materia medica einführte, gab *Mephitis putorius* als die Species an, von der das Sekret entnommen war. Dieser kleine gestreifte Skunks kommt in den Südstaaten Nordamerikas und in Mexiko vor. Es ist aber wahrscheinlich, daß es sich um eine andere Species handelte, und die US-Pharmakopoe führt Mephitis mephitica als Lieferanten an, eine in den nördlicheren Staaten und in Canada lebende Art, die größer ist und in ihrem schwarzen Pelz beiderseits parallel zur Wirbelsäule einen weißen Streifen aufweist.

Bei der zu den Carnivoren gehörigen Familie der Mustelidae, zu der auch Marder, Wiesel, Hermelin und Dachs gehören, sind Analdrüsen weit verbreitet. Das gelbe, ölige Sekret der Mephitis-Arten ist aber durch den penetranten, lange anhaftenden Gestank ausgezeichnet. Das Tier vermag unter

Vorstülpung des Afters den Drüsensack willkürlich auf mehrere Meter hin auszuspritzen und benutzt diese Waffe, wenn es sich von Feinden bedroht fühlt. Das ist aber wohl nicht die einzige biologische Bedeutung des Drüsensekretes. Ursprünglich dient es wohl als Botschaftsvermittler, um die Verbindung zwischen den Artgenossen aufrechtzuerhalten. Der widrige Geruch des Sekretes läßt sich am ehesten dem von Knoblauch oder von *Asa foetida* vergleichen. Man könnte daher vermuten, daß es Allyldisulfide enthält. Indes ist über die chemische Zusammensetzung noch nichts bekannt.

Die einzige Arzneiprüfung von *Mephitis* ist bisher die von C. HERING mitgeteilte[35]. Diese Prüfung begegnet dem schweren Bedenken, daß sie mit der C 30 angestellt worden ist. Die Symptome sind denn auch zum großen Teil der Art, daß man eher gewöhnliche Schwankungen im Befinden der Versuchspersonen als Zeichen einer Reaktion auf die Arzneigaben darin erblicken kann. Manche Autoren haben deshalb in ihren Büchern *Mephitis* nicht für erwähnenswert gehalten. Es finden sich in der Prüfung aber auch Symptome, die beim Bereiten der Tinktur beobachtet worden sind, also offenbar stoffliche Wirkungen darstellen. Solche lokalen Reizerscheinungen haben hinsichtlich der therapeutischen Verwendbarkeit den Mangel, daß sie in gleicher Weise beim Kontakt mit sehr vielen Stoffen vorkommen, also für ein bestimmtes Mittel uncharakteristisch sind. Unter den Prüfungssymptomen von *Mephitis* gehören dahin wohl: Bindehautentzündung, Jucken, Hitze, Röte und „Rose" hinter dem Ohr, Trockenheit und Bluten der Nase, Kupfergeschmack (später und wohl richtiger als „wie von Zwiebeln" beschrieben), vielleicht auch „lästiger Reiz zu vergeblichem Räuspern" und „beim Trinken oder Sprechen verschluckt man sich leicht".

Aus den in der Prüfung angegebenen Allgemeinsymptomen läßt sich leicht ein Bild gewinnen, das den übrigen „Nervina" tierischer Herkunft, insbesondere dem *Moschus*, sehr ähnlich ist: Nervöse Aufgeregtheit und Erschöpfung, Schwindel, Eingenommenheit und Schmerzen des Kopfes, asthenopische Symptome, nach Art und Sitz wechselnde Schmerzen besagen nicht viel, selbst wenn man sie der Wirkung von *Mephitis* zuschreiben darf. Es fragt sich, ob die besonderen, eigenartigen Symptome der Prüfer von Hochpotenzen Anspruch auf Zuverlässigkeit haben. Das kann erst durch Wiederholung der Prüfung mit niederen Potenzen entschieden werden. Der andere Weg einer Bestätigung durch den erfolgreichen Gebrauch von *Mephitis* bei Kranken, die die speziellen Symptome der Prüfung darbieten, ist noch kaum beschritten worden. Deshalb dürfen diese Symptome einstweilen nur mit großem Vorbehalt wiedergegeben und angenommen werden. Psychisch soll sich die Wirkung äußern als „Aufgeregtheit bei heißem Kopf.; so lebhafte Phantasiebilder, daß sie zu geistiger Arbeit unfähig machen; schwatzhaft, wie betrunken; ärgert sich über Kleinigkeiten oder eingebildete Dinge." Schwindel soll plötzlich im Sitzen, beim Bücken, bei Bewegungen des Kopfes und bei Umdrehen im Bett auftreten; dumpfe Eingenommenheit, als vergrößere sich der Kopf, zugleich schlechte Laune und Übelkeit, Abneigung gegen jede Beschäftigung mit Verlangen sich auszustrecken, Schwere und dumpfer Druck besonders im Hinterkopf, hie und da als ob Finger darauf drückten; Kopfschmerz beim Fahren; Schmerzen in den Augen wie von Überanstrengung, Sehschwäche, gewöhnlich mit Schmerzen im Kopf und in den Augen, beim Lesen verwischen sich die Buchstaben, laufen ineinander über; große Tagesschläfrigkeit, selbst in Gesellschaft, häufiges Gähnen, so daß die Augen tränen; Erwachen nachts mit Blutandrang nach den Unterschenkeln und Hitze darin, lebhafte erinnerliche Träume, Alpdrücken. Von besonderen Empfindungen sind „Unruhe in den Beinen und Armen, als würden sie gefühllos; beunruhigende feine nervöse Vibrationen durch den Körper mit Angstgefühl" angegeben, und während öfters Kältegefühl und Frösteln, insbesondere mit Drängen auf Urin und Stuhl, wie bei den übrigen Nervina vermerkt sind, findet sich andererseits auch „Vermehrte Wärme, namentlich morgens; ist weniger frostig in kalter Luft, scheut kaltes Wasser nicht, Waschen in eiskaltem Wasser wird sehr angenehm empfunden." Insgesamt erhält man den Eindruck eines leicht neurotischen Syndroms. Aber, wie gesagt, eine Bestätigung dafür, daß die Prüfungssymptome für *Mephitis* charakteristisch und als Hinweise für die Arzneiwahl brauchbar sind, bleibt abzuwarten.

Praktische Bedeutung hat *Mephitis* bisher als Mittel bei Keuchhusten erlangt. In dieser Hinsicht gibt indes die HERINGsche Prüfung kaum einen Anhalt, nur „Erstickungsgefühl beim Trinken und Sprechen, Husten beim Lautlesen, beim Sprechen und nach Trinken, durch Erstickungsgefühl hervorgerufen" deuten auf Spasmen in den Atemwegen. Die Anwendung bei Keuchhusten scheint durch eine gelegentliche Beobachtung NEIDHARDS[36] angeregt worden zu sein. Er beobachtete bei einem jungen Mann, der Symptome von Schwindsucht hatte, nach *Mephitis* einen spasmodischen Husten mit einem krähenden Laut, die ganze Nacht anhaltend und mehrmals wiederkehrend. Aus Beobachtungen an Kranken sind die folgenden Kennzeichen der für *Mephits* geeigneten Fälle abgeleitet worden, die HERING dann auch in sein Symptomenregister (Guiding Symptoms) eingefügt hat: „Erstickungsgefühl beim Einatmen (‚wie wenn man Schwefeldämpfe eingeatmet hat', erinnert an *Moschus*!), kann nicht ausatmen, erbricht die

Speisen zuweilen Stunden nach dem Essen; Convulsionen; nachts und nach dem Sichniederlegen schlimmer." Zum Unterschied von *Drosera* wird angegeben, daß bei *Mephitis* die Anfälle schlimmer vor Mitternacht seien, bei *Drosera* nach Mitternacht. Ob die Provokation des Hustens durch Sprechen und Trinken sich auch auf die Keuchhustenanfälle bezieht, bedarf noch der Bestätigung. Nach dem Zeugnis mancher Beobachter (FARRINGTON, STAUFFER) soll *Mephitis* zunächst eine Vermehrung der Anfälle hervorbringen (vielleicht infolge der angewandten niedrigen Potenzen?), dann aber die Dauer des Keuchhustens abkürzen. Die Erfahrung lehrt, daß ein Mittel, welches sich in einer Endemie als sehr hilfreich erwiesen hat, in einer anderen völlig versagt. Vor 30—40 Jahren schien z. B. *Drosera* das Keuchhustenmittel zu sein, in späteren Endemien war es erfolglos, während *Cuprum* und in weiteren Endemien *Coccus cacti* sich bewährten. Eine Mephitis-Endemie von Keuchhusten hat Verf. nicht beobachtet. Nachdem Keuchhusten in neuerer Zeit in der Abnahme zu sein scheint, wird sich vielleicht keine Gelegenheit mehr bieten, sicherzustellen, ob die für *Mephitis* angegebenen Symptome und Modalitäten stichhaltig sind. Manche dieser Symptome weisen eher auf Asthma als auf Keuchhusten hin, und in der Tat ist berichtet, daß *Mephitis* dabei in einzelnen Fällen von Nutzen war.

Übereinstimmend wird die Wirkung von *Mephitis* als von kurzer Dauer angegeben und häufige Wiederholung der bisher verwendeten niedrigen Potenzen (D 3—D 6) empfohlen.

Skizze:

Mephitis

Sekret der Analdrüsen von Mephitis mephitica oder Meph. putorius

Mammalia:Carnivora:Mustelidae

Nervöse Allgemeinsymptome:

(in den Einzelheiten noch ungenügend beglaubigt)

Aufgeregtheit bei heißem Kopf; schwatzhaft; lebhafte Phantasiebilder beeinträchtigen geistiges Arbeiten; Abneigung gegen jede Beschäftigung mit Verlangen, sich auszustrecken.

Eingenommenheit des Kopfes mit Vergrößerungsgefühl; Schwindel; Sehschwäche, Verschwimmen der Buchstaben beim Lesen; Schmerz in den Augen, wie von Überanstrengung.

Schläfrigkeit bei Tage, selbst in Gesellschaft; häufiges Gähnen; nachts Schlaf durch Blutandrang zu den Unterschenkeln und Hitze gestört.

Kältegefühl und Frösteln; aber auch vermehrte Wärme, weniger frostig in kalter Luft; Waschen in eiskaltem Wasser angenehm empfunden.

Spastische Organsymptome:

Leichtes Verschlucken beim Trinken oder Sprechen.

Krampfhafter Husten (Keuchhusten).
Anfälle schlimmer nachts, vor Mitternacht; Erstickungsgefühl;
Husten bei Sprechen und nach Trinken, beim Einatmen;
erbricht Speisen Stunden nach dem Essen.
Kann nicht ausatmen (Asthma?).

Dosierung: D 3—D 6, öftere Gaben.

Literatur:

[1] Buchner: Allg. homöop. Ztg 20 [1841]: 304.
[2] Matthiolus: Commentar ad Dioscoridem, S. 185, 204. Venetiis 1554.
[3] Hering: Amerikanische Arzneiprüfungen, I, S. 491. Leipzig und Heidelberg 1857.
[4] Hahnemann: Apothekerlexikon, II, 1, S. 159 [1795].
[5] Hartlaub u. Trinks: Reine Arzneimittellehre, II, S. 36.
[6] Clarke: Dictionary, III, S. 931. London 1925.
[7] Kent: Materia med., 3. Aufl., S. 834 [1923].
[8] Sherbino: Med. Adv. 25: 369 (zit. in [6]).
[9] Boocock: Homoeop. Rec. 7: 196.
[10] Sanderson: Brit. med. J. 1875, 13. Febr.
[11] Drysdale: On Pyrexin or Pyrogen as a therapeutic agent. London 1880.
[12] v. Balogh: Zschr. Berl. Ver. homöop. Ärzte 21 [1902]: 299.
[13] Hemmer: Experim. Studien über die Wirkungen faulender Stoffe auf den tierischen Organismus [1866].
[14] Gaspard: Mémoires sur les maladies purulentes et putrides (Magendie's J. Physiol. 1822).
[15] Burnett: Pyrogenium in fevers and Blood-poisoning. London 1888.
[16] Prinzing: Hippokrates 1948: 242.
[17] Swediaur: Inquir. of Ambergris (Philos. Transact. 73 [1783]).
[18] Paracelsus: De vita rerum naturalium, 4. Buch von De natura rerum.
[19] Hahnemann: Apothekerlexikon, I, 1, S. 38, 116, 120 [1793].
[20] Boswell: De Ambra diss. Lugd. Bat. [1736].
[21] Hahnemann: Reine Arzneimittellehre, Bd. 6, S. 1 [1827].
[22] Fuchs: Hippokrates, Sämtliche Werke, 3. Bd., SS. 578, 579, 581, 586, 601, 612, 613. München 1900. — Die Frauenkrankheiten, S. 5 usw.
[23] Walbaum: J. prakt. Chem., II [1906], 73: 488.
[24] Ruzicka: Helv. chym. acta 9 [1926]: 715, 1008.
[25] Lederer: Fortschr. Chem. org. Naturstoffe 6 [1950]: 91, 120.
[26] Hahnemann: Reine Arzneimittellehre, 3. Aufl., Bd. I, S. 314 [1830].
[27] Tralles: De limitandis laudibus et abusu moschi in medela morborum, S. 8. Braslav 1783.
[27a] Jörg: Materialien zu einer künftigen Heilmittellehre durch Versuche an gesunden Menschen gewonnen und gesammelt. Leipzig 1825.
[28] Berridge: N. Y. J. Homoeop. II: 308 — Amer. Observ. 12 [1875]: 307.
[29] Hromoda: J. homöop. Arzneimittell. I, 2: 99.
[30] Dudgeon: zit. Cycl. Drug Pathog., III, S. 320.
[31] Ringer: Handbook of Therapeutics, S. 318. London 1888.
[32] Hering: Neue Beiträge z. Arzneimittellehre (Buchner u. Nusser's Allg. Ztg Homöop. 1850, Bd. 2: 3).
[33] Lederer: Nature (London) 157 [1946]: 231 — J. Chem. Soc. [1949]: 2115.
[34] Nenning: Ann. homöop. Klin. (Leipzig; hrsg. Hartlaub & Trinks) 1832: 314.
[35] Hering: Nordamer. Corresp. bl. homöop. Ärzte, Allentown 1837, Heft 2, 1 (wiedergegeben in Arch. homöop. Heilkunde 18, 1: 198).
[36] Neidhard: North Amer. J. Homeop. 3: 505.

Schluß

Beim Rückblick auf diese Bestandsaufnahme unserer Kenntnisse von den Wirkungen der als Arzneimittel gebrauchten Tierstoffe auf den Menschen erhebt sich zunächst die Frage, ob und wieweit in den gegebenen Wirkungsbildern die natürliche Verwandtschaft der Tiere sich geltend macht. Um das zu beurteilen, muß man bedenken, daß unsere Auslese auf die Verschiedenartigkeit der Stoffe und auf die Besonderheit ihrer Wirkungen auf den Menschen hin eingestellt war. Die in die Arzneimittellehre eingegangenen Tierstoffe sind lediglich Stichproben. Große Tierfamilien sind nur durch eine Art vertreten, Ordnungen und selbst Klassen nur durch wenige Arten. Da kann sich die Verwandtschaft zwischen den nach der natürlichen Ordnung gruppierten Arzneimitteln nur in großen Zügen zu erkennen geben. Das geht denn auch aus der vorhergehenden Darstellung hervor; sie sollte deutlich machen, was den natürlichen Gruppen gemeinsam ist, damit das Besondere der einzelnen Arzneistoffe sich davon um so besser abhebt.

Es ist eine unabweisliche Forderung des Verstandes, das Gemeinsame und das Unterscheidende von den beobachteten Wirkungen auf Ähnlichkeiten und Verschiedenheiten in der physikalisch-chemischen Beschaffenheit der wirksamen Stoffe zurückzuführen. Versuche, dieser Forderung gerecht zu werden, sind auf den jeweiligen Stand unseres Wissens angewiesen und dadurch begrenzt. Außerdem wird bei solchen Erklärungsversuchen von einer Fiktion Gebrauch gemacht, als ob der menschliche Organismus etwas Konstantes sei. Es kann daher nicht anders sein, als daß Hypothesen und Verallgemeinerungen zur Erhellung der Zusammenhänge herangezogen werden. Sie dienen nur dem Begreifen und Verstehen von Beobachtungen, sind einer ständigen Nachprüfung durch Beobachtungen unterworfen, können und dürfen diese aber nicht ersetzen. Nur so können sie das Denken vor willkürlichen Deutungen und Analogieschlüssen bewahren.

Was im allgemeinen über die wirksamen Bestandteile der Tierstoffe und die Weise ihres Eingreifens in den menschlichen Organismus gesagt werden konnte, wurde schon in der Einleitung vorweggenommen. Die Mehrzahl der besprochenen Arzneimittel stammt von Tiersekreten, die ihrer biologischen Bedeutung nach als Angriffsgifte zu betrachten sind. Ihre wirksamen Bestandteile sind zumeist eiweißartige Stoffe, die vermöge ihrer Artfremdheit Reaktionen im menschlichen Organismus hervorzurufen vermögen. Solche toxischen Proteine oder Protamine kommen bei Pflanzen nur ausnahmsweise vor; für diese sind vielmehr Alkaloide, Produkte ihres Aminosäurestoffwechsels, charakteristisch. Eigentliche Alkaloide aber fehlen im Tierreich; bei Aminen, wie sie z. B. bei *Bufo* zu erörtern waren, geht die Umgestaltung von Aminosäuren nicht so weit wie bei Pflanzenalkaloiden. Man ist versucht, diesen Unterschied zwischen den für Pflanzen und den für Tiere typischen Produkten in ihren Wirkungen auf den Menschen wiederfinden zu wollen. Da muß aber wiederum die Weise des Eingreifens in bestimmte Teilsysteme, der „modus operandi", von der Art der manifesten Wirkungen, den Zeichen der Reaktion des Gesamtorganismus, wohl auseinandergehalten werden. Wenn es sich für Alkaloide zeigen ließe, daß sie biogene Amine, die als physiologische Erregungsüberträger fungieren, zeitweilig auszuschalten vermögen, für tierische Fremdproteine hingegen, daß sie in Enzymsysteme störend eingreifen, so brauchen den verschiedenen Angriffsorten keineswegs Folgeerscheinungen zu entsprechen, die für die Pflanzengifte bzw. die Tiergifte als typisch unterschieden werden können. Zwischen Einwirkung und Auswirkung liegen die in- und übereinander geschalteten, sich anpassenden und steuernden Prozesse im Organismus, ein nicht zu übersehender Bedingungskomplex. Bei der Wahl eines Arzneimittels lautet denn auch die Frage nicht, ob ein Pflanzenstoff, der an diesem, oder ein Tierstoff, der an jenem Teilsystem angreift, paßt. Maßgebend ist vielmehr, welche beobachtbaren Enderscheinungen ein bestimmter Stoff am menschlichen Organismus hervorzurufen vermag.

Die Methode der nach Symptomen abgestimmten Arzneireiztherapie fordert eine ins einzelne gehende Beschreibung von Beobachtungen, sie hat eine phänomenologische Grundlage. Sie bedarf aber einer Arzneimittel lehre, und das ist kein ungefüges Nebeneinander von Einzelbeobachtungen, sondern geordnetes Wissen. Wenn Symptome zueinander in Beziehung gesetzt und miteinander verglichen werden, so müssen sie etwas bedeuten; Bedeutung aber ergibt sich aus dem Zusammenhang. Die allzu fühlbaren Unvollkommenheiten der Arzneimittellehre betreffen nicht nur das Wissensmaterial, sondern auch seine richtige Ordnung. Ist auf der einen Seite die Scylla, die Beschreibung end- und bedeutungsloser Beobachtungen zu vermeiden, so auf der anderen Seite die Charybdis, die Spekulation, die ohne zureichende Beobachtungsgrundlage Zusammenhänge erdenkt.

Wie die Arzneimittellehre auf praktische Zwecke ausgerichtet ist, so muß sie auch ständig berichtigt werden durch die Erfahrung bei der Anwendung der in ihr niedergelegten Kenntnisse.

Sachregister

ALLGEMEINE HOMÖOPATHISCHE ZEITUNG

für wissenschaftliche und praktische Homöopathie

GEGRÜNDET 1832

Mit „Offiziellen Mitteilungen des Deutschen Zentralvereins homöopathischer Ärzte e. V."

Hauptschriftleitung:

Dr. med. Karl-Heinz GEBHARDT, Bahnhofsplatz 8, D-7500 Karlsruhe, Dr. med. Georg BAYR, Olsastraße 9, A-9360 Friesach und Dr. med. Edward HEITS, Rugenbusch 4, D-2357 Bad Bramstedt

Wissenschaftlicher Beirat:

H. HENNE, Stuttgart, A. HOLLENBERG, Magdeburg, K. H. ILLING, Kassel, P. MÖSSINGER, Heilbronn, W. PISCHEL, Bremen, M. STÜBLER, Augsburg, H. UNGER, Zwickau/Sa., H. WOHLGEMUTH, Leipzig, W. ZIMMERMANN, München-Harlaching

Erscheint zweimonatlich. Bezugspreis: jährlich DM 76,–, für Studierende (nur gegen Vorlage eines Studiennachweises) DM 60,–, Einzelheft DM 15,–, (alle Preise zuzüglich Porto- und Versandspesen)

Die älteste und traditionsreichste Zeitschrift der wissenschaftlichen Homöopathie. Der Praktiker und der Forscher finden die Fortschritte der homöopathischen Heilweise am Krankenbett und in der Arzneimittellehre, deren Beherrschung jeder Praxisgestaltung eine persönliche und individuelle Note zu geben vermag.

Sie reicht in ihren Anfängen direkt in HAHNEMANNs Zeit. Trotz vieler wechselnder Ansichten ist sie in dieser Zeit ihrer Tradition treugeblieben. Sie bringt laufend bestinformierende Arbeiten aus der Praxis und eine Übersicht über die Arbeiten, die in den homöopathischen Zeitschriften der ganzen Welt erschienen sind. Somit bekommt der Leser einen universellen Eindruck von der Homöopathie der Gegenwart.

Zeitschrift für

KLASSISCHE HOMÖOPATHIE

und Arzneipotenzierung

Mit „Offiziellen Mitteilungen des Deutschen Zentralvereins homöopathischer Ärzte e. V."

Schriftleiter:

Dr. med. Hilmar DEICHMANN †

Erscheint zweimonatlich. Bezugspreis: jährlich DM 76,–, für Studierende (nur gegen Vorlage eines Studiennachweises) DM 60,–, Einzelheft DM 15,–, (alle Preise zuzüglich Porto- und Versandspesen)

Eine Zeitschrift, in der die Reine Homöopathie Hahnemanns und auch das Hochpotenzproblem eingehend diskutiert werden.

Documenta Homoeopathica

Herausgeber:

Prim. Med.-Rat Dr. med. Mathias DORCSI, Mariahilferstr. 110, A-1070 Wien

Schriftleitung:

Dr. med. Helga LESIGANG, Grünbergstraße 9, A-1220 Wien

Jährlich erscheint 1 Band. Bisher erschienen: Band 1 (1977) 309 Seiten, Band 2 (1978) 352 Seiten, Band 3 (1980) 348 Seiten, je DM 66,–

Eigentlich liegt die Idee für ein Jahrbuch der Homöopathie schon viele Jahre zurück. Immer wieder haben die Teilnehmer an den Kursen und Tagungen der „Wiener Schule" den Wunsch geäußert, die Vorträge gesammelt zu veröffentlichen. Bei den Intensivkursen und Vorlesungen in der Wiener Poliklinik und bei den Vorlesungen von Dr. DORCSI in Tübingen wurde die Idee begeistert aufgenommen.

Deshalb ist das Angebot des Verlages, in einer Jahrbuchreihe der Documenta Homoeopathica diese Idee zu verwirklichen, von dem Leiter des Wiener Ludwig-Boltzmann-Instituts für Homöopathie sofort angenommen worden. Jährlich wird ein Band von über 300 Seiten erscheinen.

Damit können zum ersten Male die verschiedenen Standpunkte der einzelnen Schulen ausführlich zu bestimmten Themen abgehandelt werden.

Entsprechend der Wiener Lehrauffassung werden der Reihe nach Geschichte – Grundlagen – Methodik – Therapie – Arzneimittellehre und Forschung gebracht.

Ein besonderes Augenmerk soll auf die Zusammenarbeit mit den lateinamerikanischen Schulen gelegt werden, die Dr. DORCSI bei seinen Reisen kennen und schätzen lernte.

Damit könnte eine neue Art homöopathischer Literatur im deutschen Sprachraum entstehen, die der Zusammenarbeit innerhalb der Homöopathie einen neuen Impuls gibt und der Homöopathie jene Bedeutung innerhalb der Medizin verschafft, die ihr aufgrund ihrer Möglichkeiten zusteht. In dieser Documenta Homoeopathica soll die Idee und die Lehre HAHNEMANNs für die heutige Zeit aufgeschlossen und für die interessierten Ärzte zugänglich gemacht werden, denn noch nie war die Homöopathie so notwendig wie jetzt. Außerdem sind in der „Documenta Homoeopathica" sämtliche Vorträge der Intensivkurse abgedruckt, so daß diese eine weitere Unterstützung der Kurse bedeuten. Sie sind als Vorbereitungslektüre oder zur Vertiefung nach dem Kurs besonders wertvoll.

Karl F. Haug Verlag GmbH & Co. · Postfach 10 28 40 · 6900 Heidelberg 1